刘民叔扶阳思想与证治精粹

余大鹏 主编

全国百佳图书出版单位
中国中医药出版社
·北京·

图书在版编目（CIP）数据

刘民叔扶阳思想与证治精粹 / 余大鹏主编 . — 北京：
中国中医药出版社，2023.4
ISBN 978-7-5132-7993-2

Ⅰ . ①刘⋯　Ⅱ . ①余⋯　Ⅲ . ①中医临床—经验—中国
—现代　Ⅳ . ① R249.7

中国版本图书馆 CIP 数据核字（2022）第 244401 号

中国中医药出版社出版

北京经济技术开发区科创十三街 31 号院二区 8 号楼
邮政编码　100176
传真　010-64405721
山东华立印务有限公司印刷
各地新华书店经销

开本 880×1230　1/32　印张 12　彩插 0.25　字数 243 千字
2023 年 4 月第 1 版　2023 年 4 月第 1 次印刷
书号　ISBN 978-7-5132-7993-2

定价　59.00 元
网址　www.cptcm.com

服 务 热 线　010-64405510
购 书 热 线　010-89535836
维 权 打 假　010-64405753

微信服务号　zgzyycbs
微商城网址　https://kdt.im/LIdUGr
官 方 微 博　http://e.weibo.com/cptcm
天猫旗舰店网址　https://zgzyycbs.tmall.com

如有印装质量问题请与本社出版部联系（010-64405510）

《刘民叔扶阳思想与证治精粹》编委会

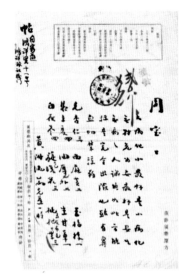

刘民叔诊籍手迹（1）

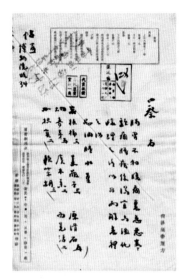

刘民叔诊籍手迹（2）

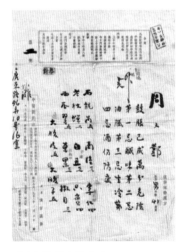

刘民叔诊籍手迹（3）

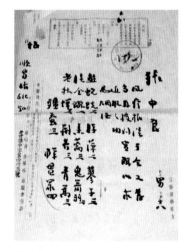

刘民叔诊籍手迹（4）

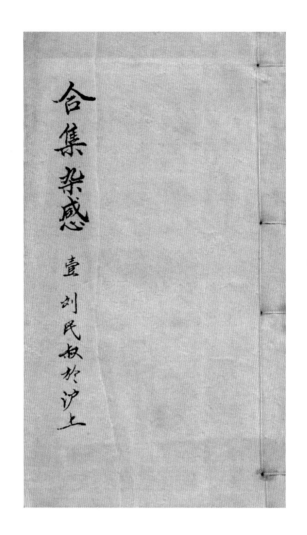

刘民叔《合集杂感》抄本书影（1）

大便秘結門

老年便結腹撐診脈遲數方經云腎開竅於二陰又云腎為胃關明

是腎陽不足阻隔胃液經云水穀入口則胃實而腸虛食下則腸實

而胃虛夫六府者傳化物而不藏便結則化物而藏矣再以飲食入胃而

大腸又失傳導之職不得不腹撐如此其病居腸胃而其源宜清腎經

若泥腸由胃刘不能不用猛剤用猛剤專無功若用猛剤傷元氣

而便愈結矣榭補引陽便改三兩陽主潤刘便自通矣便通刘腹撐除

大便秘結

刘民叔《合集雜感》抄本書影（2）

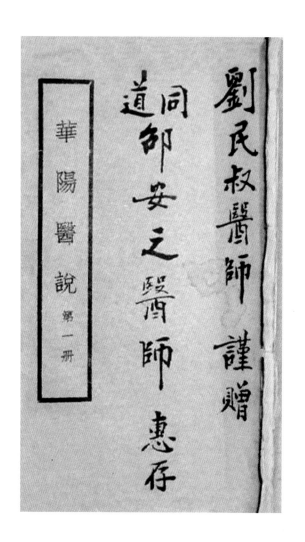

劉民叔醫師　謹贈

同道邰安之醫師　惠存

華陽醫說　第一册

《华阳医说》铅印本（刘民叔赠书）书影

前　言

人们常说"知人论世，知医论术"。认识刘民叔老先生，我们就先从他的医药之术说起。刘民叔用药，亦正亦奇，于无法中求法，于不治中求治，匠心独特，出人意料，不可方物；或温或寒，或补或攻，或寒温互用，或攻补兼施，或轻清或峻利，或平淡或剧毒，或剂量逾恒，信手拈来，像神龙见首不见尾，匪夷所思，已臻出神入化的境界。

徜徉于刘民叔的学术海洋中，我们才深刻懂得他的医案只是浮于表面的冰山，其精髓和内核隐含在广袤浩瀚的海面以下；纵观他的从医经历，我们得以窥探一代名医厚积薄发、杏林春满的成长之路。

刘民叔（1897—1960），名复，字民叔，四川成都人。少时跟随祖父、外祖父学医，深刻钻研国学和古中医学，少年时期的医学理论主要重视明清诸家时方运用（一变）；青年时期从学于晚清经学家、蜀中大儒廖季平，在廖师的训诲下，至中年医学专宗岐黄《内经》、脏腑经络之说（二变）；后长期侨居上海行医，致力于古中医学的复兴。刘民叔曾说："逾五十而后始跳出《内经》圈子，直溯汉魏以前《汤液》古医，以为脏腑经络、阴阳五行皆臆说也，而《汤液》治病首重辨证，而证者实也。辨病证之经过，凭证候以用药，此即为我中医理论之最高境界，亦即为我中医朴素的唯物辩证所在。"（三变）

刘民叔行医40余载，精于内科，兼通妇科和儿科。他早年熟练运用麻黄汤、桂枝汤、白虎汤、承气汤等经方治疗时疫杂症；治疗杂病时，刘民叔以虚实为纲，治实重在攻邪，熟练运用巴豆、甘遂、芫花、水蛭等峻烈之品；补虚重在扶阳，常用大剂的姜、附、桂、硫黄等温阳之物；晚年探索以扶阳理论指导治疗肿胀、肿瘤等疑难重症。同时代医家章次公曾说："刘民叔之治学，凡唐宋以还之书无不读，而独取乎神农、伊尹、仲景之书，力辟五行、经络、脏腑之说，以为神农、伊尹、仲景者，汤液派之大成。"其平生著有《鲁楼医案》《伊尹汤液经》《时疫解惑论》《肿胀编》《华阳医说》《伤寒论霍乱训解》《素问痿论释难》《神农古本草经》等著作。

民国以来，时局动乱。其时西医渐兴，而中医呈萎靡之势。为了适应时代的发展，很多中医大家逐渐转变思维，寻求突破，但事与愿违，舍本逐末，不但没能提高疗效，反而导致医不能愈病，药不能尽用，中医药的精髓几乎荡然无存。其时，刘民叔先生提倡讲学行道，以古中医为根本，创办了中国古医学会，力求振兴中医。他从文本入手，刊发《古医汤液丛书》，整理《神农古本草》作为丛书的首篇。由于《神农本草经》真本已佚，刘民叔除了考订原文之外，更附逸文，全书考异精微，引证翔实，是不可多得的中医学专著。

刘民叔遵从老师廖平遗风来治学古医经，认为中医学重在理论上的高屋建瓴，中医医师只有理论达到一定的高度，临床才能如鱼得水，正所谓"大匠诲人，予人以规矩，不予人以巧"。对于医学经籍，刘民叔博学众览，历历如数家珍，有着深厚的理论基础，所以他的研究与著述，搜罗宏博，选择谨严，一字一句，都有来历，其阐发古圣奥义，殆无余蕴，并且多有金针暗度之处。许多中医理论与临床的疑难问题，经过他的释义而明晰透彻。

他对古医经《神农本草经》用心精研，推崇备至，认为《神农本草经》上、中、下三品众药，"重实用不尚玄理，重效能不务广博，用无不宏，效无不特，不比附阴阳八卦，不纠缠六气五行，无一溢言，无一冗字，为汤液学派格物致知之药经。医之始，始于药，大哉神农，医门元圣。其师廖平曰：'阴阳五行，古为专家，乃治平学说。'自《难经》纠缠五行，以政治法，移之医学，此为大误。按《难经》为针灸家书，其尚五行，犹可说也。若汤液家，则断断乎不可撰用。兹读《神农古本草经》，固无五行学说，即伊尹《汤液》，仲景《伤寒》，杜度《药录》（杜度，仲景传人，作《药录》以补充《伤寒》，已失传），亦并无只字涉及，是可证古医两大学派，未能苟同焉！""药不固执，但求其宜，合宜而用，即有特效，此之谓汤液法也。"此观点力宗简朴，可以说是汤液家法，正宗汤液学派必须经由古医经熏陶才能够取法乎上。

刘民叔之母亦出自医药世家，她天性严谨，精通医理，要求子孙不论是当官还是行医，都要以仁为本，奉公守德。1920年，成都流行瘟疫，百姓深受疾病折磨，当时医师多大量使用祛风解表方剂，疗效甚微。其母教导民叔："千般疾病，不外寒热虚实。寒者热之，热者寒之，虚者实之，实者虚之，辨证务求精审，用药切勿游移。你外祖曾经说附子治寒，石膏治热，柴胡治风，此三药，性强而有力。读仲景方，知其可重用，亦可久用，直至病愈乃止，非若余药之可暂而不可常，亦非平庸无力之药，可重用久用者所可比拟也! 你所作《时疫解惑论》，竟能推重石膏，你外祖学有传人，当亦含笑于九泉。所不惬意者，厥为学力太稚，浸古不深，斯则望尔切实奋勉者也。"因此，刘民叔尝试运用大剂量石膏治疗时行瘟疫，屡获奇效。

1926年7月，其母临终之时，嘱咐民叔："尔业医，其知医之为仁术乎? 吾将逝矣，尔其勿忘三戒: 戒摆架子，戒敲竹杠，戒恶作剧。犯之，便为大不孝。"刘民叔将母亲的教导谨记于心，作为自己恪守一生的从医准则。

刘民叔仁心仁术，德艺双馨。他曾说："夫读万卷书，当行万里路，山海异候，五方异宜，乃能备悉其情。若足不出户，闭门著书，而谓能治异候异宜之疾，直是欺人语耳。此所以于民国十五年十月，背岷江，过三江，而来游申江之上也。苏浙闽粤，地卑近海，病风痹痿厥者綦众。无如近代医流，避难就易，崇尚叶、薛之时派，不研圣哲之经籍，持论模棱，处方清淡，凡遇枯、挛、擘、躄、弹曳、瘫痪，诸半死者，在医家则弃而不顾，在病家则委而不治，忍心伤仁，尚更有甚于此焉者乎？既目击，倍觉心伤。爰述大圣人之意，若能细心寻绎，虽未能尽起死人，肉白骨，而见病知源，十全其九，则必为可能者矣。"

近代名医章次公先生的老师章太炎与刘民叔同出自廖平门下，刘民叔是廖平晚年关门弟子。章次公与刘民叔相交深厚，经常互相切磋医理。章次公曾说："民叔道兄，心折无已，令师廖井研医学上之成就与先师章太炎先生亦属一时瑜亮，台端及下走亦诚如庄子所谓空谷足音。"因师出同门，章次公与刘民叔不论是在中医理论还是在临床实践上都志同道合，二人互相成就，在医理上达到了知音般的默契。

刘民叔性情耿介，潜心医事，不谐流俗，不善逢迎。他擅长书法，少年时书法学乾隆宰相刘石庵，笔力刚劲，与其刚直不阿的性情相一致，晚年书法更趋清逸厚重。

刘民叔不仅是一代医学巨匠，也是一位才华横溢的作家。他信手挥毫的诊籍脉案，洋洋洒洒，一字一句尽显大家风采。细细与《伤寒论》相比较，颇似汉晋文风。如：

庞某，女，62岁。1958年2月1日初诊。

寸口脉小而滑，小为气阻，滑为病实，津凝为饮，液结为痰，上焦拂郁失其开发之常。当以温药和之，忌生冷。

白附块三钱，生卷朴三钱，钟乳石五钱，款冬五钱，紫菀三钱，半夏五钱，陈皮三钱，茯苓五钱，葶苈五钱，杏仁三钱，苞米须一两，石龙芮一两。2剂。

其文风词法与《伤寒论》《汤液经》（简称《汤液》）如出一辙。

他有时寥寥几语，症状、病因病机、理法方药尽现无余。如：

案例一　许某，男，70岁。1959年9月28日。

古稀老翁，气血两枯，气升痰逆，两目无神，脉象漂浮，殊非佳候。法当补中培元，防其虚脱。

白附块三钱，人参须三钱，朱茯神三钱，枣仁三钱，麦冬四钱，五味三钱，潞党参五钱，黄芪五钱，甘草二钱，肉桂钱半，冬虫夏草二钱，桂圆、红枣各5枚。3剂。

案例二　张某，男，70岁。1959年10月3日初诊。

古稀老人，胃败呕吐纳消，均困津液，凝为痰饮。《经》云："病痰饮者当以温药和之。"苓桂术甘汤主之，以利其小便。

带皮苓一两，老柚皮一两，砂仁四钱，半夏四钱，茅术四钱，生姜四钱，肉桂钱半，甘草钱半。2剂。

10月6日二诊：古稀老人，津不化气，反凝为饮；液不化血，而结为痰。服前方后，今日吐始止，法当再以温药和之。汪主恩老先生指教。

带皮苓一两，鲜生姜一两，砂仁四钱，半夏四钱，茅术四钱，肉桂二钱，柿蒂五钱，甘草二钱。2剂。

案例三　陈某，男，81岁。1959年10月31日。

脾阳式微，不能为胃行其津液，水不化气，停贮三焦，脘中胀满，腹中雷鸣，脉沉微弱，舌净无苔。法当温化。

白附块三钱，生苍术三钱，带皮苓五钱，筠姜一钱，厚朴一钱，吴茱萸一钱，肉桂一钱，台乌一钱，木香一钱，车前子三钱，龙须草三钱。2剂。

案例四　朱某，男，58岁。1959年12月14日初诊。

胃癌，11月16日剖腹探查。气阻于内，便结于下，神弱形羸，正虚邪实，攻补两难。法当安中疏养，望其安全出险。

白附块五钱，带皮苓五钱，两头尖五钱，旋覆花三钱，吴茱萸二钱，乌梅二钱，砂仁三钱，良姜二钱，甘草二钱，苍术三钱，柚皮四钱，苞米须一两，石龙芮一两。2剂。

12月15日二诊：据云医院剖腹探查为胃癌，服药后即作痛，旋即自止，此药与病争之故也。正虚邪实，宜与培元托化。

白附块五钱，甜苁蓉五钱，带皮苓五钱，筠姜一钱，当归五钱，丹参五钱，肉桂一钱，熟地五钱，甘草一钱，霞天胶三钱，石龙芮一两，苞米须一两。2剂。

12月17日三诊：服前方气渐通，痛渐缓，宜再温中疏养，望其克奏培元托化之功。

白附块五钱，带皮苓五钱，珠儿参五钱，当归五钱，熟地五钱，乌药三钱，肉桂一钱，筠姜一钱，甘草一钱，霞天胶五钱，石龙芮一两，苞米须一两。2剂。

刘民叔病案这种言简意赅的写作方法，值得我们后人学习研究。我们在整理编写刘民叔医案的过程中，根据其门诊病案的原始资料，曾尝试统一采用西医病名命名或者中医病名命名，却很难符合原意，故选择了中医证候命名和西医病名混杂的命名方法，还望后贤指正。

根据刘民叔门诊日志记载，其晚年所诊治的病证，基本上以晚期坏病、疑难杂症为主，症状错综复杂，病情变化多端，而刘民叔于不治中求治，于无法中求法，用药用方独具匠心，读者如不能领悟《神农本草经》的药性主治功能和《汤液经》《伤寒论》辨证用药的法则，则不能感悟刘民叔处方用药的精髓；如果读者仅从后世歌诀和现代教材中探寻其用药奥妙，恐怕更难得其要领；如果不深刻地研究刘民叔的学术思想，不去深层次地比较刘民叔与历代著名医学家的学识与贡献，亦不能认识到刘民叔在中医史上的重要地位和卓越成就。

余大鹏　周　凤

2022 年 8 月

目　录

刘民叔小传　　　　　　　　　　　　　　001

一、出身望族　　立志学医　　　　　　　003

二、小荷出水　　会试夺魁　　　　　　　005

三、妙手回春　　从师廖平　　　　　　　006

四、突破禁区　　力克瘟疫　　　　　　　009

五、中年情变　　出走成都　　　　　　　011

六、初到上海　　艰难立足　　　　　　　014

七、抗战时期　　医药救国　　　　　　　016

八、讲学行道　　古医为本　　　　　　　021

九、潜心临证　　学术"三变"　　　　　　029

十、杏林一叶　　彪炳医史　　　　　　　036

十一、刘门传人　　　　　　　　　　　　038

刘民叔学术思想与临床经验　　　　　043

一、推崇扶阳　　重元惜精　　　　　　　046

　　（一）中医朴素元气论　　　　　　　046

（二）火神派对元气的认识 054

（三）刘民叔对元气的重视 058

二、擅用扶阳　独树一帜 061

（一）重阳大家，一席之地 061

（二）运用硫黄砒霜，冠名火神 063

（三）详论乌附，运用自如 066

（四）黄白附块同用，相得益彰 079

（五）扶阳养生法 080

（六）临证扶阳，得心应手 082

（七）中风论略，扶阳续命 085

（八）伤寒发热，阳气卫外，不可寒凉 087

（九）标本权衡，扶阳为要 089

三、考次《伊尹汤液经》，厘正中医源流 093

（一）对应《伤寒论》，考次《汤液经》 094

（二）厘正医学流传 104

（三）《汤液经》为源，《伤寒论》为流 111

（四）细分古医为六大派 116

（五）独尊《汤液经》，比肩前贤 122

四、考次《神农古本草经》 123

五、肿胀利法　攻补兼施 131

（一）规范"水气病"，命名为"肿胀" 131

（二）"肿胀"由厥阴枢转少阳，少阳主"利法" 133

（三）疑难重症，突破禁区，扶阳逐水，攻补兼施 137

六、穷其一生，论治痿证 142

（一）痿证乃"神机化灭"，治痿当"昌明正阳" 143

（二）治痿验案选 164

七、刘氏潜镇法 166

（一）主用潜镇，稍加温阳 167

（二）潜镇法医案选 175

八、扶阳固元治肿瘤 185

（一）扶阳法治疗肿瘤 185

（二）刘民叔治癌 190

扶阳医案分析 207

《鲁楼医案》摘选 209

附：刘民叔临证常用罕僻药物简介 306

刘民叔扶阳文摘 313

一、诊余读书记（重视元气）（节选自《鲁楼残简》） 315

二、自觉觉人语（节选自《鲁楼残简》） 317

三、论伤寒发热，不可用清凉退热之理
（节选自《鲁楼残简》） 321

四、中风论略（节选《鲁楼残简》） 322

五、古方释义举例（节选自《鲁楼残简》） 326

六、论附子炮用生用（节选自《鲁楼残简》） 328

七、附子（七论）（节选自《素问痿论释难》） 330

八、五加皮（二论）（节选自《素问痿论释难》） 342

九、紫菀（二论）（节选自《素问痿论释难》） 343

十、牛膝（节选自《素问痿论释难》） 345

十一、甘草干姜汤（一论）（节选自
《素问痿论释难》） 349

十二、芍药甘草汤（一论）（节选自
《素问痿论释难》） 350

十三、四逆汤（一论，以上为仲景三方）
（节选自《素问痿论释难》） 351

十四、厥逆论略（节选自《素问痿论释难》） 358

十五、类痿举例（节选自《素问痿论释难》） 363

参考文献 369

刘民叔小传

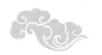

一、出身望族　立志学医

　　清光绪二十三年（1897）十月十五日，刘民叔出生于成都的一个仕宦之家。

　　刘家祖籍四川眉山，因时局动乱，父亲刘国材随祖母伍氏避难，迁居双流县华阳镇外东天星桥，宣统初年，又从华阳镇迁到成都。刘家世代行医，曾祖刘怀、祖父刘承先行医，直到父亲刘国材时，则弃医就仕。刘国材，字惺甫，清光绪五品奉岐大夫，成都府台，满清鼎革，刘民叔出生时父亲已经卸任成都知府数年。

　　刘民叔，小名在福，后改名刘复，字民叔，兄弟四人。长兄刘在廷，字干臣，清光绪皇帝伴读，刘民叔出生时长兄近30岁，在清朝朝廷任职，后来出任清内阁中书，民国时期任成都县县长，中华人民共和国成立后为成都市文史馆馆员；二哥刘在兴，字吾鸣，从医，中华人民共和国成立之初，因故精神失常，投河自杀；四弟刘在禄，字季伟，民国时期任重庆高等法院审判厅庭长。

刘民叔出生时身小瘦弱多病，父亲曾说"此子恐不寿"，到8岁才送童子塾发蒙，父亲问他有何志向，刘民叔答道："愿如二哥学医。"所以启蒙时以"人之初，性本善"（《三字经》）与"医之始，本岐黄"（《医学三字经》）两书同时并读。外祖父康朝庆原籍四川安岳乐至，世代名医，后迁成都。康朝庆到成都后因医术高超，刘民叔出生时他已是当时成都名医，自然也对刘民叔志愿从医欣然高兴。刘民叔自小跟随外祖父，耳濡目染。

刘民叔12岁时，父亲为了让他养成闹中取静的习惯，便在茶馆租了2个台子，要求每天在茶馆读《二十四史》和医学经籍；2年后，又将刘民叔送到城外的紫阳观，闭关3年，不与外界接触，专心读书。出关后的刘民叔已将中医典籍、诸子百家以及唐宋元明清各家著作遍览熟读，再加外祖的悉心教导，不满20岁已初露头角，在成都中医界小有名气了。这时的刘民叔已经长得状貌魁梧，气广宏伟，风度翩翩，每天跟随外祖父在门诊上、出诊，并开始他的第一部著作《厘正医学三字经》的写作。

二、小荷出水　会试夺魁

1916 年夏，年方 19 岁的刘民叔参加了在成都举行的四川全省中医考试。这是民国第一次面向周围数省的中医考试，此时王闿运任四川督军，主考是四川医政史隽丰。

第一届中医考试参加者近千人，主要来自四川和周边省市各地的名医，盛况空前，刘民叔是其中年龄最小者。当时督军王闿运已经 80 岁了，仍然亲临考场督考。考题是"论治痿独取阳明"。刘民叔下笔千言，满纸珠玑，几天后出榜，刘民叔竟名列榜首，甲等第一，一时轰动全国。王闿运嘉许刘民叔少年有为，将其收藏的宋嘉祐官本《神农古本草经》明翻刻本奖励给刘民叔。据版本学家考证，此书为《神农本草经》现存最早的翻刻本，为绝无仅有的孤本。刘民叔此后潜心钻研，在民国三十年（1941）时再行考订，并附《三品逸文考异》于后，重新刊印，没有辜负王闿运的良苦用心。

考试发榜后，父亲为了让刘民叔有临床实践的机会，在中南大街开了间中药店，取名存心堂，便于刘民叔坐堂门诊，但不收费，也不挂牌，只是让刘民叔实习中医药，熟悉中草药的药性形态、加工炮制，以及丸散膏丹修合做法，他直到 20 岁才开始正式挂牌行医。

刘民叔在坐堂行医的同时，只要听闻或偶遇有一技之长的医者，便向父亲要求去拜师学艺，先后拜了成都 16 位名医为老师，留有诸多佳话，而其中得到教益最多、最深厚的当推晚清经学大师廖平了。

三、妙手回春　从师廖平

廖平，字季平，四川井研人，晚号六译老人，是我国近代四川著名的学者，也是我国最后一位经学大家。他一生坎坷，屡遭诬陷，甚至被革职查办，先后历经 8 次大的打击，但他总是以锲而不舍的精神，潜心著述，从不停笔。他一生著述著作近 140 部，除经学著作外，兼及医术、堪舆，撰有《四译馆经学丛书》，后又增益为《六译馆丛书》。康有为、梁启超等人都出自他的门墙，近代文豪郭沫若也可以说是廖平的再传弟子，余杭章太炎盛赞廖氏之学的确有其独到之处，并以老师之礼待之。1913 年，廖平应邀到上海演讲，章太炎亲至码头迎接，执弟子礼甚恭。后来刘民叔来到上海后，章太炎也是多有照应。

1919 年，70 岁的廖平妄用采补，引发中风偏瘫，言语謇涩，右手指拘挛，生活不能自理，急忙请同县的举人谭焯庵、徐堪诊治，投以表散之剂，无效；再请地方名医胡益智医生，说是面赤阳浮，恐有亡阳之虞，主张用补阴回阳之药；后来又请名医卢锦亭医生，说是高年阳衰，内邪发动，非实风，当以参附助正，佐以化痰开窍。众说纷纭，而治疗效果都不佳。

听说有少年名医刘民叔风头正盛，便又邀请刘民叔出诊。刘民叔详细审问病情，四诊合参以后，开了抵当汤。抵当汤是张仲景《伤寒论》中的峻下方，用的是大黄、桃仁、水蛭、虻虫 4 味药。处方一开出，众人惊奇，就连廖平本人也为之骇然，说："古稀之年能用得如此虎狼之药吗？有人说此病当用补益，现在猛攻行吗？"刘民叔解释说："廖老此病为败精瘀血瘀阻经络而导致全身不遂，不用攻破逐瘀则瘀血不去，新血不生，必然偏枯挛缩，不宜过早补益，否则恐怕很难康复。"廖平听刘民叔一下说出病因，非常佩服。后来经刘民叔调治数月，廖平便能独立活动，逐渐痊愈。

当时四川有答谢医生的风俗。廖平便定了吉日，请了成都很多名绅耆宿、乡邻好友，大摆筵席，答谢医生。父亲刘国材的想法却有不同，对民叔说："廖平为当今一代大儒，性情耿直，人品、学问都好，虽然他的学生康有为当年剽窃廖平著作欺世盗名，欺师灭宗，维新失败后，慈禧太后下旨追杀不论。光绪帝幽禁瀛台，谭嗣同、杨锐、刘光第、康广仁、杨深秀、林旭等人问斩菜市口，后世称为六君子。康梁亡命国外，廖平闻之甚为震惊，为康梁之生死存亡深为关切。维新失败后，慈禧太后垂问康梁系何人门生，有奏对曰为四川廖季平门人，慈禧大怒之下下旨问斩，幸有张之洞上奏太后曰：'学生有罪当不累及其师，若一开此例，天下后世无人敢为人师表。且廖平本人无罪，不当杀。'慈禧遂下旨廖平罢职，待罪归田，三年后始得起复。如此为学生担待，不顾自家身家性命，虽康有为对廖平于情于理皆属大不应该，而廖平依然惜其之才，此等以德报怨，不计个人得失，品格甚高。"父亲建议："你可趁其谢医之机，拜他为师，廖平虽然早已关山门不收弟子了，但我想此时此境廖平断不会拒绝你于门外，一定重开山门收你为门下弟子的，你能得廖季平教诲将得益甚多。"

这天，刘民叔请了四名挑夫担着礼物直奔廖府，廖家大开正门，廖季平亲自外出相迎。刘民叔高举受业帖子跪下，恭恭敬敬地拜师，叩了三个头。廖季平接过拜师帖哈哈大笑，能收如此才俊为徒，也很高兴，说："今日重开山门，收了个小学生，此子将来必大有作为！"一时传为佳话。

1932年，廖季平为联系出版自己的著作，亲自去成都，走到乐山时，忽然发病，随行的儿子廖成励马上将他抬回井研，途中逝于河坎场，享年81岁。

经学大师廖季平的经学历经六变，第一变平分今古，第二变为尊今抑古，第三变是小统大统，第四变叫天学人学，第五变称作天人大小，第六变是以五运六气解《诗》《易》。

刘民叔拜师的时候，廖平年事已高，疾病缠身，并在深入著述，不能随身指教，便指定他的弟子杨回庵代师带教。因此，后来刘民叔一直对杨回庵情深义厚，敬重有加。

杨回庵，字绍伊，四川成都人，为人方正耿直古板，不通人情世故，所用物品都要求是方方正正的，桌子凳子要用方的，砚台水盂要用方的，只有碗盏、茶杯、面盆、锅勺之类，没有方正的，才用圆的。他治病处方时常常只开一二剂药，就说病人好了，不用再看了；有的病人感受风寒，则嘱其用生姜三片、葱白七根煎汤服，发散出汗即可，既不处方，也不收诊费。有的危重病人已经不能救治，也只是嘱咐家属预备后事，不用再治疗了，并退回诊费。1921年，杨回庵中年丧妻，随后儿子又亡故，只剩孤身一人，初去重庆，后来到上海，次年云游到南京居住，1936年重返上海，刘民叔将他供养于保安坊，并安排学生李鼎跟从杨回庵学医，照顾生活，直到杨回庵去世，葬于万国公墓。

李鼎，字良元，浙江湖州人，刘民叔弟子，后从学杨回庵。精于《内经》，临床从事针灸专业，上海中医学院（现上海中医药大学，下同）针灸教研室教授，博士生导师，年逾九十，仍活跃于医坛，为近代中医大家。

刘民叔拜师后，以廖季平治经学的方法来学习医学，几年下来对中医经典理论的认识有了进一步提高；将这些理论用于临床辨治病证，更加得心应手。

四、突破禁区　力克瘟疫

20多岁的刘民叔在成都已经小有名气了，诊病用药胆大心细，敢用他人不敢用的药，敢治他人不能治的病，并且取得很好的效果，就诊患者逐渐增多。刘民叔认为，本草旧例中有关阴阳配合、四气五味、七情相须相使相反相恶之说，都是后托空言。自古以来，只是遵循，但又没有证实。为了深入研究药性配伍中的"十八反""十九畏"，刘民叔根据病证，处方突破禁区，用药毫不避嫌"十八反""十九畏"，如甘遂、大戟、芫花、海藻与甘草同用，人参、细辛、藜芦同用，丁香、郁金同用，半夏、贝母、白蔹、瓜蒌与川乌同用，患者服药后并无特殊反应，而且有的病情好转，有时也有显著的疗效。

1920年夏天，成都瘟疫流行，史称"庚申成都大疫"。当时的医生多沿用宋代《太平惠民和剂局方》（简称《和剂局方》）的处方，不加辨证，大量使用祛风解表方剂，温病反用温药，"热药下咽，阳盛则亡"。刘民叔考据经典，收集历代诸家学说和医案，力排众议，辨证论治，重用石膏为主药，收到了良好的效果。如有的患者用了石膏十余斤而治愈。当时华阳县令的妻子妊娠感染瘟疫，舌青唇红，刘民叔诊断为胎死腹中，处方中每天用生石膏六斤，3剂后死胎堕下，5剂而饮食安，前后共计用石膏达百余斤。一时间，刘民叔声名远播。

对此，刘民叔说："按张仲景《伤寒论》曰白虎汤方用石膏一枚如鸡子大，重约二三两以上。后世医者以仲景用石膏为汤方名，曰白虎，遂畏之如虎蝎，如是父子师徒相传，以为金石之药不敢轻用。殊不知青龙、白虎、玄武、朱雀原东西南北四方位神名，仲景借用以为汤方之名，原无深义；且清初温病学派之余师愚、吴又可、江笔花诸先贤皆大力使用，以愈重症。更不可以后世本草谓石膏'大辛大寒'，要知《神农本草》载石膏'味辛微寒'，岂有味辛而具大寒之性也乎？且临床对症效如桴鼓。"刘民叔据此拟定处方，方中用生石膏二两五钱，取名为"庚申石膏解疫饮"，印成单页广告分发。有人问："华阳县令之妻前后共用石膏百十斤始得痊愈，其典出者？"刘民叔回答说：

"夫医之用药如将之用兵，而用兵之多寡当视敌之强弱以别之。昔秦始兼并五国，后将伐楚，问老师王翦须用兵多少？王翦答曰六十万。始皇以为并吞五国，每战不逾十万，讥王翦夸楚之强也，而未从，亲率二十万讨伐楚，甫临楚界，一战而败，几及全军覆灭。后再伐楚，再问王翦，王翦仍曰六十万。始皇乃重整旗鼓，领兵六十万，竟灭楚。今华阳县令妻，病疫之重，石膏亦犹秦之伐楚，用药如用兵，无此大剂量不克奏效，此之谓也。"

刘民叔在治疗瘟疫过程中不断总结提高，20年后汇编成书，取名《时疫解惑论》，议论精辟，引经据典，弥补了中医治疗烈性传染病专著的空白。其父执陈西庚老人阅读后深表赞许，附语于后，称"上十三篇专论火风交织之疾，下卷治例五十条，尤其苦口婆心之言，宜为近时对症良方"。

此时的刘民叔已然跻身于成都名医之列。刘民叔母亲康氏通医药，天性严谨，对子孙督学要求严格，白天要外出游学历练，晚上回来必须篝灯夜读。并且谆谆告诫刘民叔，为医之道，首重医德，一不准摆架子，二不准敲竹杠，三不准恶作剧，否则便是大不孝。刘民叔也牢记父母的教训，一生为医，兢兢业业，始终以此三条为准则。

五、中年情变　出走成都

刘民叔19岁参加四川全省医学考试，取得中医状元，随后刘民叔定亲，女方是成都望族曾家之女曾泰云，大刘民叔 2 岁。当年娶亲结婚，第二年生子取名文敏，字慎言，出自孔子"敏于行而慎于言"。

后来刘国材 4 个儿子分家，各分良田二百亩和房产，此时刘民叔名下已有良田四百亩，到 30 岁离开成都前，整个中南大街上的房产大部分都属刘民叔所有，每年房租收入就有 2000 元大洋。四川为天府之国，物产丰富，物价便宜，民风淳朴，谚语有"少不下广，老不上川"之说，所以生活很是舒适。

夫人曾泰云有一个陪嫁丫头名叫曾瑞茹，是曾泰云的远房侄女，聪明伶俐，平时侍奉刘民叔书房笔墨，衣着生活。日久，民叔便对瑞茹产生了感情，以致家庭产生了激烈的矛盾。刘民叔为此萌生离家出走的念头。刘民叔少年时就立下"读万卷书，行万里路，山海异候、五方异宜，方能备悉其情"的壮志，走出成都这一比较封闭的古老城市，去外面世界看看正符合他的初衷。于是，暗中制订了出走的计划。

告别恩师廖季平时，只是说沿长江东下，一路考察各地中医教育。廖季平已是 76 岁的老人了，听了很高兴，说："昔者郑玄师事马融，3 年不得见，使高业弟子传授于玄，玄日夜寻思，未曾怠倦，会融集诸生，考图纬，闻玄善算，召见于楼上，玄因质诸疑义毕，辞归。融喟然曰：郑生今去，吾道东矣。"刘民叔既然归附经师门墙，由高业弟子杨回庵授业，更得廖师谆谆教导，今日辞别，自然是依依不舍。同时，为便于远行，还申请了四川省教育厅出具考察中医的护照。民国十五年（1926）

十月，刘民叔向账房取了 2000 元大洋，也没辞别家人，就与曾瑞茹悄悄地离开了成都。

经过十多天，到达重庆，考察了当地中医教育，稍做休整，又沿江东下，先到武汉，停留半个月，再经过南京到达上海，寓居黄浦江畔。此后的 30 多年，刘民叔再也没有回成都。

刘民叔到上海后，以医为业，诊务收入很好，每日门诊 100 号左右，最高多达 150 号。门诊挂号 1 元，下午出诊，出诊费 6 元，有时一天出诊多达 15 家。他还兼任广慈医院顾问，徐汇医院顾问，全国血吸虫病九人小组顾问，加上演讲费、稿费等，一月收入约在一万元。

1960 年 2 月，曾泰云病逝。2 个月后，刘民叔中风，初起自拟方药治疗，已能起床行动。不料 5 月份再次中风，旋即昏迷，5 月 7 日凌晨病逝于广慈医院，距曾泰云病逝仅仅 100 天，享年 64 岁。

曾泰云生养 4 个儿子，1 个女儿，女儿早夭，大儿慎言，二儿文敦，三儿文政，四儿文松。曾瑞茹生有二子二女，大女儿文杰，二女儿文案，小儿子文柏是刘民叔 52 岁时所生。

长子文敏，字慎言，上海真如录杨桥联合诊所所长；次子文敦，字子厚，早故；三子文政，字人存，在四川；四子文松，北京中央轻工业部工作，后调回上海吴淞商业学校执教；五子文数，字方平，早故；长女文杰，上海长沙路地段医院中医内科主管医师；次女文案，广州中山医科大学化学教研室副教授；幼子文柏，上海第四电子管厂检验科科长，工程师。

六、初到上海　艰难立足

1926 年的深秋季节，刘民叔来到了上海。上海是国际繁华大都市，各行各业聚集，文人荟萃，刘民叔通过沿路考察，认为上海应该有英雄用武之地，便决定立足上海，不再南下。

刘民叔到上海四川同乡会拜会，这下同乡都知道了四川名医、廖平的关门弟子刘民叔来到上海，很快就有患者求诊或请出诊。于是刘民叔准备开设诊所，在霞飞路成都口渔阳里租了一幢房子。在上海挂牌行医，需得到上海中医理事会的同意。刘民叔先到同孚路看望章太炎，同为廖平弟子，章太炎自然给予关照。又去中医理事会拜会了理事长谢利恒。就这样，诊所顺利开张，门诊、出诊的患者逐渐多了，刘民叔有了一定的经济收入。

曾瑞茹小刘民叔 10 岁，刘民叔为其起名福臻。初到上海时，刘民叔潜心诊务、教学、写作，其他社交应酬都由曾瑞茹出面打理，她与当时的上海名流如哈同夫人罗加陵、董竹君、梅兰芳夫人福芝芳、袁雪芬等过从甚密。

1931 年春夏之交，曾瑞茹妊娠 4 个月，端午节前感冒头痛发热，刘民叔拟辛凉散剂服之而愈。端午节时游半淞园，饮食生冷油腻，加上劳累过度，回家后便出现身热不退、烦渴引饮、咳嗽气粗、头痛便秘、张目不眠。刘民叔初拟栀豉枳实合竹叶石膏汤，服药后病无好转。有人建议请西医打针、敷冰袋退热。于是第二天请来西医师张克成诊治，张会诊后说是重症肺炎，"今体温高达41℃，恐肺之炎极，抑且腐败病势，凶多吉少，非吾西医所能胜任，更不必求治于道地之洋人。洋医若打针奄冰必起反应，皆非所宜。一国有一国之疗法，一乡有一乡之草药，凡我国人仍当以中国中药为主。"刘民叔便拟犀角地黄汤合人参白虎汤、小陷胸汤加桃仁、大黄，服后大便即行，汗出热退，半月左右逐渐恢复，虽然妊娠服重剂并没有损害。刘民叔感叹说："医不可分中西，但尚学术之长否；医不可分新旧，但尚学术之确否。"刘民叔与张克成遂结为诤友，数十年友情深厚。张克成是上海著名西医内科医师，中华人民共和国成立之初，任上海市黄浦区中心医院院长。

两年后，诊所因故迁至保安坊十九号，刘民叔以书函通知亲朋好友、新老患者。书函内容录于此。

敬启者：

鄙人悬壶沪滨，固以活人者活己，而吐我固陋且欲以医世者医。夫读万卷书须行万里路，而考四时气亦必察四方情。医不别四时气不识四方情，仅借三指禅候三部脉，而谓能决五脏强弱、六腑胜衰，直是欺人语耳。此民叔所以背岷江、过三江而来，游申江之上也。惟自抵沪以来，问诊者日益众，而旧居蜗隘，供堂湫窄，良朋出入，雅洁有伤，自便便人两宜迁地。今已订十一月十二日移居于今南京路虹庙左壁保安坊。新租宅内，其地屋宇新洁，堂涂宏阔，高士鹿车于焉可驻，凡吾旧游，如肯惠然，继续赐教以过从，定当煮茗矜谨而部候。

特此通知，敬希改辕。

刘民叔谨启

此后，刘民叔就在保安坊住了 30 多年，楼下西厢房为诊室，客堂挂号候诊，后厢房为书房，楼上卧室住人。刘民叔很低调，只是在弄底风火墙上自己书写了"中医刘民叔"5 个字。直到刘民叔六十寿庆，才请书法家唐驼在弄口做了一个"中医刘民叔诊所"红字横匾招牌。

七、抗战时期　医药救国

"八一三"淞沪会战后，上海沦陷，民族工业纷纷倒闭，知名企业三友实业社就是其中之一。三友实业社原专营棉纺织品，董事长王云甫、董事沈文毅等人与刘民叔都是老朋友，刘民叔是三友实业社的医学顾问。因工厂面临倒闭，便召集董事会，准备关厂停产。刘民叔建议说："日寇控制棉纱是为其军需之用，而我国除了棉纱，难道就没有生养我中国人民的资源？中医是我国的国医，而中药材遍布全国各地，山林农村到处都是，有取之不尽、用之不竭的天然资源，何不转产自救，改做中药？一则可以唤起民众爱国之心，爱我国货，抵制日货；二则可挽救工厂，免使广大工人遭受失业之苦，诸君以为然否？"于是大家都同意转产，开始置办机器，采购中药；刘民叔则通过电台做广告，征求病例，免费医治，每一病种 100 例，同时每日义务出诊，送药上门。每一病种处方逐步修订，要求有效率达到 85% 以上，先定方药，然后通过药理实验，成批生产。

首先推出的是"三友补丸"。因为当时上海沦陷，成为孤岛，物资匮乏，许多穷苦百姓，身体羸弱，疾病缠身，服用"三友补丸"后，胃口改善，体力倍增，恢复了劳动力。因道地中药，药价不贵，故易被民众接受。"三友补丸"销量很大，转产试销初步成功。

第二个产品是"三友方便丸"，治疗便秘。"方便丸"可以通便除病，解除烦恼，广告牌上 16 个醒目大字："大便不通，心事重重；大便一通，百病轻松。"下具"三友方便丸"5 个小字。

第三个产品为"三友和气丸"，初名"三友调经丸"。古人云："不孝有三，无后为大。"刘民叔针对不育不孕，研制"和气丸"，能调经种子，使家庭和气。

第四个产品叫"妈妈多"。针对产妇少乳，服用"妈妈多"，增多母乳。

第五个产品为"三友愈风丸"。苏浙沪地卑近海，多风寒湿痹，刘民叔便研制出这个祛风除湿、舒经活络方药。

此外，还有"三友治带丸""三友救苦丸"等系列药品，各大药房都有出售，且都印有"道地中药，纯粹国货"八个大字，远销南洋，在中医药界、社会上传为佳话。现在 80 多岁的老人中依旧有人能够回忆起此事。抗战时期，中医药界抵制日货，如日本药鹧鸪菜、翘胡子、人丹、八卦丹等，只有三友牌中药可以与之抗衡。

一天，刘民叔醉归，有人来请出诊，家人说："先生醉了，不能出诊。"但患者家属再三请求，说是患者伤寒高热10天不退，多方医治无效，慕名求诊。推辞不得，于是由弟子扶刘民叔去患者家里。刘民叔醉中照例候脉、问诊、处方，回家后继续鼾睡。第二天门诊时，昨夜出诊的高热患者来复诊、转方，说昨晚服先生方药，1剂就汗出热退，惟感疲倦，嗜睡，饮食未复。刘民叔翻阅昨日处方，大惊失色，方中竟然用了九味柴胡：软柴胡三钱，银柴胡三钱，硬柴胡三钱，川柴胡三钱，红柴胡三钱，北柴胡三钱，春柴胡三钱，竹柴胡三钱，南柴胡三钱，水三碗煎一碗服。却全不记得昨夜酒后出诊的事。事后刘民叔再三告诫弟子，为医者切忌酒后诊病，人命关天。从此以后，刘民叔不再随便饮酒了。

柴胡单味，江南医生都不敢轻用，常用量只七分至钱半，今九味柴胡共二两七钱，超常量几十倍。所幸，因诊断准确，所以汗出热退，又可见刘民叔医术之精湛。

抗战时期，大批难民涌入上海租界，刘民叔每日上午6点至9点开设平民门诊，挂号费三角，有时免费医治，并可凭刘民叔诊所的处方，往蔡同德、胡庆余、雷允上、童涵春四大药店配方，不用付钱。当时的诊所是不设药房的，平民门诊的处方每到端午、中秋、年底，药店与刘民叔诊所结算。

这段时间，刘民叔深居简出，除门诊、出诊外，其余时间都与杨回庵一起研究、考订古医籍。他认为研究中国古医学必先精研古本草，但《神农本草经》历时既久，每多鼠乱，几失其真。于是遍读诸家刻本，最后以王任秋校刊本，系宋嘉祐官本、明季翻刻古本，重加校订。又据清代大儒孙星衍、顾观光两人的辑本加以考证，附《三品逸文考异》于后，名《神农古本草经》，于1942年刊印，时年刘民叔45岁。

《神农本草经》考证完成后，他俩又考订《汤液经》。《汤液经》为商相伊尹所著，历经商、周、春秋、战国、秦、汉诸朝，几经篡改，自汉而后已失传。今传世只有张仲景的《伤寒论》。仲景《伤寒论》源自《汤液经》，但现今的《伤寒论》也不是张仲景的原作。如果要恢复《汤液经》原貌，必须从远古至晋太医令王叔和撰次的《伤寒论》《脉经》，以及唐代孙思邈的《千金方》诸书逐字逐句进行考证，工作量巨大。师兄弟俩非常认真，常常为了一字一句的考证，数夜不寐，乐此不疲。有一天，两人正在考证经文，忽然外面爆炸声震天，原来是日寇的炸弹，一颗扔在了大世界，一颗就落在附近，保安坊的房屋震动，窗上玻璃震碎，两人却毫不理会，继续埋头工作。刘民叔说："若我命不该绝，则炸弹奈何我不得！若我命该绝，则我奈何炸弹不得！"历时8年，终于考订完成，定名《汤液经》，1948年由曾瑞茹出资镌刻刊印，书后写有"刘氏一钱阁曾福臻隽传"数字。

《神农本草经》《汤液经》二书经刘民叔、杨回庵考订而传世，为后世研究古医经者留下了宝贵的遗产。

刘民叔以古证今，运用古中医理论诊治近代各种病证，疗效显著，如晚期癌肿、血吸虫病晚期腹水、高血压、脑溢血等疑难杂症，都能起到稳定病情、延长生命的效果，甚至治愈，创造了许多奇迹。灌云邱瑞麟先生填有"临江仙一阕"，曰："镇日门庭，踵接回春，病起膏肓，江东万户颂声杨，杏林飞燕紫，橘井邑泉香。良医良相原无二，奇才岂独擅岐黄？鲁楼著述未容藏。茫茫千载下，重见活人方。"

1956 年刘民叔六十寿辰，皖儒汪主恩撰一副对联，上联是"大匠门小阳春称上寿"，下联是"五千载七亿众颂中医"。并以小篆书就，一直悬挂于诊室刘民叔座椅背后的墙上。

刘民叔自书其书斋名"奚后轩""景伊草堂""吾以吾鸣斋"，晚年自称书斋为"鲁楼"。而近代名医秦伯未书斋名为"谦斋"，"鲁楼"对"谦斋"，乃绝好一对子。刘民叔说"世之愚鲁莫甚于我"，取自《论语·雍也》"齐一变至于鲁，鲁一变至于道也"句，意为"必如此庶乎，近于道也"之义。

秦伯未，名之济，号谦斋，上海人，秦乃歌之孙。秦伯未秉承家学，早年以优异成绩毕业于上海中医专门学校，师从丁甘仁，悬壶沪上嵩山路振平里。与章次公、许半龙、王一仁、严仓山等创办中国医学院，主管教务，与刘民叔相交很深。中华人民共和国成立后，任上海第十一人民医院中医科主任，后调原卫生部任中医顾问。自幼好文学，擅诗文，工篆隶，书宗赵之谦，因号谦斋。

八、讲学行道　古医为本

民国初年，全国各地大力创办中医学校达百余所，为教育和培养中医新生力量做出了很大的贡献。上海有丁甘仁创办"上海中医专门学校"，朱小南创办"新中国医学院"，谢利恒、朱少坡创办"景和医科大学"等二十多所。

上海中医专门学校位于南市石皮弄，丁甘仁任校董。初开办2个班，近代如秦伯未、程门雪、丁济万、章次公、陈存仁、叶劲秋、黄文东、严仓山、陈耀堂等为该校初期一至五届毕业生。1937年，丁甘仁去世后改组，1942年改名上海中医学院，由丁甘仁长孙丁济万任校长。刘民叔也曾受聘任教于上海中医专门学校，教授内科。

新中国医学院院长是朱小南、陈存仁，讲师有蒋文芳、黄宝忠、董巨膺、俞同芳等人，校舍建在闸北，抗战期间毁于炮火，后来迁到了爱文义路黄家沙花园。

上海中医界学术团体"神州医学会"是晚清宣统年由广东黄少岐筹备组织，每到端午、中秋聚会，春节团拜，正月十五闹元宵打灯谜，盛况空前，神州医学会主办活动一直延续至上海解放。

景和医科大学由原神州中医大学改组而成，校长谢利恒，教务长是朱少坡，校址设在闸北止园。因谢利恒为上海中医理事会会长，前后招了几班住读生都是上海高才生。因为学生水平较高，教师要求也高。为此朱少坡专程到刘民叔诊所登门造访，代表谢利恒致意，请刘民叔出山任教，并请他主讲《金匮要略》。《金匮要略》一书为中医四部经典著作之一，原书篇章杂乱，文法错综，很难讲，不像《伤寒论》有系统性，历代《伤寒杂病论》注家就多达百多家。因此，没有深厚的功力是讲解不了《金匮》课程的。

第一天上课，刘民叔走上讲台，校长、教务处向学生们做了介绍，学生致礼后，刘民叔搬了把椅子面向黑板，背对学生，端坐不语。学生耐不住，便请老师上课。刘民叔转过身来，面对学生说："列位都是上海的高才生，书本上的文字大家都能读懂，也用不到一字一句地去讲去解释。老师好比一口钟，供大家来撞，大撞则大鸣，小撞则小鸣，不撞则不鸣。就请同学们提出问题，我们大家一同学习。"一时间，学生便提了很多问题，要求释疑。刘民叔逐一解答，每每有新意。刘民叔讲课时字剖句析，引经据典，循循善诱，娓娓释疑，许多外院学生也过来旁听，并投入了刘民叔门墙，执弟子礼，一时门人多达数十人，张稼新就是其中比较突出的。抗战期间，闸北沦为战场，中医学校无法正常上课，刘民叔创立"中国古医学会"，讲习经文，当时姜春华由南通来上海设诊于二马路，也常来"中国古医学会"听讲。

姜春华，南通人，为陆渊雷函授弟子，抗战初来上海，入刘民叔门墙，执弟子礼甚恭。他对经方研究较深，其治哮喘（砒霜丸）、肝腹水等法都出自刘民叔的指导。1960年，刘民叔病中，姜春华每天打一个电话问候病况。刘民叔病逝，姜春华也同执孝礼。

当时，在国内发生了震惊全国的"废止中医"事件，概由余云岫引起。

余云岫，浙江镇海人，中医出身，与章太炎同是俞樾的弟子。俞樾几位家人因为庸医误治致死，悲愤以极，认为中医脉学玄虚似伪，乃至坚决要求废止中医，这对其弟子辈余云岫影响很深。

余云岫于中医理论，特别是《内经》《难经》《伤寒论》《金匮要略》等中医经典书籍也很精通，但后来学习西医，转变了观念，认为中医在许多理论上无科学根据，于是反攻中医，自命为中医的叛徒，向国民政府提交议案，要求取缔中医，废医存药。提案名为《废止旧医以扫除医事卫生之障碍》，认为中医理论虚无，临床也多言之诡中，仅仅中药在某些疾病上尚有其治疗价值，可以"废医存药"。1934 年，国民政府下令取缔中医，在全国引起极大震动。刘民叔在上海各大报小报、中医杂志撰文抨击余云岫荒谬理论，引经据典，驳斥余云岫所谓"中医经典书籍其所指的糟粕"。由于刘民叔学养俱深，批驳非常中肯，很有说服力。同时全国中医人士有组织地到南京请愿，要求国民政府收回成命。在社会舆论的压力下，国民政府于1934 年 3 月 17 日中止"废止中医案"，中医界为纪念这一胜利，拟定"三一七"为国医节。

1948 年 11 月 20 日晚，刘民叔在神州医学会演讲，题为《论新医与旧医》，所论精辟，这里不妨节录几段：

物必自腐而后虫生。我国固有医学之所以被人蔑视者，此也；当局执政之所以逐渐废止者，亦此也。

慨自金元以来，刘河间、张洁古辈竞创新说，古医传授，不绝如缕，虽曰自成一家言，但其流弊所及，尽以为古方不能治今病。

然今世之所谓中医，大抵按两脉、处一方，即自以为已尽中医之能事也。检其处方，无非银翘桑菊、轻描淡写之药；叩其学理，无非叶薛吴王、肤廓笼统之言。中医末流，自腐如此，而欲虫之不生也，得乎？！

近年来攻击中医最力者，以浙江镇海余云岫氏为首屈一指，以其初窥中医之堂奥，然覆其治学也，驳难不纯。所以能古而不能知古之真宜，攻击之处以伪为的，浮而不实，徒闻咆哮之声而已，乌足以服人也？

夫求知所以致用，幼学所以壮行，必知行合一，斯为美也。知而不行等于不知，行而不知何异盲行？彼自命为医学革命者，斥中医为博者之孤注也，多言之中也，诡逾之获也，贪天之功以为己力也，巧言如簧，智者亦惑。试问彼革中医之命者，既自命为深通中医矣，何以不能用中医法以治病也？且不能识中医法治病之所以然也？试再问：彼自命为科学医者，既自命为研习科学矣，抑亦知中医法有能合于科学者乎？且有超于科学之上而为现代科学尚不能证实者乎？吠影吠声诚无谓也。

人皆以为凡处方用药者，即得名为中医也，其实不然。

何者？用药治病为汤液家，仅中国医学之一派耳。考诸古医药分六家，曰汤液家，神农之学是也；曰针灸家，黄帝之学是也；曰导引家，彭祖之学是也；曰房中家，素女之学是也；曰祝由家，苗父之学是也；曰割治家，俞跗之学是也。演而绎之，浩如沧海，人而如蝇，吸之一饱而已；人而如牛，吸之亦一饱而已。海中之水自若也，欲博学之难精矣哉。

按六家中，导引主养生，高士习之，冀成仙道，则有似乎迷信也。房中主优生，达人习之，冀得喆嗣，则有似乎诲淫也。此两家者虽亦各具治病之术，然皆非疾医之事，是以习者鲜焉，由鲜而秘，是以知者尠焉。祝由精诚，习之倍难，犹之佛门密宗，求其万灵者百不得一。所以六家后裔，惟针灸与汤液为能显用于世耳。

至于割治，宜次于五家之末，盖病之结积在内，针药诸治所不能及者，夫然后借重于割治家何？则刳断肠胃，涤洗五脏，乃至不得已之治。苟轻动手术，罔行刀割，直草菅人命而已。岂仁术哉？

考古割术不传，即传亦非典籍所能昭示者，虽然其术不传，而其事实则载诸子史志集，固可考也。岐伯蜀肠、扁鹊易心、仓公理脑、华佗剖腹。降及明季清初，绝学复传洛阳祝巢夫、杭州姚应凤、松江奚凤鸣、登州陈凤典，群贤崛起，载诸地志，不可谓无其事也。所可惜者，黄帝针术，在唐初《外台》即已畏其难、避其险，而不著录。于以知割术之不彰，亦犹是耳。

......

至于中医汤液家之用药治病也，莫不各有其特效，如桂枝利关节、芍药利小便、麻黄发表出汗、大黄荡涤肠胃，所谓阵而后战，兵家之常也。再就方书所传，知其方，求其法，持其平，因病之先后以立法，随证之进退以制方，缓急轻重，临机应变，所谓运用之妙，存乎一心也，久而易精，轻而易举，信手拈来，都成妙药。此中医药治，既能消疾病于手术之先，复能济割治于不良之后。事实俱在，未易没灭也。

或问中医不重割治乎？曰非不重也，慎之也。《后汉书·方术传》："若疾发结于内，针药所不能及者，乃令先以酒服麻沸散，既醉无所觉，因刳破腹背，抽割积聚。若在肠胃，则断截湔洗，除去疾秽，既而缝合，敷以神膏，四五日创愈，一月之间皆平复。"绎其"针药所不能及"六字，知其施行割治之术必后，而且慎，非轻举妄动者比也。然则针药为首也，割治犹尾也，首尾相应则利，不相应则害。佛门《大智度论》云："昔者有一蛇，头与尾自诤。头语尾曰我应为大。尾语头曰我应为大。头曰：我有耳能听，有目能视，有口能食，行时在前，故应为大，汝无此术。尾曰：我令汝去，故汝得行耳，若我以身绕木三匝不放汝行，汝其奈何？于是尾即绕木三匝，三日不放。头不得求食，饥饿垂死，乃语尾曰：汝可放之，听汝为大。尾闻其言，即时解放头，复语尾曰：汝既为大，应须前行。尾即在前行，未经数步，遂入大坑而死。"读此寓言，知蛇尾自大之祸，有不可胜言者。是以刘民叔的演讲，条分缕析，洞见深刻，除了反对废止中医以外，也指出中医本身也应该不断发展与提高。只有中医自身提高了，才能立于不败之地。

刘民叔悬壶沪上，目睹苏浙闽粤地卑近海，病多寒湿痿痹，而江南医风时尚轻清，避难就易，所用方药沿习温病学派叶天士、王孟英一路，轻描淡写，对于治疗痿痹拘挛等症毫无见效，病久则形成瘫痪，丧失劳动能力。刘民叔认为，寒湿阴邪为患，应当发扬扶阳思想，重用附子，每剂少则一二两，多至半斤、一斤。很多人认为苏浙地区，体质薄弱，不能承受乌头、附子大辛大热之品，何况剂量超常。刘民叔根据重元扶阳理论，讲课时特别介绍扶阳药附子，将其家族、性味、功能、主治、生长、采摘、炮制、用法、煎法、服法，以及品之优劣、毒性大小等详细辨析。其指出，四川地处西南山区，多寒多湿，用附子扶阳习以为常，常常服食并无害处。二广较之苏浙，气候更加湿热，居民阳气更虚，也常以附子焘牛肉佐餐。之所以江南医生惧怕使用附子，是由师徒相承的积习造成的。为普及认知，刘民叔阐发《素问·痿论》，撰著《素问痿论释难》一书，力陈阳气为性命的根本。书一出，江南医风为之一变。

在临床实践中，刘民叔发觉江南药店炮制的淡附片功效远不如四川炮制的黄附块，为推行自己的扶阳思想，提高临床疗效，刘民叔专程从四川用飞机运黄附块到上海，供上海各大中药店备用，自此上海中药饮片方有黄附块一味。

刘民叔注重扶阳，好用温药，擅用附子，也常以硫黄、砒石入药，人称"刘火神"，其用药罕僻，故也有人称刘民叔为"怪郎中"。

刘民叔天生体弱，40岁后患严重胃病，食后呕吐，形体消瘦，经西医化验其呕吐物，见有癌脱落细胞，诊断为胃癌。当时建议手术治疗，但刘民叔则坚持自己诊治用药，其中就用大剂附子，治疗数月，竟逐渐康复，而且日渐强壮。

1939年春，浙江路财神弄35号李某患风痹瘫痪多年，刘民叔诊后开处大剂乌附扶阳，患者服药后昏厥。家里人急请中西医师抢救，都告回春乏术。准备后事时，患者突然苏醒了，呕吐大作后，病去其半。而患者依然信赖刘民叔，坚持请他诊治，最后多年厥疾痊愈。

针对这个病例，刘民叔对学生说："为医者必知其之所病，知我之所药，兵家之所谓知己知彼，百战百胜。若不知其所病，不知我之所药，而求有功，则难矣。夫病者多变，遇变不慌，犹兵家之临阵不乱；病多险恶，遇险不惧，犹兵家之不畏强暴。至若李某之服大剂乌附，昏迷不醒，此《商书·说命篇》有训：'若药不瞑眩，厥疾不瘳。'然药后复瞑眩，难免骇人视听，若医嘱周详，可免临时慌乱。"

在景和任教期间，每逢端午、中秋、春节，刘民叔都请学生到家相聚，并准备了四川传统的附子煮牛肉、虫草炖鸡、天麻老鸭汤、肉桂红烧肉等药膳，师生济济一堂，谈笑风生，情深意切，其乐融融。

九、潜心临证 学术"三变"

1954 年毛泽东主席提出西医向中医学习，后来又提出"中国医药学是一个伟大的宝库，应当努力发掘，加以提高"，中医迎来了新的生机。1954 年 10 月，华东暨上海市中医代表会议在上海召开，历时一周，会议由上海市市长陈毅主持，刘民叔作为特邀代表出席会议。刘民叔与陈毅市长都是四川同乡，相谈甚欢。

此后，刘民叔积极参加各种社会工作，应广慈医院聘请任中医顾问。弟子等收集刘民叔近年疑难病案，由李鼎编辑、卞嵩京录稿，汇编成《鲁楼医案》一书，印 4000 册，分赠全国各地医学院校、教授、名医。其中有治愈医案，也有失败医案，病例编写独特典型。之后，弟子又将刘民叔历年讲稿汇成一编，取名《华阳医说》，专重理论。《鲁楼医案》《华阳医说》两书，理论与实践相辅相成，相得益彰，理论有自，用药有法。

中华人民共和国成立初期，华东六省及洞庭湖、鄱阳湖、太湖等地区血吸虫病流行，毛主席提出"一定要消灭血吸虫病"后，成立全国血吸虫病九人小组，华东局书记魏文柏任组长，特聘请刘民叔为中医顾问，同时担任上海市徐汇医院顾问，收治晚期血吸虫病患者。刘民叔拟方药，大用巴豆入汤剂。巴豆峻利攻下，有毒，平时用者很少，而刘民叔用来则得心应手，挽救了不少晚期患者。刘民叔诊余，还撰著《肿胀篇》一书，拟定"九法十三方"，并附验案，1956 年春由学生张稼新校印。

1956 年秋，一元帅幼子患白血病，专程来上海请刘民叔诊治，刘民叔细心诊候，处方用羚羊角一对、鲨鱼皮水磨，不分昼夜服，治疗将近一个月后返京。

1958 年赴北京为文化部部长治疗肺癌；1959 年，上海市委书记的岳母患胃癌，在市六医院住院，经刘民叔诊治好转……

锦江饭店创办人董某，为民国传奇人士，中华人民共和国成立后任全国政协副主席，与刘民叔及曾瑞茹交往较深。每当其患病，中医都请刘民叔主诊，现存有其完整的刘民叔主诊病历，具有研究价值。

那时，高干因病在华东医院、中山医院、广慈医院及上海六院住院，往往都要召集上海市名医共同会诊，称为"全市大会诊"，参加会诊者都是中医界名人，如程门雪、秦伯未、丁济民、姜春华、黄文东等。刘民叔是老前辈，资历很深，自然也在邀请之列，同仁对他也特别尊敬，姜春华一般都站立刘民叔身侧，执弟子礼。名医先进病房查脉验舌、询问病史症状，然后到会议室讨论病理病机，以及处理意见。有的说虚证，有的说实证，阴虚阳虚，宜攻宜补，引经据典，各抒己见。当问到刘民叔时，刘民叔一般都笑答"英雄所见略同"。意见不能统一，就来个折中处方，有的说四君子汤参术要用，有的说四物汤归地不可少，后又说逍遥散柴胡、白芍应该配入，拼凑一方，而刘民叔最后提出加生姜 3 片，红枣 5 枚，大家一笑了之，互道珍重。刘民叔认为这样会诊，貌似重视，对患者则毫无益处。

1954 年秋，时任卫生部中医顾问的章次公患癌症去世。章次公早年毕业于上海丁甘仁创办的上海中医专门学校后，师从章太炎，中医理论造诣颇深，他力主阴阳五行、脏腑经络之说，与刘民叔的学术观点有相同之处。当时的卫生部部长王斌，是中药店学徒出身，粗知中医理论，认为中医理论阴阳五行、脏腑经络，是唯心主义，便选调一批中医药人员与章次公展开辩论，而章次公当时于自己的理论观点尚未成熟，一口难敌众辞，王斌遂以行政命令要求章次公在卫生部扩大会议上公开做检讨。章次公受此打击，气恼压抑，身心不快，罹患肺癌，终于不治。当时卫生部一般都聘请两名全国著名中医为中医顾问，章次公去世后，便请刘民叔来北京任卫生部中医顾问。刘民叔与章次公，一为廖季平门生，一为章太炎学生，两人私交很好。听说章次公去世，不胜悲伤；又听说是为了中医观点不同而遭此下场，心有余悸，不愿北上。

上海卫生局党委书记何秋澄、局长王韦先、副局长杜大公、中医处长张镜人等领导每天晚上来保安坊做刘民叔的思想工作，要求他去北京任职，刘民叔则以年纪大了、水土不服、不习惯等理由推脱，最后又只好提出家人众多，开销不够。卫生部许以刘民叔一级教授待遇，工资 360 元，外兼两个医院顾问，共 500 元，并配给住房 1 套，小车 1 辆，司机 1 名，而当时毛主席工资也只是 400 元。刘民叔说已与内人商量过了，每月开销至少要 2000 元，又以梅兰芳、周信芳每月工资也是 2000 元为借口。实际上，梅、周虽然每月工资 2000 元，但包含了剧团操琴、打鼓、化妆、服装、道具、保管等人的工资。刘民叔也知道实情，这只是托辞罢了。所以传闻说刘民叔不肯放弃私人诊所的高收入，而不知其中另有原因。

在学术思想方面，刘民叔自小随外祖康朝庆学医，青少年时期医学理论专攻明清诸家（一变）；后从学晚清经学大家蜀中大儒廖季平，在廖师的训益下，中年医学专宗岐黄《内经》、脏腑经络之说（二变）；刘民叔曾说："逾五十而后始跳出《内经》圈子，直溯汉魏以前《汤液》古医，以为脏腑经络、阴阳五行皆臆说也，而《汤液》治病首重辨证，而证者实也。辨病证之经过，凭证候以用药，此即为我中医理论之最高境界，亦即为我中医朴素的唯物辩证所在（三变）。昔陶令有觉，今是而昨非之说，故廖季平一生经学思想六变，其晚号六译老人。今刘民叔一生学术思想三变，盖追求真理，日臻完善是为变也。"

刘民叔所治患者，很多都是多方求医没能治好的重症怪病，他接诊后，往往能根据患者实际，眼光独到地辨证施治，处方用药亦奇亦正，于无法中求法，于不治中求治，匠心独特，出人意料；或温或寒，或补或攻，或寒温互用，或攻补兼施，或轻清或峻利，或平淡或剧毒，或剂量逾恒，信手拈来，已臻出神入化境界。

刘民叔夫人曾福臻为佛教皈依弟子，刘民叔也通佛学，为佛教居士，与静安寺方丈持松大和尚很有善缘，有时到静安寺去，与持松方丈谈禅论道。刘民叔说："佛理医理，其每有相通处，可举一而反三，能得其一，则受益无穷。"1946年，持松和尚患胃病重症，经刘民叔治愈，一时在佛教界名声传扬。1951年，嵩山区淡水路圣仙禅寺长老患胃癌，6月初呕血下血，昏迷不醒，持松法师急电刘民叔，刘民叔诊后说："今此垂亡之元气必当保留，以行药力，不则殆矣。"用云南白药，不分昼夜，每30分钟服1次，再用10剂附子干姜温中摄血，预计三日可苏醒。后来果如其言，调治一月，能扶杖行走，饮食逐渐恢复，过了几年病体痊愈。

1953年春，有一女性患者，医院检查后诊断为腹水，反复治疗，逐渐加重，形如抱瓮，求诊于刘民叔。刘民叔诊其脉弦而缓，诊为妊娠腹水，患者病势较重，盖过了妊娠反应，所以妊娠表现不明显。不宜妊娠，即使怀胎也难长成，不如速消腹水，可望保母安全。于是开处了大戟保生汤，大胆使用甘遂、大戟、商陆、葶苈、天仙藤等药，终于消退了腹水；又继续调治数月余，产下一个健康男婴。大戟、甘遂、商陆都是堕胎药，服药后并不堕胎，应验了《内经》"有故无殒亦无殒也"。

保安坊弄口女子银行大楼二楼，住着一位上海小有名气的命相家，其子自幼过敏性哮喘，发则痰嗽气喘，亟亟乎不可终日，胸突背驼，发育不良，求治于邻居刘民叔。刘民叔3次在平旦之时去诊脉。平旦是指凌晨5点，太阳未出，《内经》曰："诊法常以平旦，阴气未动，阳气未散，经脉未盛，络脉调匀，乃可诊有过之脉。"反复斟酌后，开处上下两信丸，药以红砒石、白砒石为主，顿时震动全市医药界。处方内有些药不好找，最终才由蔡同德、达仁堂拼凑齐全，早晚服用。1年病情控制，2～3年逐渐发育，俨然一伟岸丈夫，后娶妻生子，一如常人。

有一患者丁某，患梅毒性心脏病、肝硬化腹水多年，既有病痛缠身的痛苦，又愁生活艰难的困苦。刘民叔听说后，常主动上门免费为其诊病，所开处方用原巴豆二三两，生大黄五钱，配上甘遂、大戟、商陆等峻利逐水之药，使患者减轻了病痛，得以带病延年。

有一名45岁的沈姓男子，患喘咳已久，寒痰瘀滞，上焦气道壅窒，咳逆喘促，倚息不得卧。刘民叔诊阳脉浮紧，阴脉弦涩，当机立断，先攻其里，并宣发上焦，用生麻黄一两，石硫黄二钱，北细辛五钱，桂枝尖一两，光杏仁五钱，姜半夏四钱，五味子一两，生甘草三钱，服药一剂，咳喘减轻。后将原方去硫黄、杏仁、姜半夏；加生半夏五钱，白附五钱，干姜五钱，服后咯出浊痰甚多，胸膈豁然大开，病势已减其半。然后专以小青龙加射干、杏仁、茯苓等味以助温宣淡渗，喘咳逐渐平复，最后继续用药调治，益养收功。

时任第二军医大学政委孙某，因早年投身革命，长期军旅生涯，风霜露宿，饥饱劳役，造成阳虚沉寒痼冷夙疾，终年形寒不暖，即使大暑天也是长袖衣裤，反复泄泻，不能稍冷或食油腻，外形不足而神情委顿。刘民叔诊治后，开处大剂温中方，用黄附块半斤，辣干姜四两，瑶肉桂一两，潞党参四两，五味子四两，生甘草四两，煎取浓汤，一日三服，每服一碗，前后共服附子达百斤之多，后患者康复如常。

刘民叔还受聘于广慈医院，任职中医顾问，经常与中医科主任尤学周及朱星江、陈大中、张志英等医师会诊讨论病例。内科病房患者汪某，患全身性脂膜炎，全身皮下结节，成批发生，大小不等，先则潮红热痛，数周后消退，局部热退后皮肤塌陷、暗黑，伴持续高热，体温达 40℃，舌现暗红。刘民叔诊视后，用大剂清营凉血，重用石膏，每剂用生石膏三斤，犀角三钱，鲜生地半斤，豆豉、生栀子、黄连各一两，治疗半个月，共进石膏 50 斤之多，高热控制，病情好转。

刘民叔有一老友陈先生，是上海著名音乐家，体质素弱，平时练习气功欲使身体强健，因方法不当而致练习走火，气聚结于脉络，流窜不已，肢体酸麻无力，食少便烂，肌肤甲错，形肉消瘦，四肢厥冷，燥渴引饮，成上热下寒、上燥下湿之候。刘民叔处温下润燥利络引气方，用黄附块三两，白附块二两，鲜土苓四两，蕲蛇三钱，淡蝎三钱，僵蚕三钱，蚯蚓二钱，甘草二钱，大豆卷一两，薏米二两，桑枝、槐枝、桃枝、柳枝各一钱，服二剂，症状好转。如此常年调治，身体健康。

杨树浦八隶头隆昌路有一老中医，诊务清淡，家境贫困，其独生女年甫及笄，患伤寒重症，开始由自己诊治，高热不退；后请当地名医诊治，也无效果；于是，求治于刘民叔。刘民叔欣然前往，不收诊金，并助药资，终至痊愈。父女俩感激铭心，到刘民叔诊室，当着众患者面叩头致谢。

刘民叔看病收费不高，门诊 1 元，出诊 6 元，遇到患者经济困难，从不计较，凡是本居委会或邻居看病，也不收费。出诊遇到困难患者，则退回诊金。如南昌路一女患者患子宫癌晚期，常年请医吃药，已至家徒四壁，既无子女，又少亲戚，靠邻舍照应饮食起居，请刘民叔出诊，嘱学生将出诊费压在处方底下，如此诊治几个月，直到患者临终。可谓"医乃仁术"，有割股之心。

刘民叔将许多自拟方制成丸散，如患者需用则随方赠送。20 世纪 50 年代初，腹水鼓胀患者多，他自拟巴豆五物丸及巴豆白散、巴豆黄散、巴豆黑散，装入胶囊，常常对重危患者开几剂汤药，就附送几天丸散。有一天，门诊来了个肝腹水患者，鼓胀上胸，呼吸急迫，大小便不通，已近昏迷状态，抬到保安坊，刘民叔急拿巴豆黑散 2 枚，撬开患者嘴，用水灌下，患者顷刻腹鸣如雷，得畅下恶，病状顿时缓解。

对晚期癌肿患者，刘民叔自拟癌散一号、二号装入胶囊，按病情需要赠送，方中用麝香（现用人工麝香）、牛黄（现用人工牛黄）、犀角（现用水牛角代）、熊胆等贵重药品，每粒成本一元多，一天需服 3 粒，而刘民叔门诊费仅收一元。

十、杏林一叶　彪炳医史

1960 年 3 月 12 日，风和日丽，刘民叔和往常一样忙碌着，身体没有感到任何不适。夜晚出诊回家，右手书写突然不利，当时也没引起注意。不料 3 月 26 日突发中风，右侧偏废。于是，刘民叔自拟方药；一个月后，已经能起床活动。5 月 5 日再度中风，旋即昏迷不省人事。5 月 7 日凌晨，刘民叔病逝于广慈医院，享寿 64 岁。5 月 9 日在万国殡仪馆大殓，持松和惠宗两高僧亲临吊唁，并为刘民叔诵经一卷。翌日，持松方丈开静安寺二楼佛堂，于佛舍利前为刘民叔超度。刘民叔墓地在闸北共和新路联义山庄，其墓前排有上海伤科名家石筱山墓，右侧有原广慈医院中医科主任尤学周墓，都是刘民叔生前好友。

刘民叔逝世后，曾瑞茹病痛缠身，1966 年病逝于惠旅医院。

刘民叔一生勤勉，秉承家学，博采众长，潜心钻研中医学，形成了自己独特的学术思想。他治学严谨，见解深刻独到，不断发掘中医学的精妙，并发扬光大。他注重理论与实践的结合，在精通医理的基础上大胆辨证施治。他治病救人，善用经方，善治疑难杂症，宅心仁厚，尽心尽力。他教书育人，传播中医文化，为中医教育事业做出了自己的贡献。他潜心钻研，传扬传统中医药学，笔耕不辍，从 20 岁开始写第一部《厘正医学三字经》算起，一生著述颇丰，其已公诸于世的著作就有《神农本草经附三品逸文考异》《考订伊尹汤液经》《时疫解惑论》《伤寒论霍乱训解》《素问痿论释难》《鲁楼医案》《华阳医说》（上下集），以及《肿胀编》等十余种，还有遗著遗稿多种未及整理，如《古医割治纪事》《本草经朱墨别录》《妊娠脉解》《厘正医学三字经》《重订神农古本草经三品逸文考异》等有待校定问世。应该说，在我国的中医历史长卷上，刘民叔写下了重重的一笔。

　　说起刘民叔治学的认真严谨，还有一段轶事。刘民叔认为20 世纪 50 年代初撰编的《华阳医说》，历时仓促，尚有不足处，每欲修订，却总是没有时间。他患中风治疗期间，觉得虽手足偏废，但头脑清晰，于是他就口述，让学生卞嵩京笔录，重新编撰《华阳医说》，随讲随改，直至完善。其中有需要查考典籍的，则要嵩京按书卷篇目考证，竟能只字不差。全书历时 3 个月完稿。就在书成的第二天，刘民叔即再度中风而病逝。《华阳医说》手稿后经卞嵩京重加整理、复印，分赠同门诸师兄以及同好，《华阳医说》得以留存。

十一、刘门传人

　　清末民初，西医东渐，中医地位日趋衰落。刘民叔认为，振兴中医必须先办好中医教育。1926 年秋，他以考察中医教育为由，从成都来到上海，在南京东路保安坊开诊，并创立中国古中医学会，在鲁楼讲台定期讲习《神农本草经》《伤寒论》《金匮要略》等中医经典著作。刘民叔认为，"教者必以正"，离开经典必入末流，并利用三友实业社药库作为实习基地讲解药物，一时四方景从。早年弟子有张稼新、孟友松、周一如、巢曼麟、杨茂如、顾重道、陈本荣、郑友良、朱佐才、宋萍盦、胡增塑、缪应国、陆敬仪、崔奎章、周元庆、周济士、周济时、李鼎、姜春华、韩哲仙、张存蕙、张镜人、胡慈园、查国科、陈正平、陈素华等人，刘民叔侨居上海 30 多年，共收学生 150 余人。

刘民叔收徒，只要品行端正、聪明好学，就会收在门下。刘民叔有 3 个徒弟学习时间较长，都是十四五岁就拜门住在刘民叔家，一是真如孟友松，1937 年至 1945 年，前后学习 8 年；一是安徽詹阳春，抗战胜利至中华人民共和国成立后；一是上海卞嵩京，自 1954 年至 1960 年。中华人民共和国成立初，刘民叔每周末晚上在鲁楼讲台开课，众弟子执经问疑，刘民叔往复论难，谆谆教导，夜深不倦，为了宣扬中国古医学尽心竭力。

卞嵩京是刘民叔关门弟子。1961 年，21 岁的卞嵩京参加上海市第一届中医学徒结业鉴定考试，名列优等第一。当时一同参加考试的有秦伯未、程门雪、丁济民、章次公、王子平、魏指新等众多名家学生，共 170 余名。卞嵩京行医 40 余年，以刘民叔学术思想治学，大力宣扬古医学，堪称刘民叔衣钵传人。任上海市黄浦区中心医院中医内科主任，中医顾问。

孟友松，字金嵩，上海真如人，刘民叔早年弟子，中华人民共和国成立后，供职于上海市第八人民医院，历任中医科主任，以及上海县卫生科科长。

朱佐才，江苏海门人，早年毕业于上海中医专门学校，后师从刘民叔，为刘门早年弟子。海门县厂洪医院中医师，江苏省海门县脚部按摩研究会副会长。

周元庆，字兆民，上海南汇人，上海老西门全泰西服店小主，不愿经商，要求学医。早年师从丁仲英，而丁仲英是孟河丁甘仁次子，专治湿温时病，称时方派，于重病危症难以应对。周元庆有感于此，就转投刘民叔门墙，为刘门高业弟子，一生淡泊名利，上海嘉草机械厂厂医。

周济士，精于内科、针灸，针灸师从佟忠义，内科则学于刘民叔，为刘门高业弟子。最初设诊于浙江路的宝裕里，后供职北京东路地段医院。

韩哲仙，上海新城隍庙黄陂路韩万年药店小主，中华人民共和国成立前，该药店以"脱力黄病丸""退肿鼓胀丸"等药深得浦东农民欢迎，抗战时期韩哲仙投入刘民叔门墙，执弟子礼甚恭，后改药店为诊所，专治黄病鼓胀。

张镜人，为上海名医张声膨、张骧云同族侄孙，自小随其父张益君学医，抗日战争时期与胞姐张存蕙同入刘民叔门墙，中华人民共和国成立初，任上海市卫生局中医处副处长，"文革"后任上海市卫生局副局长，为上海名老中医。

胡慈国，丹阳籍；查国科，江西籍。两人并为刘门弟子，分别任兰州医学院附属第一、第二医院中医科主任。

黎晓生，广东籍，原祖传世医，20世纪30年代初偕妻刘碧霞同入刘民叔门墙，以其辨证用药之法溶入于粤闽滇草药之中，颇有疗效，为刘门高业弟子，设诊于新昌路祥康里，诊务繁忙。"文革"后，为上海面粉厂厂医。

李鼎，字良元，浙江湖州人，刘民叔弟子，后从学杨回庵。精于《内经》，临床从事针灸专业，上海中医学院（现上海中医药大学，下同）针灸教研室教授，博士生导师。年逾九十，仍活跃于医坛，为当代中医大家。

其中，卞嵩京和李鼎两位中医大家，是刘民叔仅存的两位弟子，学验俱丰，硕果累累，谨以致敬！

刘民叔学术思想与临床经验

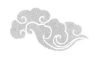

研究刘民叔的扶阳理念，首先要了解刘民叔的学术思想。

扶阳、重元，重视阴阳平衡，阴阳互补，遵循前人元气理论和认识，是刘民叔学术思想中最重要的部分。与经典扶阳派的学术思想相比较，现在的主流中医更容易接受刘民叔的扶阳思想。

四川人文传统深厚，中医药理论与实践积累也较深厚。刘民叔重阳的理念，与四川用药温热的传统相关。他认为，元气是生命的总动力，无论治病还是养生，都是以元气为重，处处顾护元气，发展了中医元气理论，与火神派元气理论是一致的。而其临床除了运用附、姜、桂之外，其他热药如硫黄、砒石等药物亦皆为其所用。刘民叔采众家之长，师古而不泥古，对医生惯用寒凉时弊深感忧虑，主张治病要辨证论治，审清医理，根据病情的阴阳属性，用药要偏于热或者偏于寒，攻补兼施。

一、推崇扶阳　重元惜精

　　刘民叔擅长吸收前人的学术思想，采众家之长，师古而不泥古。他从古代各家学说中领会到了元气的根本内涵，认为人的元气就是真气、元精、阳气，是人体最基本、最重要的气，是维持生命活动的最基本物质和原动力，由肾中精气所化生，源于先天，由父母所禀赋。在人生命过程中，又有赖于后天水谷精微和清阳之气的涵养，并且随生命的生、长、壮、老、已而不断壮盛、衰亡。刘民叔所认知的"元气"与之后火神派的"阳气"是相同的内涵。

（一）中医朴素元气论

　　元气是生命之本，是生命的原动力，元气的盛衰影响人体健康和寿命。元气充于人体五脏六腑、四肢百骸、经络皮腠，也是各脏腑功能的原动力，人体五脏对应着五气，即肝气、心气、脾气、肺气、肾气，都是元气的一部分。元气充足则健康，元气受损则生病，元气耗尽则死亡，元气决定着生命的全部。

　　人在诞生伊始，其元气是充足和强大的，随着人体的不断生长，元气一方面供应着身体生长的需要，同时又不断地被人体活动所耗散，而到了最后生命终结之时，人体内的元气也就耗尽了。所以说元气的多少，关系着人寿命的长短。

元气具有以下三个特性：一是物质性；二是先天性或遗传性，即与"肾精"有关；三是受后天的影响，尤其是发病时的后天因素至关重要。

《难经》首论"元气"与"原气"。如《难经·十四难》曰："人之有尺，譬如树之有根，枝叶虽枯槁，根本将自生，脉有根本，人有元气。"《难经·三十六难》说："命门者，诸神精之所舍，原气之所系也。"后世有关命门、原气、元气、元精、元神、元阳、元阴、真阴、真阳及其与肾的关系等论述，均源于《难经》和《内经》。《难经》创立的肾－命门－元气说，是对《内经》肾－精－气（真气）说的丰富与发展。真气与元气在人体"天真本原之气"及生命原动力意义上是相通的，故后世又称之"真元之气"或"元真之气"。

朴素的"元气论"认为，"元气"是构成宇宙万物的最本质、最原始的要素，其源头可认为是老子的"道"。按照元气论，万物的产生、灭亡和发展变化都是元气循"道"而运动的结果。气为万物之精微，完全连续而无处不在，气聚而成形，变为有形色的实物，气散则复归于太虚，表现为实物的消亡。

道家修炼中，元气是人体生命活动的根本能量，也是生命的根本所在，所以元气本质上支持着生命的存在，没有元气，就没有生命。故《庄子》提到"气聚则生，气散则死"。道教修炼，追求长生，其实关键就在于这个"元气"的聚散。

道家内丹也是指的元气，外丹则是炼的丹药，有点类似于扶阳药物附子，他们的共同特点就是在生命活动中替代了元气的消耗，除此之外，还没有发现何种物质有这样的功能。内丹是以天人合一思想为指导，以人体为鼎炉，精气神为药物，而在体内凝炼结丹的修行方式。宋代窦材在《扁鹊心书》中即云："人之真元乃一身主宰，真气壮则人强，虚则人病，脱则人死。保命之法，艾灸第一，丹药第二，附子第三。"

外丹相对内丹而言，又称炼丹术、仙丹术、金丹术、烧炼法、黄白术等，是指用炉鼎烧炼金石，配制成药饵，做成长生不死的金丹。

东晋葛洪对当时流传的外丹加以总结，著《抱朴子》一书。他将外丹分为神丹、金液、黄金三种，并称金丹为药，烧之越久，变化愈妙，百炼不消，毕天不朽，如果服食能令长生不老。这些炼丹术著作中有非常多的物理化学知识，除丹砂和汞是炼丹的重要原料外，还有许多植物性、动物性药物参与炼丹，据统计共有化学元素60多种，有许多关于化学变化的记载。但是外丹术难以掌握，多含有毒性，起效剂量和中毒剂量相差很近，服食有很大的风险，所以进入宋代后外丹渐渐衰微。

1. 历代医家重视元气论

元气理论被历代医家所重视，不仅是因其理论深妙，更在于其重要的临床价值。各种派别的医家，重视元气的立场都是一致的，除了道医学以外，即使是温病学派也很重视元气，只是对其本质的认识有所不同，其内涵稍微有所差异，以下几位比较著名医家是很重视的。

（1）孙思邈在《千金要方》中说："凡精少则病，精尽则死，不可不思，不可不慎！"他认为元气与精液同泄，节制房事先要学会控制自己的情欲："所以善摄生者，凡觉阳事辄盛，必谨而抑之，不可纵心竭意以自贼也。若一度制得，则一度火灭，一度增油。若不能制，纵情施泻，即是膏火将灭，更去其油，不深自防所患。人年少时不知不信，不能善行之，至老乃知，便已晚矣，病难养也。"

（2）李东垣创立脾胃学说并不是只重视后天元气，其理论的核心反而是重视先天元气，认为元气主要由先天之精化生而来。

《脾胃论·脾胃虚实传变论》云："脾胃之气既伤而元气亦不能充，而诸病之所由生也。"说明脾胃伤而元气衰，元气衰减不能防御，抵抗外邪而致病。禀生之后，更主要的是水谷精微滋养和补充，水谷精微的产生依靠脾胃运化。人体健康依赖元气充沛，生机才能活跃，元气匮乏和消沉，生机就减弱。如果保持精力旺盛，就必须补元气，补元气就要健脾胃。又如《脾胃论·脾胃虚则九窍不通论》云："真气又名元气，乃先身之精气，非胃气不能滋之。"论述了脾胃与元气的重要性，认为后天胃气可以作为补充。

阴火与元气是李东垣脾胃学说的精华之一。他在《脾胃论·饮食劳倦所伤始为热中论》中云："元气不足而心火独盛，心火者，阴火也。起于下焦，其系系于心，心不主令，相火代之。相火，下焦包络之火，元气之贼之也。火与元气不两立，一胜则一负。"认为元气与阴火是一对矛盾，它们之间对立又统一。在生理上，元气是升发的，阴火是降藏的。元气升发则和煦心肺，下济肝肾；阴火降藏则温养肾肝，上滋心肺。倘若脾胃元气不足，清阳下陷，谷气不升，不足以上煦心肺，迫使肝肾阴火上乘阳位。元气陷而阴火升，阴火越升，元气越陷，这就是火与元气不两立。阴火上冲，耗伤元气，产生内伤热中病变。其观点与火神派"阴火论"相左，其理法除了"甘温除大热"外，没有认识到阴火就是虚阳外泄，而认为是一种"邪火"，这是阴火论的局限，以至临床和理论上都没有形成独特的理与法，距温潜法只欠一步，甚是遗憾！

朱丹溪也涉及元气学说，认为"主闭藏者，肾也；司疏泄者，肝也。二脏皆有相火，而其系上属于心。心，君火也，为物所感则易动，心动则相火亦动，动则精自走。相火翕然而起，虽不交合，亦暗流而疏泄矣。所以圣人只自教人收心养性，其旨深矣！"与李氏阴火说颇有相合，但是认为阴火为患是内伤杂病，相火为贼。

李东垣脾胃学说更重要的是重视元气在人体的重要作用，从而确定了升阳益气重在补元气的治疗大法，又根据阴火与元气不两立的道理，以甘温除大热解决火与气的矛盾，探讨治疗内伤病规律。

（3）张景岳对元气阐述更加详尽，认为人的自然寿命，谓之"天年"。根据《灵枢·天年》"以母为基，以父为楯"之说，指出:"此人之禀赋言,则先天强厚者多寿,先天薄弱者多夭。夫禀受者,先天也。先天责在父母。"(《景岳全书·传忠录·先天后天论》)

"先天有定数,君子知命当听乎天也。"(《中兴论》)既然张氏认为"天年"是个"定数",所以就非常强调后天的作用。他在《先天后天论》中说:"后天培养者,寿者更寿;后天斫削者,夭者更夭。""若以人之作用而言,则先天之强者不可恃,恃则并失其强矣;先天之弱者当知慎,慎则人能胜天矣。"

"然求复之道,其道何居?盖在天在人,总在元气,但使元气无伤,何虑衰败。"(《中兴论》)"阳强则寿,阳衰则夭",即使"目虑其亏亦无过也"(《景岳全书·传忠录·阳不足再辩》)。

《类经附翼》云:"凡万物之生由乎阳,万物之死亦由乎阳,非阳能死物,阳来则生,阳去则死矣。"万物因为阳气而生,也因为阳气而死,不是阳气能置万物于死地,而是有阳气则能生存,无阳气就要死亡,火是人体的生机。

后天水谷之精气者,来源于脾胃,"人之自生至老者,凡先天之有不足者,但得后天培养之功,则补天之功,亦可居其强半,此脾胃之气所关人生者不小……是以养生家必当以脾胃为先。"(《景岳全书·杂证谟·脾胃》)

临床用药方面,《景岳全书·新方八阵·补阵》中的大补元煎、左归饮、地黄醴、三阴煎等方子,其主要药物都是熟地、山茱萸、山药、菟丝子、枸杞、杜仲、人参、当归等阴柔之药。这一见解,对后世医家也产生了深远的影响。如清代叶天士及清末民初的张锡纯亦多以这些药物填精养血，固本培元，治疗中老年元气亏损。古时资源物质较为匮乏，人体本身膏脂储备不多，所以要滋养；服食丹砂后容易引起虚阳外越，阴精耗散过度，也要滋养。故用药要用熟地等阴药。这与火神派温潜理论的用药精纯"去道愈远"，但在当时临床上却可以取得一定的效果，从理论上看还是"殊途同归"的。

元气乃人身根本，且在体内不能永存，在人的生命活动中慢慢耗散。"既已失之，而终不知其所以失也。"张景岳历陈其损元折寿之害，并针对性地提出了惜元避害之法，曰："酒杀可避，吾能不醉也；色杀可避，吾能不迷也；财杀可避，吾能不贪也；气杀可避，吾能看破不认真也；功名之杀可避，吾能素其形藏也。"（《景岳全书·传忠录·天年论》）。因此，张景岳认为要爱惜元气，"善养生者，必保其精。精盈则气盛，气盛则肾全，神全则身健，身健则病少，神气坚强，老而益壮，皆本乎精也。"

（4）徐大椿《医学源流论·元气存亡论》云："元气者，视之不见，求之不得，附于气血之内，宰乎气血之先。"认为"老之气不伤，虽病甚不死；元气或伤，虽病轻亦死。"元气为诸气的根本，是人体生命活动的原动力，养生长寿必须培补元气，只有补元气才是灵丹妙药，元气的存亡关乎性命，所以是人们的最高追求。元气充足与否，决定着人的健康状况和寿命的长短，元气充足则健康，元气受损则生病，元气耗尽则死亡。补元气是中医用药的最高境界，补元气就是延长人的寿命。《黄帝内经》所谓"病非人体素有之物，能得亦能除，言不可治者，未得其术也"，就是指没有掌握培补元气的方法。

2. 形成元气理论方药

既然上述四位医家奠定了中医元气理论的基础，所以中医培补元气的治疗方法在临床实践中逐步受到重视，并形成理法方药。

（1）后天培元养生以脾肾为重。历代学者对元气亏虚的治疗多着眼于脾肾二脏，重于脾者如李杲、张洁古、薛立斋等，以后天充养先天；偏于肾者如张景岳、许叔微等，以命火来养脾土。萧京则脾肾俱重，认为肾药滋腻，健补中气可助生化而使肾受益；脾气虚弱可立法补母，非补肾元难以固其根。

（2）培补元气应通敛互用。培补元气不光靠单纯的补益，更要注意元气的疏通和畅达。如健脾升清除可充养元气外，还可助其升发和条达；再如升发肝气即能助肾施布元气，肝之气化则可助元气由内达外兼由下而上；附子、肉桂与平补肾气药同用，多可激发肾之气化。只有补调结合，才能使元气正常发挥作用，还可鼓邪外出，无闭门留寇之弊。叶天士《温热论》"通阳不在温，而在利小便"也不仅仅是对湿温病而言，如五苓散、猪苓汤的适应证就非常广泛。

后世医家从多方面丰富发展了中医学的元气理论，特别是明代，随着温补学派的兴起，命门元气理论逐渐发展和完善。

总之，元气论认为人的元气禀于先天，藏于肾中，又赖后天精气以充养，维持人体生命活动的基本物质与原动力，主要功能是推动人体的生长和发育，温煦和激发脏腑、经络等组织、器官的生理功能。机体的元气充沛，则脏腑、经络等组织器官的活力就旺盛，人体的素质就强健而少病。因先天禀赋不足，或后天失调，或久病损耗，以致元气的生成不足或耗损太过时，就会形成元气虚衰，产生种种病变。《内经》所谓"百病生于气"，这个"气"就是元气，气衰生百病。而疾病是否能够痊愈，要看人体的元气充足与否，"正气存内，邪不可干"，元气的盛衰决定着疾病的发生和发展。

（二）火神派对元气的认识

火神派"以火立极"的根本理论就是围绕着人的元气来展开的。"火"是人赖以生存的基础，在正常状态下就是我们常说的元气、阳气，保证着身体各种机能的正常运转。火神派认为，元气即是"阳气"，是"一元真火"。人之元气与生俱来，是固定的，有定数，元气的多少与先天禀赋有关，在人的生命活动中不断地消耗，直至消亡殆尽，生命终结。而后天的营养是物质的，与先天元气的增损无关。我们唯一能够做的，就是减缓元气的耗散，也就是养生保元。

火神派元气论的发展，是建立在郑钦安元气观的基础上。郑钦安认为，元气为人身之本原。他在《医理真传·叙》中说："余沉潜于斯二十余载，始知人身阴阳合一之道。"又说："予亦粗知医，每闲暇必细检阅，随地随时，穷究天地，生人生物，盈虚消长，这个道理，思之日久，偶悟得大地一阴阳耳。分之为亿万阴阳，合之为一阴阳。"元气又是维持人一切生命活动的根本。他说："夫人之所以奉生而不知死者，惟赖有此先天一点真气耳。真气在一日，人即活一日，真气立刻亡，人亦立刻亡。"（《医法圆通》）同时认为，万病皆由元气的损伤所致："病有万端，发于一元。一元者，二气浑为一气者也。一气盈缩，病即生焉。"（《医法圆通》）

郑钦安应用易学"先天"与"后天"的概念来阐述其医学理论。他说："先圣恐人不明，故画卦以明阴阳，乾坤则称为先天，六子乃为后天。"（《医理真传》）"先天即父母精血中一点真气。"（《医法圆通》）来自父母的男精女血混而为一气，是为先天之真气，就是元气；元气又分为元阴元阳二气，运行于周身，造成后天有形之躯。又说："婴儿在母腹中，母呼亦呼，母吸亦吸，十月功圆，性与命立，打破一元，坎离立极。"（《医理真传》）。人在母腹中，禀父母精血中之真气而成形，形体虽全，然元气未始运行，仍靠母亲之呼吸而立，故为"先天"；及至婴儿下地，呼吸始运，先天元真之气流行于五脏，以坎离立极，是为"后天"。

郑钦安对于先天元气与后天的体用关系，认为"先天一气，造成五官百骸，后天也，先天一气即寓于中"（《医法圆通》）。元气为先天之气，人一身的血肉之躯乃由元气所化生，属于后天，先天元气运行其中，两者合而不分。郑钦安说："先后互赖，有分之无可分，合之不胜合者也。"（《医理真传》）人之所以有生命，乃先后天相结合的结果，两者合而不能分。一

055

切生命活动乃是基于先天元气的体，而外显于后天血肉之躯的用上，故郑钦安又说："先天为体，后天为用。先天立命，后天成形，形合乎命，命合乎形，神宰乎中，性命乃成。合之则生，散之则亡。"（《医法圆通》）

郑钦安阐述元气与阴阳五行的关系："人自乾坤立命以来，二气合为一气，充塞周身上下四旁，毫无偏奇。""仲景一生学问，即在这先天立极之元阴、元阳上探求盈虚消长……"元气分为元阴元阳，是为"先天之阴阳"。郑钦安又说："上中下各有阴阳，十二经各有阴阳，合而观之，一阴一阳而已。更以阴阳凝聚而观之，一团元气而已。"（《医法圆通》）因此，元阳元阴二气实质上是合而为一元气的。人身立命，即是依赖元阴元阳合一的运动。郑氏说："呼吸虽判乎阴阳，其实升则二气同升，降则二气同降，升降循环不已。"（《医理真传》）。先天元阳与元阴之间，又存在着阳主阴从的关系。在《医理真传》中也说："阳行一寸，阴即行一寸；阳停一刻，阴即停一刻。阳者，阴之主也。阳气流通，阴气无滞。"故元阴元阳二气在人身虽同步运行，但占主导地位的则是阳气，阴阳平衡是动态的平衡，是以阳为主导的平衡，不是所谓的"阴阳平均"。

郑钦安在《医理真传》中说："仲景立法，只在这先天之元阴、元阳上探取盛衰，不专在后天之五行生克上追求。"他更重视的是先天元气的变化，因先天是生成后天之本原，也是后天之体，把握了先天，便能把握人身之整体；如撇开先天元气去谈五脏，只在五行相生相克的关系上打算，则是舍本逐末，而不得其真机，故他说："五脏六腑皆是虚位，二气流行方是真机。"（《医理真传》）中医理论以整体观为主要特点，从整体的角度认识人身的生理与病理的规律，而郑钦安的元气理论旨在把后天繁杂的现象归为一元气的运动，正好为中医的整体观提供了具哲学深度的理论基础。

湖北麻城敬云樵，是郑钦安挚友，点评《医法圆通》时说："总而言之，元阳为本，诸阴阳为标。能知诸阴阳皆为元阳所化，元阳变而为诸阴阳。""此火宜温不宜凉，宜养不宜折。患者但能存此火，尚可施治。此火一灭，精气绝而其人死矣。岂但健忘一症，即一部《医法圆通》之死症，皆此火之衰绝耳。凡医因何而不敢放胆用姜、附以活人耶！"

郑氏所谓"甘温固元，是姜、附、草，不是参、芪、术，学者不可不知也"。

"月本无光，借日而有光。"郑钦安："妙在窥透阳不化阴之玄理，反复辩论，只重一阳字，握要以图，立法周密，压倒当世诸家，何况庸手！"

郑钦安以元气论为基础，在阐释元气与阴阳的关系中，强调阴阳合一的思想；在阴阳合一的前提下，又提出阳主阴从的关系，阐明了阴阳五行的体用关系。历史上不乏重视阳气的医家，如明代温补学派的张景岳、赵献可等，但他们在阴阳的关系上，多强调阴阳互根，故在补火的同时亦重视滋水。郑钦安则不同，更强调阳主阴从，重视扶持阳气，用大剂姜、桂、附，与温补学家的方法迥异。正是由于对元气的认识，对阳主阴从思想的重视，并对先后天概念的厘清，使郑钦安有别于众医家，与其说是自成一派，不如说是发展了中医元气理论，为现今学术界带来中医研究的新思维，为火神派元气论的发展奠定了基础。可以说，如果没有郑钦安的"元气论"，也就没有现代的火神派。

（三）刘民叔对元气的重视

刘民叔精研《内经》《难经》诸家，崇尚《汤液经》《神农本草经》，遥承道家元气学说，吸取仲景、景岳肾与命名学说之精华，作为其论述元气的依据。他认为元气即是元精，就是元气与精液结合，相随相存，是性命的根本。他在《自觉觉人语》中，阐述了元精在人的生理病理中的作用，较清以前的中医元气学说更加详细，更加重视元气。他认为节欲保精为健康之要，精液一去，元气随之。要使身体健康而无病，保持旺盛的生命力而延年长寿，养精护精是极其重要的，善养生者，必保其精。认为人生也有涯，元精也有涯，百病之成，悉由精亏。如他在《自觉觉人语·惜精》中说：

精字从米，谓精生于谷也。日食三餐生精几何？况有眼、耳、鼻、舌、身、意种种耗用，则身中存精又有几何？纵欲者，泄精以图片时之欢，吾不知其是诚何心也。夫阳虚者，泄精则伤阳，阳伤则寒；阴虚者，泄精则伤阴，阴伤则热。热则化燥，寒则化湿，百病之成，悉由乎此。考精之为精也，外而护卫，内而充营。病邪莫之能侵。欣欣向荣，生生不息，少之时发育骨肉，壮之时填益脑髓。《素问·上古天真论》云："肾者，主水，受五脏六腑之精而藏之，故五脏盛乃能泄。"所以纵欲泄精无不内伤五脏。《灵枢·本神》云："五脏主藏精者也，不可伤，伤则失守而阴虚。阴虚则无气，无气则死矣。"伤身之事不一，而好色者必危，男女纵欲两败俱伤。《褚氏遗书·精血篇》云："合男子多则沥枯虚人。诲淫男女卜昼卜夜，其亦稍知惜精也乎。要保精，首先是节欲。"刘民叔认为，房事过度会严重损伤人体最宝贵的物质——精，男女生殖之精是人体先天生命之源，不宜过分泄漏，纵欲过度则精液枯竭，真气耗散，未老先衰。

节欲，古人认为少年当晚婚，少壮当节欲，老年当绝欲。若早婚纵欲，则会耗精伤神，有限的精髓生难耗易，所谓"油满灯明，油干灯灭"。

刘民叔认为，先天元精控制人的生理与发育，对于人体的生理病理起着重要作用。他在《自觉觉人语·少壮老》中说："由少而壮以精盛也，由壮而老以精衰也。精不足者，形易坏而先老；藏于精者，可却老而全形。所以壮而不藏同乎老矣，老而知藏同乎壮矣。壮而同老，求子维艰；老而同壮，生子亦易。盖老男少女，强弱判矣；赢男壮女，盛衰分矣。然老男知重理智，苟能出奇制胜，则生子必清而易寿；赢男徒逞淫欲，纵能以寡击众，则生子必浊而易夭。古者男子三十而娶，女子二十而嫁，证之经义，固为立业成家而言。然理智胜过淫欲，未必其微旨也。"

1910 年，成都瘟疫流行，刘民叔有感于此，作《时疫解惑论》。他认为，瘟疫的染病与转归，与元气的作用密切相关：

> 夫医家以邪喻病，以正喻人，必其人正气不足，乃易招病邪之传染，然则防疫之道，端乎反求诸其身。今之谈防疫者多矣，如何卫生，如何消毒，如何注射，如何服药，凡所为谋，不可谓非防疫之要。然而揆之实际，则防者自防，疫者仍疫，核其效果，实等于零。所谓有勤沐浴也，洁饮食也，慎寒温也，通空气也，尚运动也，固属卫生之要，但皆身外之事也。物必自腐，然后虫生；身必自亏，然后疾入。所以防疫之要，首重保身；而保身之要，端在节欲。古谚有云：无欲则刚，良有以也。……所以提倡藏精，为防疫之本；清洁运动，为防疫之标。标本并重，斯为美善。苟专以消毒注射服药，为己尽防疫之能事，是诚不揣其本，而齐其末者矣。夫复何言……

养生有法度，有气数。刘民叔认为元气藏则寿（《自觉觉人语·长寿》）：

> 三百六十岁为上寿，二百四十岁为中寿，一百二十岁为初寿。所谓耄耋期颐者，犹未及。夫初寿也，果何修而能享诸上寿乎？考道家修炼，首重筑基。筑基者，藏精勿泄，谓筑命功之基也。命者何，气是也……

摄取后天之精，以养先天之精，替代元气的消耗，提供简单的保健食品，如固元膏，附子焐牛肉。

总之，刘民叔详细阐述了在元气疾病的发生、发展与转归中所起的重要作用，强调了惜精与节欲的重要性。这些认识贯穿在他的临床实践中，只是较之郑钦安之完整的元气观，其系统性有所不及。

二、擅用扶阳　独树一帜

（一）重阳大家，一席之地

历代系统重视阳气的医家，首由张仲景综《汤液经》论广而始，到明代张景岳倡导温补，阴阳并重，再到清末火神派首领郑钦安独重阳气，逐步发展，形成系统的理论体系。

六经病证是《伤寒论》的核心内容，其发生发展即是邪正斗争的过程，其病理变化不外乎阴阳失衡。因此，燮理阴阳、扶正祛邪乃成六经病证之首要治疗原则，其中尤以扶阳气最为重要，故这一重要学术思想始终贯穿《伤寒论》全书。该书之名冠以"伤寒"二字，寓意深刻，即在示人阳气至重而易为寒邪所伤，应当时时顾护，书中附、桂、姜之使用很多，并创制诸多扶阳经典名方，堪称扶阳典范，对后世尤其是对扶阳学派的形成与发展影响巨大。

《伤寒论》重视阳气，强调扶阳气，但并非忽略阴津存在的价值及重要性，对如何"存阴液"同样给予了应有的关注，认为"阴阳自和者必自愈",强调治病目的重在使人体阴阳恢复平衡。

明末张景岳重视阳气,提出"宝阳论":"天之大宝只此一丸红日,人之大宝只此一息真阳。"(《类经附翼·大宝论》)"人是小乾坤,得阳则生,失阳则死。"同时亦强调真阴的重要性,可以说他是阴阳并重的二元论者。张景岳善用温补,在助阳时亦重视滋阴,提出"助阳莫忘滋阴",这是张景岳扶阳方法的重要特点。他十分精辟地论述了"阴根于阳,阳根于阴"的观念,指出"善补阳者,必于阴中求阳,则阳得阴助而生化无穷;善补阴者,必于阳中求阴,则阴得阳升而泉源不竭"。

扶阳学派的开山宗师郑钦安以《易经》《内经》《伤寒论》为宗,丰富、深化了对三阴证的认识,扩展了姜、桂、附及四逆汤等温热药的运用范围,并积累了十分丰富的临床经验,从而发展了仲景学说。郑钦安说:"人身所恃以立命者,其惟此阳气乎。阳气无伤,百病自然不作。"(《医理真传·卷一》)"夫人之所以奉生而不死者,惟赖此先天一点真气耳。真气在一日,人即活一日,真气立刻亡,人亦立刻亡。"(《医法圆通·卷二》)"有阳则生,无阳则死……人活一口气,气即阳也,火也,人非此火不生。"(《医法圆通·卷二》)"阳者阴之主也,阳气流通,阴气无滞,自然百病不作。阳气不足,稍有阻滞,百病丛生。"临证"功夫全在阴阳上打算"(《医理真传》),"以阴阳为纲",擅长运用大剂姜、桂、附等辛热药物,用药精纯,起死回生,屡建奇功。郑钦安重阳思想,自成一派,具有独立的学术体系和鲜明的用药风格，被誉为"火神派首领"。

刘民叔也堪称火神派大家，他的学术思想也主要是从《汤液经》《伤寒论》而来，也掺杂了道医用药的特点，但与郑钦安经典火神派又不尽相同，在理论上重视元气，超越了张景岳的"阴阳并重"，临床用药则杂驳不纯，攻补兼施，多用罕僻药物，另具特色。

早年，刘民叔悬壶沪上，目睹苏浙闽粤地卑近海，病多寒湿痿痹，而江南医风时尚轻清，避难就易，所用之方沿习温病学派叶天士、王孟英一路，轻描淡写。刘民叔对寒凉时弊深有认识，力主扶阳，重用附子，每剂处方少则一二两，多至半斤、一斤。江南医生使用附子很谨慎，是数百年来师徒相承的积习而成，而且江南药店炮制的淡附片，其功效远逊于四川炮制的黄附块。于是，刘民叔从四川用飞机专程运黄附块到上海。此黄附块就是江油附子经过三蒸后晒干而成，不经过胆巴（俗称卤水）浸制，味厚力沉，并不是后来所谓加甘草、红花或姜黄炮制黄染而成的黄附片。

（二）运用硫黄砒霜，冠名火神

当时与刘民叔同时设诊上海的，还有四川的祝味菊。祝味菊受郑钦安及其传人卢铸之的影响，对扶阳学术思想推崇有加，力主"阳为生之本"，重视阳气在人体生理、病理、治疗、预后及康复中的作用。他认为人体免疫力、抵抗力和修复能力等都与阳气密切相关，称"阳气者，抗力之枢纽也""夫邪正消长之机,一以阳气盛衰为转归"(《伤寒质难》)。提出"阳常不足,阴常有余"之重要论断。临证用药喜用附子,常用量在一二两,得心应手,有"祝附子"之称。刘民叔临床不仅擅长应用姜、桂、附,还常以硫黄、砒石等大热火毒之品入药,被时人誉之为"刘火神"。江南医风因此二人而为之一变。

我们可以从以下的病案中管窥刘民叔的用药风格。

1. 上下两信丸案

梁某,患者自幼哮喘。发则痰嗽,喘逆,倚息,惄惄乎不可终日,胸突背驼,虽年届弱冠,犹状如孩童。其父虑其久而夭折不寿,乃求治。刘民叔为平旦诊脉者三,斟酌再三,处上下两信丸与服,方用红砒、白砒为主,顿时震动全市医药各界,蔡同德、达仁堂两药店拼凑,始为之齐全。朝夕服之,一年病情控制,二年、三年生长发育正常后,俨然伟岸一丈夫也。后娶妻生子,一如常人。

上下两信丸:治哮喘痼疾,喉中有呀呷音,虽胸凸背驼亦良验。此方无毒,可以久服,病愈不发为止。

上方:白砒五钱(煅至无烟为止,不可久煅),西藏青果六两,甘草四两。上3味共研极细末,用薄米糊为丸,如芥子大,瓷瓶密藏勿令泄气。每日上午9时服10丸,凉开水送下。未满6岁者服6丸,未满2岁者服2丸。

下方:红砒五钱(煅至无烟为止,不可久煅),杭州白芍六两,甘草四两。上3味共研极细末,用薄米糊为丸,如芥子大,瓷瓶密藏勿令泄气。每日下午3时服10丸,凉开水送下。

未满 6 岁者服 6 丸，未满 2 岁者服 2 丸。

上下方：夜晚 9 时取上下方各 5 丸，凉开水送下。幼孩服如前法，以上 3 次服药后，并高枕仰卧，勿多言语。刘民叔说："砒石大辛大热大毒，有雷龙之火，难以驾驭，专能燥痰，治寒痰坚结不解之哮喘夙痰以及疟痢诸症，用之得当，真有劫病却疾之效。内服只可极少量合人丹丸，取其久而收功之能事。"刘民叔更常用砒石治中风痰闭证屡验。以哮喘既可用砒石以逐痰，而中风痰闭亦可以砒石以逐痰，痰去则窍开，神明得复，方出《太平惠民和剂局方》。

2. 麻附辛桂硫案

沈男，45 岁，患喘咳已久，寒痰当滞，上焦气道壅窒，咳逆喘促倚息不得卧。诊得阳脉浮紧，阴脉弦涩。法当先攻其表，开发上焦。方用生麻黄一两，石硫黄二钱，北细辛五钱，桂枝尖一两，光杏仁五钱，姜半夏四钱，五味子一两，生甘草三钱。服药 1 剂，喘咳减轻，原方去硫黄、杏仁、姜夏，加生半夏五钱，白附块五钱，干姜五钱。服后咯出浊痰甚多，胸膈廓然得开，病势已减其半，遂专以小青龙加射干、杏仁、茯苓等味，以助其温宣、淡渗，喘咳、痰嗽逐渐平复，续以甘药调治以资益养。

刘民叔说："此寒痰胶结之证也，元阳既亏，复感外邪，势难骤解。今用麻桂等开发，复以硫黄温摄下元。《本草纲目》称：'硫黄秉纯阳之精，赋大热之性，能补命门真火不足，且其性虽热而疏利大肠，又与燥涩者不同，盖亦救危妙药也。'是则以缓喘息而免暴脱之虞，故必坚持标本兼治，即整体与局部并顾之法也。"

3. 参硫四逆汤案

于某，男，31 岁。1959 年 7 月 27 日初诊。

结核性腹膜炎、肝硬化，目黄口苦，呕恶肠鸣，脉细涩。法当先固本元：生黄芪半斤，潞党参四两，龙须草一两，带皮苓一两，干藕节二两。服 1 ～ 2 剂。

次日二诊：危急存亡，千钧一发，而未能配服全剂，至为憾事。眼凝神昏者数次，阴络破、阳络裂，血从口出，法当大剂急救，稍纵即逝矣。慎之慎之：生黄芪半斤，潞党参半斤，当归须二两，鹿角胶一两，鬼箭羽一两。服 1 ～ 2 剂。

7 月 29 日三诊：两处大剂培元方，未能全服，病至于此，姑再拟一方，以翼万一。老山别直参一钱，云南天生黄一钱，黄附块一钱，辣筠姜一钱，上肉桂一钱，生甘草一钱。1 剂。

刘民叔处方用药，有时如天外飞仙，但一方一药皆有出处，一分一钱皆有指针。参硫四逆汤补元固元，助火升阳，添油续命，翼存一线生机。此方于现代，很多人是闻所未闻，也绝少使用了。

（三）详论乌附，运用自如

刘民叔对附子进行了深入的研究，在《素问痿论释难》中述有"附子七论"，对附子类属乌头、附子、天雄、蔚子、侧子、禹子、白附子、漏篮子、木鳖子、虎掌，以及土木鳖、天南星做了详尽阐述。他特别指出，附子固非大热之药，批评了古往医家著述不求甚解，以"附子大辛大热大毒"数字抹杀一切，以致令以耳为目，谈虎色变，父以之戒子，师以之戒徒。不知药贵对症，虽毒亦平；苟不对症，虽平亦害。纠正了许多同行对运用附子的偏见，大大丰富了附子的功能主治。现摘录如下：

> 附子味辛温，主风寒，咳逆邪气，温中，金创，破癥坚、积聚、血瘕，寒湿踒躄，拘挛，膝痛，不能行步（生犍为山谷及广汉，冬月采为附子，春采为乌头）。

> 踒躄为神气不能游行出入于膝，所致之不能行步者也……夫痛而能动者为痹，其病多浅在肌肉。不痛而又不能动者为痿，其病多深在筋骨。此言拘挛膝痛，则神气尚能游行出入其间，即运动神经之功用犹未全失，亦即由痹而痿，为痹痿相续之并病……若附子者，则统治寒湿踒躄。拘挛，膝痛，不能行步，固不必分其为始传病浅之痹，末传病深之痿，此附子功用之所以为大也。

> 细绎附子主治，知不能行步，为踒躄之主症，寒湿为踒躄之主因，辛温为踒躄之主治固矣……夫所谓不可屈伸，起止行步固已近于踒躄也，第读白鲜"主湿痹死肌"，茛蓇子"主肉痹拘急"，飞廉"主骨节热胫重酸疼"，薏苡仁"主筋急拘挛风湿痹"，女菱"主中风暴热"，则是诸药所主，犹是始传热中之疾。虽有传为踒躄之趋势，然究未至末传寒中，必

至末传寒中。足部之神机化灭，神气不能游行出入其间，乃得正其名为痿躄。所以神农不轻用痿躄二字，为此五品著录者，即此正名之不可苟也。又龟甲咸平，主"四肢重弱，小儿囟不合"，此则属诸内损，与麋脂辛温，主"四肢拘缓不收"者，有异曲同工之妙。且足以辅附子之不及，然与白鲜、茛蓉、飞廉、薏苡仁、女萎五品，又不可同日而语矣。

……夫阳之用为神，神之征为力，踒跛难行，非膝之无力也，乃力之不足也。若病而至于痿弱无力，足不得伸以行，则是运动神经已废，神气出入已绝。心欲行步，而足不应之以运动者，岂力之不足乎，直是无力而已矣。考《神农本草》之于力也，有三治焉，曰益力也，曰益气力也，曰倍力也。益力与益气力，乃为力不足者而言，所谓益其不足也，倍犹壮也。倍力者，壮其软弱无力，而复其轻身健行之谓也。按言倍力者，有四品，甘草、葡萄之甘平也，远志之苦温也，蓬藟之酸平也。言益气力者十品，薯蓣之甘温也，赤箭之辛温也，续断之苦微温也，胡麻、蒲黄、藕实茎之甘平也，菟丝子之辛平也，泽泻、苋实之甘寒也，淫羊藿之辛寒也。言益力者仅一品，葴蓉子之苦寒是也。

……凡病至末传，寒湿窃据，神机化灭，阳明之阳不能下达，神经之神不能贯注。膝者筋之府，筋膜得力，乃能束骨而利机关。若寒则僵而无力，湿则软亦无力，纵因暑热火燥，久病末传，神机化灭，亦必为寒湿所窃据。所以两足痿躄无力以运动者，必主性温之品，乃能驱除寒湿，壮益气力。

尝考《千金方》马灌酒，《圣济总录》壮元酒，并用附子、天雄、乌头，生判不炮，其主治俱云："年高者服之，五十日力倍气充，百日致神明，如三十时，力能引弩。"又硫黄丸，其主治云："久服轻身倍力，耐寒暑，壮筋骨。"据此则壮益气力，舍用温药，固莫属也。不然，寒中败胃，阳且伤矣，力何由增，至于性寒益力之品，乃始受热中壮火食气者之所宜。所以然者，火热一清，气力自复故也，此属《灵枢·根结》"暴病者取之太阳"之暴病，然暴病非阳者亦多，用者切勿孟浪。

按《神农本草》附子条下注"冬月采为附子，春采为乌头"，缘乌头为母，附子为子，次年则又附子为母，而更环生附子也。又乌头条下注"正月二月采，长三寸以上，为天雄。"天雄条下亦注"二月采根"，然则天雄、乌头，为同时采取者，乃后世本草，谓为八月采，岂天雄较附子为早熟耶？盖附子、乌头，以冬春采时为别。而乌头、天雄，则又以有无附子为识乌头体团，有子附生，性雌故也。天雄形长，独生无子，性雄故也。《神农本草》并载无遗，且鼎立而三，不分轩轾，固知附子、天雄、乌头三品，为同种而异用者也。又附子以八角者良，谓其气全力足也。若位偏侧而体较小者，名为蔚子，通称侧子；至于再偏而更小者，则名㝡子，亦名白附子，俗称漏篮子（受业周福煦谨按：漏篮，别名木鳖子、虎掌，与土木鳖天南星，同名异物），三者皆环生于乌头，故附子象长子，侧子象次子，漏篮子象幼子也（刘民叔弟子贾尚龄按：三子皆附乌头而生者，惟附子为贵，故虽漏篮子本名白附子，所亦难专附名也。考《别录》曰："白附子主心痛，血痹，面上百病，行药势，生蜀郡，三月采。"弘景曰："此物久绝，无复真者。"药人以砂碛下湿地所产之小草乌头当之，非也，后世本草，误歧漏篮子、白附子为二物，爰记师说，正之如上）。或以附子边角之大者为侧子，则甚误矣。古方间有用侧子，以治风湿偏痹之证。而漏篮子则用者甚少，以其赋性不厚故也。然用者当以附子为正，所以《千金方》称附子与乌头、天雄为三建，而不及侧子、漏篮子，盖深通《神农本草》之经义者矣（孟金嵩按：《局方》有三建汤，《圣济》有三建散，考《局方》《圣济》，皆为宋人所辑，是宋时尚知有三建之名义，金元而后乃渐亡失）。

考"乌头，味辛温，主中风，恶风，洗洗出汗，除寒湿痹，咳逆上气，破积聚寒热，其汁煎之，名射罔，杀禽兽，一名乌喙"。比之附子，则附子为纯阳，乌头为老阳，老阳故毒也。又考"天雄，味辛温，主大风寒湿痹，历节痛，拘挛缓急，破积聚、邪气、金创，强筋骨，轻身健行，一名白幕。"揆诸附子、乌头，则天雄象父，乌头象母，附子象子，所以天雄主大风寒湿痹加一大字，可知天雄之象父者，必较乌头、附子之力为雄。《孝经》云："严父莫大于配天。"此天雄之所以名天雄欤？乌头、天雄，在《本草》虽无主治痿躄之明文，然检其一主中风寒湿痹，一主大风寒湿痹及拘挛缓急，强筋骨，轻身健行，试与附子所主之"寒湿踒躄，拘挛膝痛，不能行步"互为比证，则其疗躄之功用又已跃然于心目间矣。

《神农本草》于乌头条下云："其汁煎之，名射罔，杀禽兽……"乌头煎汁名射罔者，谓射杀禽兽，正如罔之于鱼，每取必中。然必野生者，乃有此毒。若田种者，其力则又违逊矣。方书以田种者，名川乌头；野生者，名草乌头。宋《太平惠民和剂局方》载有养肾散，方用全蝎半两，天雄三钱，苍术制一两，草乌头生去皮脐二钱，附子二钱，共五味，为细末（按：生草乌头仅占全方十一分之一），每服一字（一字者，二分半也）。主治肾气虚损，腰脚筋骨疼痛，膝胫不能屈伸，及久病膝脚缓弱，并云"服讫，麻痹少时，须臾，疾随药气顿愈"。盖惟此野生之品，乃有此效如桴鼓之验，有故无殒。虽极大毒，亦无危害，所谓有病则病受也。……据此则知药而无毒，非良药也。大毒治大病，小毒治小病。若无毒之药，而能治大病久病者，未之有也。夫天雄之与乌头，为同时成熟者，且无乌头之毒，况先期采取环生于乌头之附子乎，验诸药肆所售之附子，皆为田种而非野生者。所以《千金方》金牙酒，有附子四两，而其服法则云："日服一合，此酒无毒，及可小醉，常令酒气相接，不尽一剂，病无不愈。"然则附子固非大毒之药也明矣，又《神农本草》三百六十五品，其味辛温者……四十二品，而附子其一也。至于味辛大热者，仅矾石一品而已，然则附子固非大热之药也又明矣。无如医家著述，不求甚解，但以"附子大辛大热有大毒"数字，抹杀一切，致令以耳为目者，莫不谈虎色变。父以之戒子，师以之戒徒。不知药贵对证，虽毒亦平；苟不对证，虽平亦害。

昔者孟子因滕文公之疑，曾引《商书·说命篇》曰："若药不瞑眩，厥疾不瘳。"《素问·宝命全形论》中论针有悬布天下者五，其三曰"知毒药为真"，岂非真医必知毒药瞑眩。若专以清淡之药，夸诩平稳者，非所谓伪医也乎!《金匮要略》桂枝附子去桂加白术汤云："初一服，其人身如痹；半日许，复服之。三服都尽，其人如冒状，勿怪。"所谓初一服，其人身如痹者，谓轻则身体不仁，如风痹状，盖即麻木之谓也。所谓三服都尽，其人如冒状者，谓重则不胜药力，如眩冒状，盖即瞑眩之谓也。药能使人瞑眩，厥疾未有不瘳者，故又特以勿怪二字为嘱，其反复叮咛示人之意，至深切矣。乃病家因瞑眩而畏不敢服，医家亦因瞑眩而畏不敢用，此附子之所以招大毒之诬，而不能见重于世，何况乌头、天雄，更有甚于附子者乎。《金匮》乌头桂枝汤云："乌头一味，以水一升，煎减半，去滓，以桂枝汤五合解之。令得一升后，初服五合，不知即服三合，又不知复加至五合，其知者如醉状，得吐者为中病。"所谓如醉状者，乃服汤后而麻醉无知也。所谓为中病者，乃中其毒而上吐下泻也。又大乌头煎云："强人服七合，弱人五合，不差，明日更服，不可一日更服。"强人心强，可胜乌头麻痹之任，弱人心弱，故须少服二合，亦犹四逆汤之强人可大附子一枚，干姜三两也。所谓不差，明日更服者，乃一之为甚，不可再也。所以然者，心脏麻痹，本可来苏，惟麻痹过久，则不易复其运行之常度。故又续申之曰"不可一日更服"。据（复）经验所得，凡服乌头而瞑眩昏仆者，大抵为二时而极，四时而解，解后惟肢体懈惰无力而已，无他变也。后世医家，既不能领悟古书之遗义，又不能实验药物之效能，所以乌头之为乌头，多有终身不敢尝试者矣。

考《肘后方》独活酒，附子生用，其方后云："服从一合始，以微痹为度。"《千金方》菜萸散中的附子、天雄并用，云："先食服方寸匕，日三，药入肌肤中，淫淫然，三日知，一月瘥。"茵芋酒，附子、乌头、天雄并用，云："初服一合，不知加至二合，从少起，日再，以微痹为度。"《圣济总录》牛膝饮中的附子、乌头、草乌头并用，云："每日早晚，旋温五分一盏服，渐加至一盏，如觉麻木，即减分数，以知为度。"巴戟天散中的附子、天雄、乌喙并用，云："每服半钱匕，渐加至一钱匕，温酒调下，日二夜一，未觉身唇口痹热，即渐加至一钱匕，如觉大痹心烦，以少许豉汤解之。"类如斯例，不胜征引，可知附子家属性皆麻痹，而用之者，亦正利用其麻痹之性。惟此麻痹可以除寒湿，可以逐水气，可以救元阳之亡，可以续神机之绝，至可宝也。

乃后世本草，妄倡泡制之说，于附子之生者，用盐渍腌，名咸附子，致使麻痹之性失其过半。又于附子之咸者，用水浸漂，名淡附子，泡制至此，麻性全无。此则形存性亡，与废滓何异，于此足征唐宋而上，说不离经，金元而后，半皆叛道，降及近代，每下愈况，则更不知所云矣。（复）蜀都人也，风俗习尚，凡觉身重，即用附子和牛肉或羊肉、鸡肉，清焘佐餐，殊无辛味，服之日久，轻身健行，固无大热大毒之象征，亦无中毒致病之流弊。但不久焘，则必发麻而已，由是可知《神农本草》之所谓附子味辛温者，即指此麻味而言也。辛不必麻，而麻则未有不辛者，如吴茱萸、蜀椒之属是也。凡服丸散酒醴，麻痹瞑眩，在所不免。若服汤方，则炮用附子，先煎一时，生用附子，先煎三时，医家可于方笺上端加注一则云："方内附子，必须依时煎足，否则发麻，令人不安。"夫五味者，酸苦甘辛咸也，而麻不当其数，缘麻与辛近，所以麻可属于辛，亦犹淡与甘近，而必属之于甘耳，故曰：附子味辛温。

......

按四逆汤，四逆加人参汤，茯苓四逆汤，通脉四逆汤，通脉四逆加猪胆汁汤，白通汤，白通加猪胆汁汤，真武汤，干姜附子汤，芍药甘草附子汤，麻黄附子汤，麻黄附子甘草汤，麻黄附子细辛汤，桂甘姜枣麻辛附子汤，桂枝加附子汤，桂枝去芍药加附子汤，附子粳米汤，附子泻心汤，竹叶汤，此十九方者，皆用附子一枚也。桂枝附子汤，桂枝附子去桂加白术汤，大黄附子汤，此三方者，皆用附子三枚也。附子汤，桂枝甘草附子汤，此二方者，皆用附子二枚也。近效白术附子汤，则用附子一枚半也。综观以上诸方，所用附子，重则三枚，轻亦一枚，固知凡一日尽剂之汤方，所用附子皆以枚数。其间有不以枚数而用分两者，如桂枝芍药知母汤之用附子二两，黄土汤之用附子一两，乃为不必用至一枚者言也。

......

又考仲景所用附子，不论其为生用炮用，皆注"去皮破八片"及"强人可大附子一枚"。所谓破八片之附子，必有八角者，乃可当之，衡之常为今称七钱以上。若再选用大附子，则为今称一两有余也。据此则知仲景所用附子，必以枚数者，正示人当用有八角之附子。若无八角者，乃侧子之流亚耳。于以并知乌头、附子，虽为瞑眩之药，苟少用之，厥疾尚有未必能瘳之憾。《素问·汤液醪醴论》云："自古圣人之作汤液醪醴者，以为备耳，故上古作汤液，为而弗服，中古之世，道德稍衰，邪气时至，服之万全，当今之世，必齐毒药，攻其中。"此仲景于乌头汤及大乌头煎，不以乌头之毒，直用五枚之多。所以然者，中病为良故也，晚近医家，久失师传，既胆识之不足，又责任之不负，虽以漂淡薄切之附片，而其用不过数分，至多亦不过钱余而已，安望其能挽垂危而起沉疴哉。

书中将自古以来附子的服法、用量、注意事项进行了详尽备至的收集与说明，并将起效作用与毒副作用区分开来。除了"七论附子"之外，刘民叔还反复论述附子家族，如其关门弟子卜嵩京所录：

　　附子之为药焉，在中医列入温中部门，以为回阳救绝者也。其家属有五：附子、乌头、天雄、侧子、漏篮子。同一辛味，而各异其趣。按：附子成熟于秋，而必采之于冬，待其形全气足，乃合于用，且以八角者为良。至春由少而壮，名曰乌头，乌头为母，而更环生附子，附子、乌头以冬、春采时为别；而乌头、天雄，则又以有无附子为识，乌头体团，有子附生，性雌故也。天雄形长，独生无子，性雄故也。是附子、天雄、乌头三品，为同种而异用者也。若位偏而体小者，名为侧子，至于再偏更小者，名罔子，亦名漏篮子，此三者皆环生于乌头。古方有用侧子以治风湿偏痹之证，而漏篮子则用者甚少，以其赋性不厚故也。附子家属，性皆麻痹，用之者，亦正利用其麻痹之性，其甚者作醉无所知觉，但不致人于死，苟心力有余，必然来苏。然必野生者乃有此性，若田种者则又远逊矣。惟此麻痹，可以除寒湿，可以逐水气，可以救元阳之亡，可以续神机之绝。

　　除此而外，附子独具破癥坚、积聚、血瘕之功效，此为近世本草忽略少察之处。正因附子列神农本经下品，属辛温强有力之品，力能消瘀、散血、破癥坚血瘕。刘师选用以之治恶性肿瘤之属寒证者，每获良效。

　　为什么刘民叔如此擅长使用附子？刘民叔细考《本经》《汤

液经》《伤寒论》中附子诸方，对附子古今用法、生用熟用了如指掌，著《论附子炮用生用》：

> 夫欲知《本草》所载附子之生用、炮用，必当求之于汤液，但《汤液经》既为仲景论广，故又不得不求之于《伤寒论》矣。按论中之附子炮用者计附子汤、甘草附子汤、芍药甘草附子汤、桂枝附子汤、桂枝附子去桂加白术汤、桂枝加附子汤、桂枝去芍药加附子汤、麻黄附子细辛汤、麻黄附子甘草汤、附子泻心汤、真武汤、乌梅丸合为十二方是也。其附子生用者，计干姜附子汤、四逆汤、四逆加人参汤、茯苓四逆汤、通脉四逆汤、通脉四逆加猪胆汤、白通汤、白通加猪胆汤合为八方是也。考生用附子，惟通脉四逆汤、通脉四逆加猪胆汤，并于附子下注云"大者一枚"，及四逆汤方后注云"强人可大附子一枚"，用生大附子者，仅此三方而已，其余五方亦皆用一枚，但非大者，则是生附子无用二枚之例也；至于炮用附子，则附子汤、甘草附子汤皆用二枚，桂枝附子汤、桂枝附子去桂加白术汤皆用三枚，其余八方均是一枚，则是炮附子固有用二枚、三枚之例也。若云生用性烈，炮用性和，何不于炮用二枚、三枚之附子改用生附子小者一枚之为愈乎？然则附子之不得以生烈、炮和为训也明矣。

> 若云生用性攻，炮用性补，则麻黄细辛附子汤之攻表，附子泻心汤之攻里，固皆炮用者，而茯苓四逆汤及四逆加人参汤，又皆为生用附子，然则附子之不得以生攻炮补为训

也又明矣。若云生用性急，炮用性缓，则附子泻心汤之攻痞，攻痞为急，乃附子别煮取汁；亦尚炮用干姜附子汤之安眠，安眠为缓，而附子乃又生用不炮，若谓倒行岂非逆施？然则附子之不得以生急炮缓为训也，亦可以明矣。夫如之何而能为之别其或生或炮之用哉？斯则不得不上溯于《神农本草》矣，按《神农》于附子主治，别为风寒、寒湿两类，其一云"风寒，咳逆，邪气，温中，金创，破癥坚、积聚、血痕"，其二云"寒湿踒躄拘挛，膝痛不能行步"曰风寒，曰寒湿，"寒"字虽同，风湿则别，风为天气，湿为地气。《素问·五运行大论》云"风以动之，湿以润之，寒以坚之"，性不同也。风性虽动，得寒坚而益刚；湿性本润，得寒坚而益结，所以风寒虽刚，不若寒湿凝结之重，以寒湿必夹水气故耳。寒湿用附子宜生，风寒用附子宜炮，此其大较也。

观诸附子生用之方，其必具之症有五，曰四肢拘急，曰下利清谷，曰汗出而厥，曰小便复利，曰脉微欲绝是也。四肢拘急，为水湿淫于筋；下利清谷，为水湿注于肠；汗出而厥，为水湿溢于表；小便复利，为水湿渗于下；脉微欲绝，为水湿内盛阳微欲亡。凡此五者，皆为水湿内寒，旁礴淫溢之证，若真武汤治"腹痛，小便不利，四肢沉重疼痛，自下利者，此为有水气"，甘草附子汤治"骨节疼烦，掣痛不得屈伸，近之则痛剧，汗出短气，小便不利，恶风不欲去衣"，桂枝加附子汤治"遂漏不止，其人恶风，小便难，四肢微急，难以屈伸"。此三方者与拘急下利汗出皆相符合，而附子之不生用者，以其小便不利或小便难故也。又桂枝附子汤治"身体疼烦，不能自转侧，不呕，不渴，脉浮虚而涩"。方内附子已用三枚之多，而必炮者，以其脉浮虚涩而未至沉微故也。据此则知附子生用所必具之五症，以小便利、脉沉微最为重要，否则当皆炮用无疑。先君国材公尝言"附子主寒湿踒躄，拘挛，膝痛不能行步，必遵生用，去皮破八片之法，始克有济"。至哉，大人之言也。

（四）黄白附块同用，相得益彰

刘民叔仔细考证和研究附子药材之后，认为四川江油生附子经过三蒸三晒，其毒性就可以减除了，而药性保留，是其他经过胆巴盐制煮后的附片药性的数倍，称之为黄附块。黄附块产于四川江油，质优价高，白附块价格便宜些，为了综合其功用与价格，提高性价比，刘民叔临证时常将黄附块、白附块同用。黄附片是江油道地药材，经过蒸制去毒，力沉效宏；白附片就是附片，产地不一定是江油，经过胆巴水煮制，入足少阴肾经之性更强。黄白附子同用，则上助心阳，中温脾阳，下补肾阳。

1. 阳虚寒盛案

陈某，女，45岁。1958年3月29日初诊。

外强中干，不耐稍劳，劳即气短，谈话多则咽喉梗阻，虽经夏日亦极恶寒，四肢必着棉毛，脉象沉微。宜主温中扶阳：白附块五钱，黄附块五钱，生白术五钱，干姜三钱，白芍五钱，茅术三钱，茯苓五钱，五味三钱，甘草二钱，桂枝尖一两，苞米须一两，石龙芮一两。2剂。

2. 寒湿历节案

王某，女，66岁。1959年8月13日初诊。

望七老人，历节痛风，卧床不起，难以转侧。正虚邪实，万分危险，宜与温中，标本并治：白附块五钱，黄附块五钱，伸筋草二钱，羌活三钱，白术四钱，防风五钱，麻黄三钱，防己三钱，甘草二钱，黄芪一两，苞米须一两，水芹一两。3剂。

3. 幽门恶性肿瘤案

谈某，女，63岁。1959年9月9日初诊。

南洋医院诊断为幽门肿瘤，小弯溃疡，剧痛难忍，甚则出血，历时已久，万分危险。法当疏理培元托化：黄附块三钱，白附块五钱，生地榆五钱，筠姜三钱，吴茱萸三钱，乌梅五钱，荜茇二钱，苍术二钱，花椒二钱，甘草钱半，苞米须一两，石龙芮一两。2剂。

（五）扶阳养生法

中医的扶阳养生，就是重视元气，保护元气，减少元气的损耗，并通过一些食物或药物来补充元气的损耗。

1. 附子焅牛肉

刘民叔根据江南的地理气候条件以及居民的体质特点，特别推荐"附子焅牛肉"，作为养生防病的药食佳品。

"附子形同芋艿，原非奇异之物，产于吾蜀。蜀人固多以为食品也，风俗习尚，凡觉身重，即用附子和牛肉清煮佐餐，不但适品充肠，确有预防风痹痿厥之功效。服之日久，轻身健行，倍益气力。若不久煮，则必发麻而已。江浙闽粤，地卑近海，易病寒湿之疾。欲预防者，可常服食法。用牛肉半斤，生附子一枚，生姜一两，同煮六时，勿放盐。不能淡食者，加盐少许亦可，附子亦可细嚼而食之。若已患瘫痪拘挛酸痛者，久服必验，不食牛肉，羊鸡亦得。"

2. 附子汤

附子汤出自《圣济总录》，刘民叔在《古方释义举例》中对此方进行了剖析。

附子汤（《圣济总录》）治柔风，筋骨缓弱不能行，立方。

附子（炮裂去皮、脐）一两

上一味咬咀，如麻豆，以水五升，绿豆五合同煮，至三升，绞去滓，每服半盏，细细饮之，空心曰午临卧服。

按：成坚志云"有人服附子酒者，头肿如斗，唇裂血流，急求绿豆、黑豆各数合，嚼食，并煎汤饮之，乃解"。此人者质壮，以有火热蕴伏，误服附子酒，如火益热，升腾莫制，其势然也。不然者，设用于对证之寒湿痼疾，尚有头肿如斗、唇裂血流之变乎？后世本草不实事求是，但作危言自骇骇人，使当用者亦不敢用，医学不古，此其症结也。夫绿豆而为善解附子毒性之药，则《圣济》附子汤用附子一两，绿豆五合，同煮，去滓，细细饮之，岂不互为中和而失其药效也耶？不偏之谓中，用中之谓和。人而中和，无病可言；药而中和，无效可言。故药者，未有不性味偏驳者也，偏驳为毒，故毒者，所以补偏救弊者也。当其补偏救弊，不觉其毒，用适其反，其毒乃见。然则《圣济》此方并附子绿豆而用者，乃为各取其补偏救弊之长而非取其互为中和之用也明矣！观其主治"柔风，筋骨缓弱，不能行立"。所谓柔风者，四肢不能收，里急不能仰也。夫风何云柔？兼湿故柔也，《伤寒论》云"湿痹之候，但当利其小便"，绿豆固主利小便者也。《千金方》中著有明文，所以本方之用绿豆，乃取其利小便以辅助附子之不及，不是取其解热毒以中和附子之偏性。

若训以《至真要大论》"逆者，正治；从者，反治"，已觉隔膜；再以"寒热温凉，反从其病"为训，则更失之远也。须知，附子、绿豆各有专长，用其专长乃有特效，固非如后世相反而相成之遁辞所可拟议者矣。（复）倡是说非好辩也，谓予不信，可引《本草纲目》附载朱氏集《验方之十种·水气一则》作为（复）说之佐证，其方云："用绿豆二合半，大附子一只，去皮脐，切作两片，水三碗煮熟，空心卧时食豆；次日，将附子两片作四片，再以绿豆二合半，如前煮食；第三日，别以绿豆附子如前煮食；第四日，如第二日法煮食，水从小便下，肿自消；未消，再服。忌生冷，毒物，盐，酒，六十日无不效者。"

（六）临证扶阳，得心应手

刘民叔临证善于运用扶阳法。试看其几则扶阳法医案。

1. 高年咳喘案

何某，男，77岁。1958年2月24日初诊。

风寒之邪深入于肺，激动痰饮，咳嗽气喘，下元不固，脉沉而紧。宜与疏理温化。高年病此，防其变生不测：白附块三钱，姜半夏五钱，苦杏仁三钱，筠姜四钱，五味五钱，细辛一钱，麻黄一钱，桂枝三钱，甘草一钱，钟乳石一两，带皮苓一两，苞米须一两。2剂。

2. 高血压、心脏扩大、慢性肾炎尿毒症案

董某，女，49岁。1958年3月15日初诊。

高血压、心脏扩大、慢性肾炎尿毒症，神智昏迷，万分危险。宜主温中，防其再吐再泻，变生不测：白附块三钱，生白术五钱，带皮苓五钱，枣仁三钱，潞党参五钱，茯神三钱，肉桂一钱，筠姜三钱，吴茱萸一钱，藿梗五钱，良姜二钱，苞米须一两。2剂。

3. 痿躄案

宋某，女，50岁。1958年5月16日初诊。

风瘫于床，关节不能屈伸，动之则痛，肤泛红点、浮肿，便秘溺赤，病久根深，万分危险。法当宣调经络，忌生冷。茯苓皮五钱，海桐皮五钱，五加皮五钱，当归五钱，川芎二钱，苍术三钱，麻黄二钱，桂枝五钱，甘草二钱，黄柏三钱，细辛二钱，苞米须一两，石龙芮一两。2剂。

4. 高年元气衰败，中焦脾湿不运

程某，男，77岁。1958年9月20日初诊。

久病卧床不起，腹满胸闷，呕吐呃逆矢气。法当温中疏化，望其中央健壮，转运四旁，高年防变。白附块三钱，生白术三钱，带皮苓五钱，草豆蔻三钱，筠姜三钱，潞党参五钱，肉桂一钱，吴茱萸一钱，甘草一钱，冬虫夏草钱半。2剂。

5. 肝硬化腹水、上消化道出血案

王某，男，54岁。1958年10月10日初诊。

今诊脉至如平水波澜，其一去不复返之象，水聚于腹，不能化气，以开发上焦，扪舌无津，便泻黑污，防变。白附块一两，带皮苓一两，茯苓皮一两，生白术五钱，生白芍一两，肉桂五钱，筠姜一钱。1剂（脉至如平水波澜，知脉者方有此感。真武汤意）。

10月11日二诊：脉象如昨，平水波澜，了无弹力，但气息渐缓，不似昨促，舌上较润，大便仍黑。尚未脱险，防变生不测。陈纯波、程惠贞大医生主政：白附块一两，生黄芪一两，带皮苓一两，车前五钱，熟地一两，肉桂一钱，筠姜一钱。1剂。

6. 年高气衰，外感时邪案

丘某，男，84岁，四川籍，衡山路321号。1957年3月30日初诊。

天时不正，感受时邪，咳呃，满闷，眩晕，脉紧不弦，舌净无苔。宜与温中煦化，望其克奏近功。黄附块四钱，生茅术三钱，带皮苓四钱，草果二钱，半夏三钱，陈皮三钱，干姜二钱，藿梗三钱，甘草一钱，草豆蔻五钱。2剂。

（七）中风论略，扶阳续命

刘民叔善治中风，对大、小等十数续命汤方深入研究，著有《中风论略》一文，充分体现其扶阳思想和运用温阳药的思路。书中论曰：

《灵枢·寿夭刚柔》篇云："病在阳者，命曰风病。"《五色》篇云："病生于阳者，先治其外。"《素问·至真要大论》云："从外至内者，治其外。"既为由外中人之风，汗而发之，乃正治也，所以续命九方皆宗《神农本草》之"麻黄，味苦温，主中风""发表出汗"，以为主药。西州续命方后且明著汗出则愈之效，故《千金》贼风第三所载之依源麻黄续命汤，则径以麻黄题名矣，此为三代秦汉历圣相传之大法。西晋隋唐经师相授之验方，复幼而学之，长而行之，用以图治，治无不愈，愈无不全。惟此十方之中，人参一品最遗后患。察用人参者，凡七方之多，岂中风卒病之必用人参哉！征之《伤寒论》桂枝可以配人参，柴胡亦可以配人参，惟麻黄不可以配人参。以桂枝柴胡非必汗之方，而麻黄则为发汗之药，凡病之必须发汗者，断无配用人参之例，然则既以麻黄为主之诸续命汤，主治急卒中风，其不应配用人参，理自显然。乃检《千金方》，竟以小续命汤之有人参者，为诸续命方之冠；而以大续命汤之无人参者，殿于其后。不知大续命汤实为宗经之方，而孙真人忽之也。又检小续命汤所附之校注，凡《小品》《千金翼》深师《古今录验》救急延年俱未舍去人参，此为习焉，不察之故。晋唐诸师，一间未达，固不仅孙真人一人已也。

对孙思邈《千金方》中的小续命汤，运用麻黄与人参的配伍，刘民叔认为是无心之用，后世反宗为续命之冠，是以讹传讹。风邪未除，不能过早服人参补益，以免留邪。

> 试询曾病中风之家，凡久患手臂不能上头，足躄不能履地者，不是未服麻黄发汗，即是早服人参补益。夫始病为急卒之中风，未传为经年累月之痿躄，然何以有未传痿躄之后患？则以始治之医，谋之不藏也。是故风与痿异，乃始传未传而已。若风之与痹，则《灵枢·寿夭刚柔》篇云：病在阳，命曰风病；在阴，命曰痹；阴阳俱病，命曰风痹。……故风痹之不同者几希。

> 又考《千金》续命十方有用附子者，有用石膏者，有附子石膏同用者。是则《素问·风论》所谓"风之伤人也，或为寒热，或为热中，或为寒中也。"

我们再来看看刘民叔治疗中风医案，许多都采用了扶阳法。

中风案

案一 孙某，男，68岁。1959年9月9日初诊。

风入神经，历时已久，头摇头动，抽掣麻痹，汗出肤凉，脉沉舌淡。病情严重，万分危险，揆脉度证，宜温经扶阳。白附块二两，生白术一两，大黄芪一两，老鹳草一两，苞米须一两，石龙芮一两，枣仁三钱，茯神三钱，防己三钱，桂枝五钱，葛根五钱，甘草三钱。2剂。

编者按：头风，附子剂量加倍，用黄芪引坎水灌溉经络，而不用人参。

案二　许某，男，70岁。1959年9月28日初诊。

古稀老翁，气血两枯，气升痰逆，两目无神，脉象漂浮，殊非佳候。法当补中培元，防其虚脱。白附块三钱，人参须三钱，朱茯神三钱，枣仁三钱，麦冬四钱，五味三钱，潞党参五钱，黄芪五钱，甘草二钱，肉桂钱半，冬虫夏草二钱，桂圆、红枣各五枚。3剂。

编者按：老年气血亏虚，可用人参、黄芪固护元气，温镇元阳。寥寥几语，症状、病因病机、理法方药呈现无余。

案三　冯某，男，71岁。1958年4月3日初诊。

《金匮》曰：脉微而数，中风使然。唇缓流涎，不能出门已7月，于兹宜主芪附汤固守卫气，以风尚未经脏故也。大方家酌正：黄芪四两，白附块一两。上药两味，水煎2小时，分温两服。2剂。（此案为原始病案，用芪附汤大剂）

（八）伤寒发热，阳气卫外，不可寒凉

民国之初，西学东渐，对外感伤寒发热，用抗生素有之，物理降温有之，清热解毒有之。针对此滥用寒凉法时弊，刘民叔发表《论伤寒发热·不可用清凉退热之理》，阐明自己观点。此论对现代抗生素以及清热解毒药物的使用仍具有指导意义。现摘录如下：

> 寒伤于人，理应病冷，乃人之伤于寒也。不但不病冷，而且反病热，则此热者果何为而发乎……须知，人者负阴而抱阳，阳生则阴长。所谓阴者质也，阳者气也。质以寓气，气以运质，故人之生也，全赖乎气。气之在表者，有营有卫，营行脉中，卫行脉外。唯卫者，卫于皮毛之外，有若藩篱墙垣之固也。伤于寒者，即卫气失其固，乃寒也，得以乘其虚，故伤寒之初，只觉形寒畏冷，而不即发热，必经过相当之时间，其热乃发，则此发热者，正元阳奋发，卫气振作，斯为抵抗力之表现。所以《素问·热病》篇在"人之伤于寒也，则为病热"两句之下，特续申之曰"热虽盛不死"为则。

> 治伤寒者，无论其发热到如何高度，但察其兼有恶风、恶寒、头痛、身痛、脉浮、苔薄诸症，便不可用凉药撤热，更不可用冰罨退热。所以然者，以其热为表热，即所谓"热虽盛不死"之热也。不然而以凉药撤热，或以冰罨退热，是不啻若自撤退其抵抗力，而与以病邪遏伏或内陷之机会？故凡伤寒发热之属于表证者，务必用辛温升散，如生姜、葱白、桂枝、麻黄之属，俾收助热出汗之效，未有不一服而愈

者。若其人卫阳衰馁，脉气微弱，尤非重用附子不足以胜克敌之任。

正邪相争，是机体抗邪反应，正常的应答，所以治病用药多要引起机体抗邪，正邪相争，则"热虽盛不死"。但须把握尺度，不可"相争太过"而呈现重症、绝症。

（九）标本权衡，扶阳为要

1934年12月22日《申报》上有病家征求医方，刘民叔做了回复，条条细数，句句中肯，特别是最后的处置，正合郑钦安在《医理真传·卷二》阳虚证问答所总结的："以三阳之方，治三阳病，虽失不远；以三阳之方，治三阴病，则失之远矣。"刘民叔的扶阳理念，由此可见一斑。下面是回文的摘录：

答顾馥棠君《征求医方》

读民国二十三年十二月廿二日《申报》第四张，医讯栏载有顾馥棠君《征求医方》一则，细绎之余，当是寒厥失治之病，爰研证之，以供顾君参考，并希同道指正。

病源（节录原文一）内子，现年39岁，向有肝阳证，发时手足麻冷，头晕，气滞，甚至昏迷，前后共产子8次，前5次皆安全，第6次小产，第7次亦安全，第8次于去年夏历9月初旬，又系小产。

（民叔按）《素问·上古天真论》曰："女子七岁，肾气盛，齿更发长；二七，而天癸至，任脉通，太冲脉盛，月事以时下，故有子；三七，肾气平均，故真牙生而长极；四七，筋骨坚，发长极，身体盛壮；五七，阳明脉衰，面始焦，发始堕；六七，阳脉衰于上，面皆焦，发始白；七七，任脉虚，太冲脉衰少，天癸竭，地道不通，故形坏而无子。"细绎经义，"肾"字在女指胞室，在男指睾丸。太冲、任脉为生殖之本，睾丸、胞室为泄精之机。据此则尊夫人本属冲任两盛之体，所以多子。但以39岁间连续产子8次，则冲任两脉之亏耗可知。夫冲任两脉之均盛时期为二七、三七、四七之年龄，所以前五次产子皆安全。迨至五七以后，冲、任两脉已由盛极而衰，所以第6次、第8次皆系小产。然则产子过多，亏损冲任，为尊夫人致虚之因，病因虚生，邪乘虚入，所谓"邪之所凑，其气必虚"是也……是则尊夫人以冲任均盛之体，惟因产子过多，亏损冲、任。然任脉之损其害也，不过小产而已，惟其深损冲脉致其祸，有不可深言者，征之经义则《灵枢·顺逆肥瘦》篇："冲脉上并少阴之经，故别络结则跗上不动，不动则厥，厥则寒矣。"然则尊夫人之病源，为冲脉亏损之寒厥无疑。

正名（节录原文）向有肝阳证，发时，手足麻冷，头晕，气滞，甚至昏迷。

（民叔按）论病必先正名，名正则治无不当。爰据古籍，此正其名焉。考《素问·厥论》曰："阳气衰于下，则为寒厥。寒厥之为寒也，必从五指而上于膝。其寒也，不从外，皆从内也。前阴者，宗筋之所聚，太阴、阳明之所合也。春夏则阳气多，而阴气少；秋冬则阴气盛，而阳气衰。此人者质壮，以秋冬夺于所用，下气上争，不能复精气溢下，邪气因从之而上也，气因于中，阳气衰不能渗营其经络，阳气日损，阴气独在，故手足为之寒也……厥或令人腹满，或令人暴不知人，或至半日远至一日，乃知人者。"

兹以尊夫人之病态，与厥论所述两相互证，无不符合。顾君所谓发时手足麻冷也，正与《厥论》之"阳气衰，不能渗营其经络，阳气日损，阴气独在，故手足为之寒"诸语相符合矣；其所谓气滞也，正与《厥论》之"厥，或令人腹满"一语相符合矣；其所谓头晕也，甚至昏迷也，缘头晕为发时而轻之症，亦即为甚至昏迷之渐，甚之昏迷亦即为头晕之极，正与《厥论》之"或令人暴不知人，或至半日远至一日，乃知人"诸语相符合矣。又《素问·调经论》曰："血之与气并走于上，则为大厥，厥则暴死，气复生则生，不反则死。"亦足为尊夫人头晕、昏迷、随厥随苏之解释。所以然者，以冲脉素盛之体，摄纳厥气，使气下反，固较常人为易，是与《厥论》之"此人者质壮"一语又相符合矣。冲脉亏损，源于产子过多，则与《厥论》"夺于所用，下气上争，不能复精气溢下，邪气因从之而上"诸语又相符合矣。然则尊夫人病名之应为寒厥，信而有征，若以肝阳名之，奚可哉？

经过（节录原文三）："自去年夏历九月初旬，小产后三日，因稍闻炭气，肝阳复发，日见沉重。经中西医疗治至今春，稍见起色。至夏季，已能起坐，行动、饮食亦见增进。后由西法推拿数次、中法推拿40余次，亦未见效。两月前经友人介绍，至沪东某医院治疗。因在院受凉，复见沉重，出院后复延中西医及古法金针科医治，稍见瘥可。距至本月三四号又复增剧，饮食不进，昼夜不能安眠，胸腹时觉有气抽动，有时横梗胁骨、痛楚不堪，时则肚腹饱胀、牵动头部作痛，近复加以昏迷、四肢无力，服药无效。"

（民叔按）据顾君所述，尊夫人之久病经过，大约可分为三期、三并病，亦即由浅而深之递变也。第一期是单独的寒厥病，第二期是寒厥与寒痹的合并病，第三期是寒厥、寒痹与痿躄的合并病。今略举数例以明之。（略）

论治（节录原文）："中西医皆谓体亏所致，须静养，方能复元。推照目下情形，恐非静养所能救，不知尚有其他方法否？倘何高明指教，或施方施药，或指示名医，果能因而获愈，则鄙人夫妇感同再生矣。"

（民叔按）一病有一病之机要，得其机要，乃足以论治。所谓知其要者，一言而终也。观前"经过"节有曰："因稍闻炭气，肝阳复发。"又曰："因住院受凉，复见沉重。"可知尊夫人以久病淹缠之体，已陷于阴盛阳虚之局。所以只受得清气，受不得浊气，以嗅触炭气，炭气太浊故也；亦只受得暖气，受不得冷气，以住院受凉，凉则益冷故也。然则论治之道，舍用大辛大温，抑阴扶阳外，更将何法可以起一生于九死哉! 又观顾君于述治疗经过中, 一则曰: "经中西医法, 推拿数十次亦未见效。" 再则曰: "复延中西医及古法金针科医治, 稍见痊可, 距至本月三四号, 又复增剧。" 然则治尊夫人之病, 而徒持诸外治, 诚所谓舍其本而逐其末也! 顾君又称近复加以昏迷、四肢无力, 服药无效, 则病势已登峰造极矣。奈何中西医仅谓体亏所致, 须静养方能复元? 岂以重病难治, 特用无可无不可之词, 以为敷衍卸责耶? 顾君颇悉其隐意, 欲另谋救济, 登报征求, 用心良苦。民叔至愚, 谨以仲景之附子汤、理中汤、四逆汤、吴茱萸汤诸方义相贡献, 不知有当尊意否耶? 但标本权衡, 损益进退, 是又临诊之士自求于规矩之巧焉。

三、考次《伊尹汤液经》, 厘正中医源流

《伊尹汤液经》是由杨绍伊先生与刘民叔共同考次。正如刘民叔跋所云:

> 杨君绍伊, 与余同学于经学大师井研廖先生。杨君愿学孔子, 兼受古医经。盛年妻死子夭, 遂不复家。民国十九年 (1930) 尽散家财; 翌年 (1931), 飘然出游, 初之渝 (重庆), 又翌年 (1932), 东之沪 (上海); 又翌年 (1933) 之宁 (南京); 二十五年 (1936), 重之沪, 遂不复他之。居陋巷, 安贫乐道, 不求闻达, 遁于医而隐焉。

近考次《汤液经》，成书八卷，校勘考订，几复古经之旧。精湛妥帖，殆非叔和所及。于是世之治国医者，于方脉有定识，于据注有定本，叔和撰次亦可以废矣。（杨序言："叔和撰次，其求实不可废。"）余早岁亦尝治此，衰然成帙，然用力不如杨君勤。既读杨君之书，乃尽弃已辑，乐就杨君之书稍稍补修之，刊行传诸世。又以余旧制两表附其后，更相发明焉。

杨君之学于廖师也，盖私淑颜渊，故名思复，字回庵，号履周。而颜子固周人，名回，后世尊为复圣者也。日寇陷沪，杨君名籍为昭和年号所污，耻之，遂易其名为今名（师伊）。杨君著有《论语绎语》二十卷，《语助词核》二卷，经子杂文若干篇。其文欺迫清儒，可以承廖师学。呜呼！杨君之得以传其人，岂医籍也哉！杨君诚今之颜回也已。

《汤液经》是在《神农本草经》的基础上，变单方为复方，是方剂学的萌芽。刘民叔考次《汤液经》，使之复原面世。《伤寒论》主要内容来自《汤液经》，是由张仲景继承和节录《汤液经》"论广"而成，即先有《汤液经》，后有《伤寒论》。仲景"传经"之功，远高于"论广"之功。

（一）对应《伤寒论》，考次《汤液经》

《汤液经》，又称《古汤液经》《伊尹汤液经》，相传作者为伊尹。

传说中的伊尹从奴隶到宰相，以其卓越的政治才干被誉为中国历史上的第一贤相。除了政治上的影响，伊尹还是夏末商初时期的风云人物，先秦典籍《尚书》《论语》《孟子》等对其史迹多有记述，民间也有不少关于伊尹的故事流传。传说伊尹曾辅助商汤灭夏，又帮助商汤制定了各种典章制度，是中国古代贤能名臣的典范。同时，他精通烹饪，教民调和五味，故又被尊为中国的食祖。伊尹撰《汤液经》一书，创汤液之法，促使中药由单方走向了复方。

　　《汤液经》一书的流传为"伊尹创汤液"提供了佐证。《汉书·艺文志·方技略》中有"《汤液经法》三十二卷"记载，属经方十一家之一，并简述了经方医学特点："经方者，本草石之寒温，量疾病之浅深，假药味之滋，因气感之宜，辨五苦六辛，致水火之齐，以通闭解结，反之于平；及失其宜者，以热益热，以寒增寒，精气内伤，不见于外，是所独失也。"即说明，经方的复方也是用药物的寒热温凉，治疗疾病的寒热虚实，并根据疾病症状反映在表还是在里的不同，治用不同的方法，使人体阴阳平衡。其基本理论与《神农本草经》一脉相承。至宋代，《汤液经》原书已亡佚，魏晋皇甫谧曾在其所著《针灸甲乙经》序言中讲道："伊尹以亚圣之才，撰用《神农本草》，以为《汤液》。"此书对后世方剂学产生了很大影响，南北朝时期的名医陶弘景在《用药法要》中说："诸名医辈张机等咸师式此《汤液经》。"元代王好古也认为："殷伊尹用《本草》为汤液，汉仲景广《汤液》为大法，此医家之正学，虽后世之明哲有作，皆不越此。"

后世将伊尹与黄帝、神农并称为"三圣人"，认为："原百病之起愈，本乎黄帝；辨百药之味性，本乎神农；汤液则本乎伊尹。"伊尹作为重要的"圣人"被后世供奉于许多药王庙中，也在中国医学史上留下了美名。

对该书的著成年代、作者，章太炎认为："神农无文字，其始作本草者，当在商周间。皇甫谧谓：'伊尹始作《汤液》'或非诬也。"即《汤液经》的成书在《神农本草经》后，但相差无几。由《神农本草经》到《汤液经》，由单味药到复方，反映了经方方证积累漫长的历史过程，《汤液经》标志经方发展到了一定水平。故章太炎说："夫商周间既以药治病，则必先区其品为本草，后和其齐（剂）为经方。"即《神农本草经》标志了经方的起源，《汤液经》标志了经方的发展。

后世将《汤液经》并归于经方派，主要是以方剂为主，《伤寒论》中许多方剂都源于此书。《脉经》《辅行诀》及《千金翼方》中也引用了本书许多条文。可惜此书在宋代之后失传，使得历代医家皆忽略了本书的重要性。

民国期间，杨绍伊开始以文字功夫考证，认为《伤寒论》的原文大部分出自《汤液经》，他以"张仲景论广汤液为十数卷"为据，认为《汤液经》出自殷商，原文在东汉岿然独存，张仲景据此论广，故原文一字无遗存在于《伤寒论》中。又分析《伤寒论》条文，据"与商书商颂形貌即相近，其方质廉厉之气比东汉之逸靡、西京之宏肆、秦书之谯谯、周书之谔谔"，分辨出《汤液经》原文、张仲景论广条文及遗论，与章太炎的观点一致。

对于《伤寒论》原序的真伪，杨绍伊以"的是建安""均属晋音"，用"滴血验之"的方法，证实"撰用素问、九卷、八十一难、阴阳大论、胎胪药录并平脉辨证"等23字为叔和撰入，为探明经方渊源提供了有力证据，并考证出王叔和对仲景书曾撰次三次，遗论、余论亦撰次两次，受《难经》"伤寒有五"的影响，将仲景论广之伤寒与《内》《难》所述伤寒混同，将有关"三阴三阳"及"诸可与不可"内容集在一起，定名为《伤寒论》；将其认为属于杂病的内容集在一起，定名为《金匮要略》，二者合称《伤寒杂病论》。哪个字句是张仲景原文，哪个字句是由王叔和补入，都列得清清楚楚。杨绍伊如此深厚的国学功力，令人观止！

1948年，刘民叔协同师兄杨绍伊，以王叔和《脉经》和孙思邈《千金翼方》为底本，校勘考订完成《汤液经》一书，明确提示：第一，《汤液经》确实存在于汉前，商周已有积累，众多方证皆以八纲为理论，病位分表里，病性分阴阳。与《神农本草经》一样，并不是一朝、一代、一人所完成，《伊尹汤液经》只是托名，标志时代背景而已。第二，《伤寒论》主要内容来自《汤液经》，张仲景是由《汤液法》"论广"而成。第三，从张仲景论广条文中，可以看到张仲景对经方的发展。至此，《伊尹汤液经》得以流传。

《汤液经》强调的是天人相应，经过了数代人的内证，主要从人体正气、生理的角度来探讨疾病诊疗规律，将理论与实践相结合，全面论述了经方的组方规律。《伤寒论》是从临床的角度出发，收集了大量的临床病案，综合人体正气和外感邪气两方面的因素，创造性地提出三阴三阳辨证论治体系，将外感天行病分为太阳病、阳明病、少阳病之三阳病，以及太阴病、少阴病、厥阴病之三阴病，认为三阴三阳不是一个生理概念，而是一个病理概念。

仲景在《汤液经》经方的基础上，分辨出三阴三阳病证，加减化裁，"论广"而成，撰为《伤寒论》，并重释了《汤液经》经方方义。从《汤液经》中可以明显看出，桂枝汤证实际就是稚阴稚阳感受风寒外邪之证，根在卫阳不固，营不内守，即表虚证；麻黄汤证实际就是壮阴壮阳感受风寒外邪之证，根在卫阳被遏，营阴凝滞，即表实证。三阴三阳均有表证，只要尚未入里，传经传腑（脏），均属太阳病，可按表虚、表实用桂枝汤或麻黄汤治疗。

《伤寒论》也继承了《汤液经》的阴阳五行思想，如阴阳二旦汤的使用，除频繁地使用桂枝汤和小柴胡汤（即《汤液经》的阴阳二旦汤）外，更对古方进行了加减化裁，以适应临床的需要，创制了大量的桂枝系列方剂和柴胡系列方剂。仲景还创制了小建中汤，且留有阳旦汤名而未见其方药。历代医家中，有的认为小阳旦汤即桂枝汤，有的认为小阳旦汤乃桂枝汤加黄芩，有人认为小阳旦汤即小建中汤……

刘民叔师兄杨绍伊在《考次〈汤液经〉序》中阐明了《汤液经》和《伤寒论》的对应关系。现摘录如下：

医家典籍，向推仲景书，为汤液家鼻祖。仲景之前，未有传书，惟皇甫士安《甲乙经·序》云："伊尹以元圣之才，撰用《神农本草》以为《汤液》，汉张仲景论广《汤液》为十数卷，用之多验。"据士安言，则仲景前尚有任圣（编者按：伊尹当了五代商朝相国，为商王朝延续600年的统治奠定了坚实的基础，伊尹活了100多岁，成为我国历史上第一个贤能相国圣人，史称元圣人；因孟子《孟子·万章》下篇称"伊尹，圣之任者也"，故又称任圣）创作之《汤液经》，仲景书本为《广汤液论》，乃就《汤液经》而论广之者。《汤液经》初无十数卷，仲景广之为十数卷，故云"《论广汤液》为十数卷"，非全十数卷尽出其手也。兹再即士安语而详之。夫仲景书，既称为《论广汤液》，是其所作，必为本平生经验，就任圣原经，依其篇节，广其未尽；据其义法，着其变通。所论广者，必即以之附于伊经各条之后，必非自为统纪，别立科门，而各自成书。以各自为书，非惟不得云广，且亦难见则柯，势又必将全经义法，重为敷说。而仲景书中，从未见称引一语，知是就《汤液经》而广附之者。若然，则《汤液经》全文，则在仲景书中，一字未遗矣。

仲景书读之，触目即见其有显然不同之处，即一以六经之名作条论之题首，一以"伤寒"二字作条论之题首。再读之，又得其有显然不同之处，即凡以六经名题首者，悉为书中主条；凡以"伤寒"二字题首者，悉属篇中广论，而仲景即自谓其所作为论"伤寒卒病"，于是知以"伤寒"二字题首者，为仲景所广,以六经名题首者,为任圣之经。标帜分明,不相混窃,孰经孰传,读者自明。于以知士安之言,果不虚妄。

《汤液经》后世无传本,惟班固《汉书·艺文志》载《汤液经》三十二卷,未著撰人姓名,今其书亦不传。然即其名以测其为书,知为汤液经家宪章《汤液经》而作之者。汤液经家述论之著录者,莫古于此。其书名为《汤液经》,知《汤液经》原文,必悉具书中,无所抉择,于是知东汉时,《汤液经》尚岿然独存。

《汤液经》为方技家言,不通行民间,惟汤液经家授受相承,非执业此经者,不能得有其书。医师而异派者,无从得观其书。汉世岐黄家言最盛,汤液经学最微,以是传者盖寡。尝谓医学之有农尹、岐黄二派,犹道学之有羲孔、黄老二派。岐黄之说,不如农尹之学之切实精纯;黄老之言,不及羲孔之道之本末一贯。岐黄学派,秦汉以来,流别甚多,著录亦广……知者以汤液家以六经统百病,岐黄家以五脏六腑统百病,而热病客疾,亦皆岐黄家之词。故知凡此诸属,皆岐黄家言也。农尹之学,则稽诸载记,汤液家外无别派,《汤液经》外无二书,足证此学,在当时孤微已极。幸仲景去班氏未远,得执业此经,而为之论广,任圣之经,赖之以弗坠。此其传经之功,实较论广之功,尤为殊重,而绝惠伟,可贵可谢者也!

《名医录》云:"仲景受术于同郡张伯祖。"《医说》引《张仲景方论·序》云:"张伯祖,南阳人,性志沉简,笃好方术，诊处精审，疗皆十全，为当时所重。同郡张仲景异而师之，因有大誉。"据此，则伯祖实为《汤液经》传经大师。

（编者按：刘民叔经考证，认为《伤寒论》实际来源于《汤液经》，是以六经统百病，充分肯定了仲景"传经"之功，远高于"论广"之功，也还原了《伤寒论》原序。）

盖周秦两汉，传学之风尚，类喜以今字易古字，以时语变古语，故《逸周书》亦文从字顺，非伪作也，传之者以训释之字更之之故也。《汤液经》传自汉师，自不能别于风气之外……

《广论》之惑已明，再辨叔和撰次。《甲乙经·序》又云："近世太医令王叔和，撰次仲景遗论甚精。"案今本仲景书卷端即题云："王叔和撰次"，以士安言解之，所谓"撰次"者，即撰集仲景遗论，以之次入仲景书中是也。若然，则今本仲景书为任圣之《汤液经》、张仲景之《广论》、王叔和之《仲景遗论》，撰三种集合而成。

……

以《金匮》"问曰""师曰"类，多杂岐黄家言证之，知多可温、灸、刺、水、火各门之言宜某汤本，必为《平脉辨证》。多可温、灸、刺、水、火各门之言宜某汤本，既为《平脉辨证》，则惟汗、吐、下三门之言属某汤证本，必为《胎胪药录》无疑。由是又因之以得知叔和撰次，惟据《胎胪药录》《平脉辨证》二书，《广论》原本，殆未之见。故叔和不识以六经名题首者，为任圣之经，以"伤寒"二字题首者，为仲景所广，此亦为叔和之学非出自仲景之门之证。

叔和所以未得见《广论》原本者，此其故，孙思邈已言之，《千金方》云"江南诸师秘仲景要方不传"，此语即道明所以未得见之故。夫以生于西晋之王叔和，去建安之年未久，且犹未得见原书，足征仲景《广论》遭此一秘，始终未传于世而遂亡。幸有《胎胪药录》纪其梗概，此孤危欲绝之《汤液经论》，赖之以弗坠。此其功自不在高堂生、伏生下。据其篇中载有《广论》之文，知为出自仲景亲授，名《胎胪药录》者。"胎"，始也；"胪"，传也。意殆谓为《广论》始传之书也……

至是，然后乃今始详知《汤液经》经文，其原大抵不过只数十余条。后师广之，成百七十九条。仲景又广之，成二百八十条。《胎胪药录》又广之，《平脉辨证》又广之，叔和起而撰次之，复得增多百九十七条。今又新增三十八条，全《汤液经》共五百一十五条。

……

叔和之撰次既明，《汤液经》书即出。析而观之，《汤液经》文辞质实，记序简显，发语霜临，行气风迈，殷商文格，此属一家。全经百七十九条，而汗、吐、下、利、温之诸法具详；主方二十有二（主方二十二，方名见后表），而中风、伤寒、温病、卒病之治法咸备，允非神明全智者不能作。容尚多有致遗者，是则当问诸江南诸师也。

仲景《广论》，踽踽有循，发微穷变，补益实多，其论厥诸条，大《易》之遗象也。

叔和撰次，其书实不可废。盖因其撰次，然后《汤液经》一表二里之法以明……

复原《伤寒论序》为《张仲景论广〈汤液经〉序》：

《张仲景论广〈汤液经〉序》

论曰：予每览越人入虢之诊，观齐侯之色，未尝不慨然叹其才秀也。怪当今居世之士，曾不留神医药，精究方术。上以疗君亲之疾，下以救贫贱之厄，中以保身长全，以养其生，但竞逐荣势，企踵权豪，孜孜汲汲，惟名利是务，崇饰其末，忽弃其本，华其外而悴其内。皮之不存，毛将安附焉？卒然遭邪风之气，婴非常之疾，患及祸至，而方震栗，降志屈节，钦望巫祝，告穷归天，束手受败，赍百年之寿命，持至贵之重器，委付凡医，恣其所措，咄嗟呜呼！厥身已毙，神明消灭，变为异物。幽潜重泉，徒为啼泣。痛夫！举世昏迷，莫能觉悟，不惜其命，若是轻生，彼何荣势之云哉！而进不能爱人知人，退不能爱身知己，遇灾值祸，身居厄地，蒙蒙昧昧，蠢若游魂。哀乎！趋世之士，驰竞浮华，不固根本，忘躯徇物，危若冰谷，至于是也。余宗族素多，向余二百，建安纪年以来，犹未十稔，其死亡者，三分有二，伤寒十居其七。感往昔之沦丧，伤横夭之莫救。乃勤求古训（《汤液经》之训），博采众方（《汤液经》之方），为《伤寒卒病论》（卒与倅，古字通。倅，七内切，音淬，副也。《礼记·燕义》云："庶子官职诸侯、卿、大夫、士之庶子之卒。"郑注云："卒，读为倅。"又《周礼》："诸子掌国子之倅。"注云："故书倅为卒。"郑司农云："卒读为'物有副倅'之'倅'。"《礼记·文王世子》："掌国于之倅。"《释文》云："倅，副也"。此序云为"伤寒卒病论"者，言为伤寒与伤寒之副病论也。《金匮要略·脏腑经络先后病脉证》篇云："夫病固疾，加以卒病，当先治其卒病，后乃治其固疾也。"此卒病即谓副病，足证仲景所云之卒字。当如郑司农云，读为"物有副倅"之"倅"也。）合十六卷，虽未能尽愈诸疾，庶可以见病知源，孔子云："生而知之者上，学则亚之，多闻博识，知之次也。"余宿尚方术，请事斯语。

（二）厘正医学流传

刘民叔所作《厘正陈修园医学三字经》，也详解医学源流，以神农、伊尹、黄帝为医之始，流传两大流派——汤液派与针灸派。较之杨师尹《考次〈汤液经〉序》，则要通俗一些。当然，这是刘民叔在弱冠之年而作。这些看似与现代中医和中医临床关系不大，但是一个真正的中医，只有将文化内涵、认知和临证经验结合，才能逐步地走向高处。

以下节选自刘民叔的《厘正陈修园医学三字经》：

医之始　本岐黄

君臣问答，以明经络、脏腑、运气、治疗之原，所以为医之祖，虽《神农本经》在黄帝之前，而神明用药之理，仍始于《内经》也。

（复按）医学源流古分两派，一曰炎帝神农，二曰黄帝轩辕。神农传本草，黄帝传针灸，道不同不相为谋也。宋林亿序《千金方》云："昔神农偏尝百药，以辨五苦、六辛之味，逮伊尹而汤液之剂备。黄帝欲创九针，以治三阴三阳之疾。得岐伯而针艾之法精。"是则，宋时尚知医学之始本，有农伊汤液，与岐黄针灸之两大派别也。乃修园以为"虽《神农本经》在黄帝之前，而神明用药之理仍始于《内经》"，轻蔑神农莫此为甚。此无他，盖不知农、黄两派，各有家法故耳。至于集农伊派之大成者，为张仲景之《伤寒论》；集岐黄派之大成者，为孙思邈之《千金方》。虽《伤寒论》亦用针灸，《千金方》亦载汤液，然各有所重，学者当识其大也。

《灵枢》作《素问》详

（复按）《灵枢》《素问》为针灸家之经论，而非汤液家之典谟。修园不知家法，漫谓"医门此书，即业儒之五经"，毋乃太迥乎！夫针灸之法，首重经穴，考经穴之发明，初由静坐，以消息于先，总由探刺以循索于后，理尚玄虚，为形而上之学。盖岐黄一派，出于道家故也。史称神农尝味草木，宣药疗疾。尝，尝试也；宣，宣布也。先尝试而后宣布，为重实验而不尚玄理者。凡物必易求效，必准确乃为收录，故无一溢言，无一冗字，仅得三百六十五药，分为上、中、下三品。《大学》云"致知在格物，格物而后知至"。儒门功夫，神农早发其端矣，此神农之所以为大圣人也……

越汉季　有南阳

（复按）仲景在《后汉书·三国志》皆无专传，又不散见于郭玉、华佗等传中，惟《晋书·皇甫谧本传》云："华佗存于独识，仲景垂妙于定方。"考谧，字士安。初师仲景，故其序《甲乙经》云"上古神农，始尝草木而知百药""伊尹以亚圣之才，撰用《神农本草》以为汤液""仲景论广伊尹汤液为数十卷，用之多验"。惜士安虽知乃师治学之所本，而不能精研乃师之所传，观其改宗岐黄，致力针灸，农伊学派，不绝如缕。读《千金方》"江南诸师秘仲景要方不传"可知也。仲景名羡，叔和名熙，唐甘伯宗撰《名医录》，误羡为机，后世因之。若叔和则并名，亦几失其传矣。夫仲景论广伊尹汤液为数仅十卷耳，余如梁七录《隋书经籍志》《新旧唐志》《宋史·艺文志》所载仲景遗书若干卷，或为门人著述，或为后人依托。盖自汉而后，长于针灸者，惟华佗最著。明于汤液者，惟张羡独传，二人实为当时两大师，故从而依托之者众也。

六经辨　圣道彰

《内经》详于针灸，至伊尹有汤液治病之法，扁鹊、仓公因之。仲师出而杂病伤寒专以方药为治，其方俱原本于神农、黄帝相传之经方，而集其大成。

（复按）《伤寒论》之六经非《内经》之所谓六经也……《伤寒论》之六经为祖述伊尹者也。六经者，三阴、三阳也。三阴、三阳其说最古，农伊因之以用药，岐黄因之以行针，不可强其同也。修园不知扁鹊、仓公师承岐黄，于伊尹汤液固无与也，其谓"内经详于针灸"諟矣，又谓"仲师出而杂病伤寒，专以方药为治"一若《内经》针灸，从此废除，岂其然耶……

《伤寒》著《金匮》藏

王肯堂谓《伤寒论》义理如神龙出没，首尾相顾，鳞甲森然;《金匮玉函》示宝贵秘藏之意也，其方非南阳所自造，乃上古圣人相传之方，所谓经方是也。其药悉本于《神农本经》，非此方不能治此病，非此药不能成此方，所投必效，如桴鼓之相应。

（复按）《太平御览》引《何颐别传》云:"同郡张仲景，总角造颐，颐谓曰:君用思精而韵不高，后将为良医，卒如其言。"则是仲景学医，年尚幼也。林亿《伤寒论》序引《名医录》云:"始受术于同郡张伯祖，时人言，识用精微过其师。"是则仲景精医，年未冠也。伯祖为汤液家之经师，所授为汤液经之家法，仲景论广汤液，以为广汤液论，是知伊尹为经，仲景为传矣。元吴澄《活人书》辨序云:"汉末，张仲景著《伤寒论》，予尝叹:东汉之文气无复能如西都，独医家此书，渊奥典雅，焕然三代之文。乃观仲景于序，卑弱殊甚然，后知序乃仲景所自作，而《伤寒论》即古汤液经。盖上世遗书，仲景特编纂云尔，非其自撰之言也。"吴氏卓识，允为善读古书者，惜其学力不足，未能分别证实耳。世之注家多矣，而皆未由此径以直阐汤液经义，何哉?晋代王叔和收采经外别传，重加撰次，分为《伤寒杂病论》《金匮玉函经》，虽于仲景自序，亦羼入己说。而传录者未之分别何者为《汤液经》，何者为《伤寒论》，何者为撰次文。今修园以上古圣人经方相传为训，王肯堂以神龙出没、首尾相顾为喻，是替叔和之撰次耶。抑替仲景之广论耶，盖皆不知《伤寒》《金匮》之轴心，实为《伊尹汤液经》而已矣。

垂方法　立津梁

（复按）孟子曰："伊尹，圣之任者也。"夫伊尹祖述神农，神农为汤液家之始祖，则当尊称元圣神农……考《汉书·艺文志》载经方十一家，而《汤液经》三十二卷赫然在也……夫医家之有伊尹，犹儒家之有孔子，道家之有老子也。医家之有农伊，犹儒家之有羲孔，道家之有黄老也。医家之有伊张，犹儒家之有孔孟，道家之有老庄也。叔和传经，功不可没。建医圣祠者，当于前殿祀元圣神农，正殿祀任圣伊尹，左配张仲景，右则当配杨回庵也。杨君，讳思复，为吾蜀之成都人，怀经国济世之才，不能见知于世，乃穷经籍，终老牖，下所述《论语绎语》，克绍孔之正传；其考订《汤液古经》，洵传伊尹之心法，后日稿成问世，则潜德可彰，幽光可发。我故曰：伊尹遗著为圣经，仲景所广为贤论，叔和传经，回庵校经，学者必由是而学焉，则庶乎其不差矣。

李唐后　有《千金》

（复按）《千金翼》为初稿，《千金方》为定本，或以

《翼》为后撰，非也。两书并刊于道藏，后世因称为真人。盖孙真人者，道家之流亚也。道家出于黄帝，故孙氏之书尊重岐黄，轻蔑神农，观其自序可知矣。其云："大圣神农氏，愍黎元之多疾，遂尝百药以救，疗之犹未尽善。黄帝受命创制九针，与方士岐伯、雷公之伦，备论经脉，旁通问难，详究义理，以为经纶。故后世可得而依畅焉。"嗟呼！以孙氏之贤，尚未深致力于神农本草，反以犹未尽善为言，未入其门，何由见其宫室之美？宜其撰用岐黄之论，博采药治之方，道冠儒服，泾渭不分，农伊家法从此式微，此则孙氏所不能辞其咎者矣……凡方不本伊尹之法，药不本神农之经者，是为经外别传，皆当列入杂家。

（编者按：刘民叔批判了孙思邈因私自用、轻贱神农之过，以至后世遗患无穷。）

《外台》继　重《医林》
后作者　渐浸淫
等而下之，不足观也已。

（复按）叔和以岐黄家而研汤液学派，所以误析《伤寒杂病》为二，不知《伊尹汤液》原为万病典谟，仲景受术于伯祖，经师固已习知矣。唯叔和未经仲景亲炙，竟以仲景所传者，为专广伤寒病之论，不慕误乎！虽然叔和撰次仲景不遗余力，别列杂病为伤寒之附庸，盖已为超群之贤矣。叔和而后，伤寒之义几绝，巢氏《病源》，孙氏《千金》，王氏《外台》，此三家者，洋洋巨著，尚不知《伤寒》之旨义，且列伤寒为杂病之附庸，况其下焉者乎。所以皇甫谧云："近代太医令王叔和，撰次仲景遗论甚精，指事施用。"林亿亦云："自仲景于今，八百余年，惟王叔和能学之，其间如葛洪、陶景、胡洽、徐之才、孙思邈辈，非不才也，但各自名家而不能修明之。"今修园大言炎炎，竟谓"等而下之不足观也已"。试问其能识上述诸义否耶？何以生平著作于《千金》《外台》未见其发明什一也。

卞嵩京按：是篇为刘师民国二十八年所撰，惜未完稿而成残简。大旨要在澄清医学渊源，汤液始祖为神农、伊尹，针灸始祖为黄帝、岐伯。后世医家不知农黄家法各别，遂致误认祖宗；及商相伊尹首撰《汤液》，代代相传，殆汉末张仲景集《汤液经》大成，而仲景乃师张伯祖，实《汤液经》之传经大师，仲景传经功不可没。晋王叔和重撰《广汤液论》而为《伤寒论》，凡此诸论，引经据典，发前人之未发。

《医学三字经》本为学习中医的启蒙教材，需要规范、准确。刘民叔认为，陈修园忽略了某些内容，所以需要正本清源，故在四川著写了《厘正医学三字经》；1939 年又重新整理，未竟。另外，论《伤寒论》中风、伤寒二者条文宜互易，以中风为表实证，故当不汗出而恶风；伤寒为表虚证，故当汗出而恶寒。即以麻黄汤为治中风之首方，桂枝汤为治伤寒之首方，补正千年以来历代伤寒注家之阙失。

（三）《汤液经》为源，《伤寒论》为流

晋·皇甫谧《针灸甲乙经·序》云："仲景论广伊尹《汤液》为数十卷，用之多验。"然而《汤液经》早佚，幸得南北朝时陶弘景《辅行诀脏腑用药法要》（简称《辅行诀》），因藏于敦煌千佛洞蛰伏千年而再现。现学界普遍认为《辅行诀》所载《汤液经》即为《汉书·艺文志》所载《汤液经》，视为"经方十一家"之一。《汤液经》荟方360首，《辅行诀脏腑用药法要》仅保存了《汤液经》方60首，主要由五脏病证方、二旦六神方、救卒死中恶方三大类方组成。其中的五脏病证方体现了一种颇具特色的组方理论和模式，即药性组方法则。

《辅行诀》以道家思想为指导，以五行图为核心，融合阴阳五行学说，将理论与临床相结合，全面论述了经方模式，形成了一套完整的临床诊疗方法。

1.《汤液经》组方模式图

在《辅行诀脏腑用药法要》一书中，除载有《汤液经》部分方剂外，还载有一张"《汤液经》组方模式图（图1）"。该模式图充分说明了《汤液经》方剂的组方依据和组成原理，体现了当时药性组方理论之内涵与特色。正如作者陶弘景所言："此图乃《汤液经》尽要之妙，学者能谙于此，医道毕矣。"至于冠之以"汤液经法"，意即取自《汤液经》的精髓。

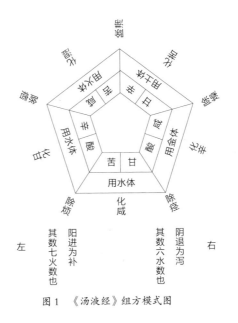

图1 《汤液经》组方模式图

2.《汤液经》组方

在五脏相应虚实病证之后，均列有相应的组方法则，五脏苦欲补泻理论，五脏各小大补泻方均依此组方。

标明25味药精的具体位置。《汤液经法》中"味"有两种含义，是按体、用学说来表达的。一种是体味，是物质基础，是五气化生形成的五种物质形态（化生五味：辛、甘、酸、苦、咸）。二是用味，是功能和作用，是五气化合的五种功能状态（五味之变），即《素问·脏气法时论》所指的"辛散、酸收、甘缓、苦坚、咸软"之五性。所以这两种"味"不是真正意义上的"味"，而是用"辛、酸、甘、苦、咸"来表示"味"，比起用"木、火、土、金、水"五行来表示，或更有深意。（图2、图3）

25味药精，其"味"的体用：体的含义为阴，其数为六，为泻，阴退为泻；用的含义为阳，其数为七，为补，阳进为补。

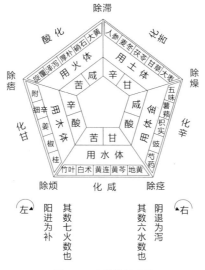

图2　25味药精经法图

五行 \ 五味	味辛属木	味咸属火
木	桂	大黄
火	椒	旋覆
土	姜	泽泻
金	细辛	厚朴
水	附子	硝石

五行 \ 五味	味甘属土	味酸属金	味苦属水
木	甘草	枳实	黄芩
火	大枣	豉	黄连
土	人参	芍药	白术
金	麦冬	五味	竹叶
水	茯苓	薯蓣	地黄

图3　25味药精

3.《汤液经》药味配属独具特色

《汤液经》对 25 种药物精华的记载:"经云:在天成象,在地成形,天有五气,化生五味,五味之变,不可胜数。今者约列 21 种,以明五行互含之迹,以明五味变化之用,如左:味辛皆属木,桂为之主,椒为火,姜为土,细辛为金,附子为水。味咸皆属火,旋覆为之主,大黄为木,泽泻为土,厚朴为金,硝石为水。味甘皆属土,人参为之主,甘草为木,大枣为火,麦冬为金,茯苓为水。味酸皆属金,五味为之主,枳实为木,豉为火,芍药为土,薯蓣为水。味苦皆属水,地黄为之主,黄芩为木,黄连为火,白术为土,竹叶为金。此 25 味为诸药之精,多疗五脏六腑内损诸病,学者当深契焉。"

以上所载药物性味与五行配属与当前主流中医药理论有显著差别。如将旋覆花、大黄、泽泻、厚朴归类为"味咸皆属火";将枳实、豉、薯蓣归类为"味酸皆属金";将地黄、竹叶归类为"味苦皆属水"等。对此有学者提出,秦汉时期中医存有诸多学术流派,因各学术流派对药物功用之认识有很大区别,其总结归纳而成的药味属性与五行配属自然亦不尽一致。这里的"补""泻"不是"虚者补之,实者泻之"之义。李中梓《苦欲补泻论》指出:"夫五脏之苦欲补泻乃用药第一义也,不明乎此不足以言医。""夫五脏者,违其性则苦,遂其性则欲。本脏所恶,即名为泻;本脏所喜,即名为补。"俗话说"胃以喜为补"即此意。

但是刘民叔的用药理论源自古医经,对于药精的使用率是比较高的。他对药性的认识,应该是源于《神农本草经》和

《汤液经》。

《汤液经》五脏病证方为依药性组方法则遣药组方之典范。五脏病证方以《辅行诀》所载五脏苦欲补泻理论为组方依据，以诸药之精五味配属关系为选药基础。《汤液经》药性组方法则是一种失传已久却具有很强实用性的组方理论，是在《汤液经》的思想上形成的。虽然该理论与当前的主流中医药理论具有很大差别，却可以从另一角度拓宽我们对组方理论的学术视野和认知广度。该理论具有很大的发展空间，值得进一步深入研究和挖掘。

《辅行诀》出世之后，体现出重要的学术价值。首次对比《伤寒论》，从另一层次的角度，阐述了《汤液经》法、经方的用药组方规律。根据《辅行诀》云："汉晋以还，诸名医辈，张机、卫汜、华元化、吴普、皇甫玄晏、支法存、葛雅川、范将军等，皆当代名贤，咸师式《汤液经》，憨救疾苦，造福含灵。其间增减，虽各擅其异，或致新效，似乱旧经，而其旨趣，仍方圆之于规矩也。"其中张仲景的《伤寒杂病论》一书，是专门继承和发展《汤液经》的代表著作。

根据刘民叔著述的观点，经方派的渊源次序应该是伏羲→神农→伊尹→黄帝→张仲景，在此过程中，还依靠了无数有名无名方士如扁鹊、《五十二病方》和《武威汉代医简》等的经验积累，而形成了每个时期的高峰。《伤寒论》是汇合诸"经"的大海，堪称"论"，此后再也未见真正的"经"了。《伤寒杂病论》问世的时期，正是中医药学经历了五个成长阶段而基本成熟和定型的时候，前已有《汤液经》，故张仲景也不敢再称"经"，而只以"论"述之。

《神农本草经》为本草学奠基之作，而方剂学的萌芽则归功于伊尹氏。《伊尹汤液经》为方剂学的早期典范性著作。有学者认为，我国的方剂学在西汉时期已经走向成熟，其标志就是《汤液经》，"群方之祖"的徽号，当归属于《汤液经》。而现在所谓经方，是指东汉时期张仲景的方剂，即狭义经方。

张仲景的《伤寒杂病论》，继承和发展了《汤液经》。刘民叔认为，《伊尹汤液经》就是连接《神农本草经》和《伤寒杂病论》之间的桥梁。

刘民叔、杨绍伊考次《汤液经》，撰为七卷。卷一即以六经病证而详论，自病证第七卷开始到病证第三十三卷，其内涵比《伤寒论》六经病证要大得多，条理也很清晰。稍显遗憾的是，刘民叔、杨绍伊未能够见到《辅行诀》的出土面世。

刘民叔、杨绍伊认为，《汤液经》为医方之源，而张仲景医方为医方之流，《汤液经》与《伤寒论》之间存在着明显的对应关系。仲景在《汤液经》经方的基础上，分辨出三阴三阳病证，加减化裁，"论广"而成，撰为《伤寒论》，并重释了《汤液经》经方方义。

（四）细分古医为六大派

刘民叔还高屋建瓴地划分并论述了中医古代六大流派，即针灸派、汤液派、祝由派、导引派、割治派和房中派，其中针经、汤液之间多有渗透。

1. 汤液派

凡治神农学者称汤液派，即中医处方用药者属汤液派。神农、伊尹、仲景为汤液派之集大成者，张仲景也是神农学派的传人。汤液派以《神农本草经》《汤液经》《伤寒论》为指导。

汤液家法，辨证首重立法，而后候证；先立风、寒、温三纲，后定汗、吐、下、利、温中、养阴六法，再以表里分配而出六经。简言之，即一表二里，一表在太阳主汗法，二里实则阳明主下法，虚则少阴主温法，此为汤液辨证的要旨，也是药治学家之正宗，理论与实践都简明扼要。

2. 针灸派

治黄帝学者称针灸派。针法是运用针刺捻转与提插等手法来刺激人体特定部位，从而达到治疗疾病的目的；灸法是以预制的灸炷或灸草在体表一定的穴位上烧灼、熏熨，利用热的刺激来预防和治疗疾病，通常以艾草最为常用，故而称为艾灸。另有隔药灸、柳条灸、灯心灸、桑枝灸等方法，是东方医学的重要组成部分之一。其内容包括针灸理论、腧穴、针灸技术以及相关器具，在形成、应用和发展的过程中，具有鲜明的汉民族文化与地域特征，是基于汉民族文化和科学传统产生的宝贵遗产，其理论以《黄帝内经》为基础。

3. 导引派

治彭祖学者称导引派，也就是摄生、养生之术。史传彭祖寿高 880 岁（实际寿数合今天 144 岁）。自尧帝起，历夏朝、商朝，商朝时为守藏史，官拜贤大夫，周朝时担任柱下史。由于彭祖这个氏族精于养生，族中长寿之人辈出，并以此闻名于世，于是逐渐产出彭祖享寿八百这类的传说并流布于后世，彭祖这个氏族可以说是上古时代一个有代表性的著名长寿家族。

《庄子·刻意》曾把他作为导引养形之人的代表人物；屈原的《楚辞·天问》中还记载"彭铿斟雉帝何飧，受寿永多夫何久长"，意思是他善于食疗，所以寿元悠长。道家更把彭祖奉为先驱和奠基人之一，许多道家典籍保存着彭祖养生遗论。晋代医学家葛洪撰写的《神仙传》中还特别为彭祖立传，当时的君王派人向他求道，他只说："吾遗腹而生，三岁而失母，遭犬戎之乱，流离西域，百有余年。"

狭义的导引是以运动肢体和自我按摩为特点，可以概括整个动功，如五禽戏、八段锦、易筋经之类或按摩。

《内经》中总结导引法的适应证有"痿、厥、寒、热"和"息积"，临床配合"按乔"（按摩）进行；还提到以烫药、导引配合治疗筋病。其实汤液派张仲景在《金匮要略》中也用"导引、吐纳、针灸、膏摩"等方法治疗四肢"重滞"症。华佗《中藏经》"导引可逐客邪于关节""宜导引而不导引，则使人邪侵关节，固结难通"等记载。汉代医家对导引疗病的认识逐步加深，使用导引疗法的范围也愈益扩大。1974年湖南长沙马王堆3号汉墓出土的帛画《导引图》，即是了解汉代以前导引发展的极其珍贵的资料。

刘民叔所言导引派，不仅是狭义的运动养生，应该是包括了儒释道三家内家修炼，其基础理论亦出自《黄帝内经》。

4. 房中派

治素女学者称房中派，汉代以后归于道家养生的范畴。素女是中国历史上最有名气的性爱女神，传说她性感妩媚，仪态万方，深谙阴阳采合之术，因而始终如少女一般娇嫩美丽。她曾与九天玄女一起与黄帝探讨男女生活的课题，将她自己亲身总结出来的一套系统理论传授给黄帝。后世把房中术称为"玄素"或"素女之道"，即本源于此。

房中术即中国古代的性科学。从现代性科学的观点来看，房中术主要包含性的常识、性技巧、性功能障碍治疗与受孕等方面，同时它又不局限于性，而是把性与养生结合在一起，与追求长生不老或延年益寿结合在一起。它最早出现于汉代，而且与道家关系极为密切。长期以来，房中术被人们涂上一层神秘、玄虚的色彩，但实际上它在很大程度上代表着中国古代的性学理论。

5. 祝由派

治苗父学者称祝由派。祝由，是《黄帝内经》成书之前，上古真人治病的方法。祝由之术可远溯上古。《韩诗外传》载："吾闻上古医曰弟父。弟父之为医者，以莞为席，以刍为狗，北面而祝之，发十言耳，诸扶舆而来者，皆平复如故。"《素问·移精变气论》云："黄帝曰：余闻古之治病，惟其移精变气，可祝由而已。今世治病，毒药治其内，针石治其外，或愈或不愈，何也？"《圣济总录·卷第四·治法由》谓："周官疡医，掌众疾祝药剂杀之齐，必先之以祝，盖医之用祝尚矣。"历代中医体系都有祝由一脉，及唐代王焘《外台秘要》收载"祝由科"，说明最迟在唐代，祝由已成为中医体系中独立一科。明代太医院设医术十三科："曰大方脉，曰妇人，曰伤寒，曰疮疡，曰针灸，曰眼，曰口齿，曰咽喉，曰接骨，曰金镞，曰按摩，曰祝由。"张介宾说："今按摩、祝由二科失其传，惟民间尚有之。"而上溯直至《黄帝内经》，通篇不言鬼神邪祟，认为"因知百病之胜，先知百病之所从"是祝由取效的原因，王斌的注文也仅有"祝说病由，不劳针石而已"几个字，说明祝由一直处于中医体系的边缘。历代医家或有信者，或有疑者，以之为临床权变之术。即便著有四卷《祝由录验》的赵学敏，对待祝由的态度也是"禁法之大莫如水法，次则祝由，兹录其小者，绝扰屏嚣，均无妨于大雅。其有近于巫、觋所为者，概在所摈"(《串雅内外编·串雅内编·凡例》)。

巫术在古代又被称为祝由之术，是一项崇高的职业，祝由也曾经是轩辕黄帝所赐的一个官名。当时能施行祝由之术的都是一些文化层次较高的人，十分受人尊敬。祝由术是包括中草药在内的，借符咒禁禳来治疗疾病的一种方法。"祝"者，咒也；"由"者，病的原由也。本法在中国广为流传，多由师傅带徒弟，口传心授。后世中医有祝由科，借画符等形式改变影响患者的心理和气场，对某些疾病有良好的效果。后来也有神汉巫婆，附会祝由之名，做迷信的事情。

6. 割治派

治俞跗学者称割治派，即中医外伤科学。俞跗，上古医家，相传擅长外科手术，是黄帝的臣子。《韩诗外传》卷10写道："中庶子曰：吾闻中古之为医者，曰俞跗，俞跗之为医也，榾木为脑。芷草为躯，吹窍定脑，死者更生。"司马迁《史记·扁鹊仓公列传》中云："医有俞跗，治病不以汤液醴酒，镵石桥引，案扤毒熨，一拨见病之应，因五脏之输，乃割皮解肌，决脉结筋，搦髓脑，揲荒爪幕，湔浣肠胃，漱涤五脏，练精易形。"

相传黄帝时期出现了三位名医，除了雷公和岐伯两人外，名气最大的就是俞跗，他在外科手术方面很有经验。据说，他治病一般不用汤药、石针和按摩，而是诊断清楚病因后，用刀子划开皮肤，解剖肌肉，结扎。

在俞跗晚年的时候，黄帝派仓颉、雷公、岐伯三人，用了很长时间，把俞跗的医术整理出来，篡成卷目。然而，还没有来得及公布于众，仓颉就去世了。后来，俞跗的儿子俞执，把这本书带回来交给父亲修订。不幸全家遭到了大火，房屋、医书和俞跗、俞执全家人，一起化为灰烬。

刘民叔所说的割治，就是指西医外科手术。他认为，中医重药治，西医重割治，中西两大医派，宜互相学习。并对中医古割治学进行了详尽的考证。1940年，刘民叔"爰为收集，得数若干，命曰《古医割治纪事》。分为十门，门各一卷，卷内目，不尽为医家名氏，或仍原书录名，或以原阙悬补，或用显名，或从事书，然题当事人为目者居多，非有意乱例也。至于收集未博，遗漏孔多，尚望雅士，继续采补"。可惜的是，《古医割治纪事》未能发表面世。

（五）独尊《汤液经》，比肩前贤

刘民叔曾祖刘怀公业医，祖父刘承先公亦业医，刘民叔幼承庭训，又随外祖父康朝庆公学医，少年医学思想学习于明清诸家，后又师从于蜀中大儒井研廖季平，得其真传，专门研究古医学，以廖师治经之法治医；中年转宗岐黄，专攻《内经》，撰写《脉法古义》《脉学肤言商榷》《诊余读书记》《簏后轩读书记》《与吴羲民君谈谈尺字》《辨素问五脏别论之奇恒之府》等著述，大谈《内经》理论，而且每有新解，对中国医学充满自信。其中《脉法古义》《脉学肤言商榷》阐明《内经》三部九候诊法、人寸比类，少阴太溪诊法，推崇《内经》脉法，驳斥《难经》三部九候于寸口之脉，认为《难经》脉法是伪法，剖析关尺连诊分配脏腑二十七脉之谬误，并勘正趺阳脉即人迎脉，两者同穴异名。刘民叔指出，《难经》流传既久，流毒至深，古义难明，所以古代的正宗脉法，应该大力提倡，才能始见真谛。

刘民叔曾说："迨五十而后，始跳出《内经》圈子，直溯汉魏以前汤液。古医以为脏腑、经络、阴阳、五行，皆臆说也，而汤液治病首重辨证。而证者实也，灵活运用六经辨证，此即为我中医理论之最高境，亦即为我中医之朴素唯物辩证之所在。昔陶令有觉，今是而昨非之说，故廖师一生经学思想六变，晚号六译老人。"刘民叔一生医学思想，也是随着不断地追求真理而变化。其50岁以后，研究、著述多专注于《神农本草经》《汤液经》，认为《黄帝内经》理论是岐黄家言，为针灸家设，与汤液药治家法不同谋。刘民叔自认为是"汤液家"，50岁以后"去《内经》化"，也基于其对《内经》的深入研究与认识。

四、考次《神农古本草经》

《神农本草经》简称《本经》，是目前已知最早、最完整，也是对后世影响最大的一部本草学文献。由于《本经》在流传过程中已经亡佚，书中内容通过其他本草著作如《本草经集注》《新修本草》《证类本草》等书保存了下来，经后世卢复、孙星衍、顾观光、森立之等人辑复得以传世。

刘民叔认为，中医学在汉代以前不断发展，由单方为主的本草治病逐步发展到以复方为主的经方治病。而单方治病的成熟标志就是《本经》。与《黄帝内经》一样，《本经》也不是出于一时一代一人，而是先秦以来众多医药学家不断收集各种药学资料，整理加工成书的。而成熟的经方则产生于《本经》之后，以《汤液经》为标志。张仲景论广《汤液》为《伤寒杂病论》，则是对经方的发展，代表了成熟的经方。由《神农本草经》到《汤液经》，由单味药到复方，反映了经方方证积累的漫长历史过程。

刘民叔有幸获时任四川督军王闿运赠送的宋嘉祐官本《神农古本草经》，据版本学家考证，此书为现存最早的翻刻本，是绝无仅有的孤本。

抗日战争期间，刘民叔除了忙于诊务，与外界绝少交往，所以能够静下心来重新考订《神农古本草经》。1942年，终于完成考订并刊印。全书共三卷，上卷为本说；中卷分三篇，为《神农本草》原文；下卷为逸文，并附《三品逸文考异》。刘民叔作序如下：

《神农古本草经》序

《神农古本草》三品，品各一卷，合三百六十五药。伊尹撰用《本草》，以为《汤液》；仲景论广《汤液》，以为《伤寒》。圣作贤述，源远流长。乃汉晋而后，为道家陶弘景所窜乱，陶氏其《神农》之罪人哉！《医官玄稿》论其集注，渐成润色，《文献通考》斥其论证，多作谬语，盖亦有所见而云然。唐慎微撰《经史证类大观本草》，所据者为陶本，而非古本；李时珍撰《本草纲目》，所据者为唐本而非陶本。至若缪希雍、卢之颐、刘若金、邹润庵辈，徒据唐本，以求经文，未免荒陋。而张隐庵、叶天士、陈修园、张山雷辈，未见大观，仅据《纲目》，则更失之远矣。惟清儒孙星衍、顾观光二氏辑本，知以《太平御览》为据，较之《纲目》诸本，有足多者。今读王壬秋先生校刊本，其题记云："求之六年，严生始从长安得明翻本，盖古本也。"古本在兹，三品具备，终始贯通，原为完璧，然则题记所称聊存梁以来之仿佛一语，虽直指为陶氏以前汉晋世传之古本，可也！尝考医学源流，古分二派：一曰炎帝神农，二曰黄帝轩辕。神农传本草，黄帝传针灸，家法不同，学派遂异。后汉张仲景，农伊家也，所广汤液，为集经方之大成。凡治经方者，以汤液为主；凡治汤液者，以本草为主，而本草致用，又以证候为重，与岐黄家法、针灸学派，专重脏腑经络者不同。是以知《神农古本草》中，凡有固执脏腑经络者，皆当属于岐黄……

疑宋初太平兴国时，《神农》异本犹有存者。昔孔子没而微言绝，七十子丧而大义乖，故《春秋》分为五，《诗》分为四。我《神农本草》之有异本，盖犹是耳……又古本三卷，初无目录，惟冠有本说一卷，后人改称名例，或称序例，或称序录，然试绎其义理，多与汤液经法不合，其开宗即以上药一百二十种多服久服不伤人为说。按三品众药，具有多服久服之明文者，都一百五十余，除上品外，中品亦达二十以上，即下品之铅丹、莨菪子、翘根、蜀椒皆与焉。是知可多服久服者，固不仅夫上品也，乃道家影射，妄倡神仙服饵之说，不知顿服而量重者谓之多，不愈而连服者谓之久，非谓终身服食之也。《本说》又言：上药为君，主养命；中药为臣，主养性；下药为佐使，主治病。宜用一君二臣三使五佐，又可一君三臣九佐使也。若然，则《汤液经》之桂枝汤，仅用五药，似已违越此君臣佐使之法度矣，况桂枝、甘草、大枣俱上品，芍药、生姜俱中品，方制为三君二臣，更无下品佐使治病之药，似又违越此三品分主之法度矣。再如麻黄汤仅用四药，桂枝、甘草属上品，杏仁属下品，人皆知麻黄发表出汗，为本方治病之主药，乃中品而非下品也，然则所谓下药为佐使主治病者，岂其然乎？揆厥经义，不过三品分卷，而以缓药居上，重药居中，峻药居下。凡药皆毒，毒则疾病可愈，愈则性命可养，非必上品养命，中品养性，下品治病也……

故药之治病，不必以理求，但求兹神农尝试之效能耳。例如桂枝利关节、芍药利小便、麻黄发表出汗、大黄通利水谷，即此效能。以为治病之基本原则，可也，不必于此基本原则之外，再求其理，否则非附会，即穿凿矣。至于阴阳配合，子母兄弟，相须、相使、相畏、相恶亦皆徒托空言，难于徵实……而孙、顾两氏，不知此义，且未见古本，沿袭前人之积误，误以《本说》为辑《神农本草》之大纲，两氏为长于考古之儒，而非医家，是又不必以医义相责也。夫神农为内圣外王之古儒，《本草》为格物致知之古经，与《灵枢》《素问》出于道家玄学者，固道不同不相为谋也。今欲昌明经方，发皇汤液，舍我《神农本草》三品，孰能与于斯？爰遵古本，付诸剞劂，不改一字，不移一条，悉仍壬秋先生原刊之旧，并取孙、顾辑本，钩考遗文，别附于三品之末，以备文质，学者其能循此，以仰溯仲景《伤寒》、伊尹《汤液》之渊源乎！孔子曰：后生可畏，焉知来者之不如今也。（复）

性至愚，愿与来学共之。

民国三十一年元旦　成都刘复民叔　撰于景伊草堂

由于唐孙思邈对《神农古本草经》致力不深，未入其门，有所篡解，以致谬传后世，刘民叔深表痛心。他认为：

盖孙真人者，道家之流亚也。道家出于黄帝，故孙氏之书尊重岐黄，轻蔑神农，观其自序可知矣，其云："大圣神农氏，愍黎元之多疾，遂尝百药以救，疗之犹未尽善。黄帝受命创制九针，与方士岐伯、雷公之伦，备论经脉，旁通问难，详究义理，以为经纶。故后世可得而依畅焉。"嗟呼！以孙氏之贤，尚未深致力于《神农本草》，反以犹未尽善为言，未入其门，何由见其宫室之美？宜其撰用岐黄之论，博采药治之方，道冠儒服，泾渭不分，农伊家法从此式微，此则孙氏所不能辞其咎者矣。

……王焘未得医家传授，固不识农伊与岐黄之派别也，惟其非医门专家，所以不似孙真人之私心自用，而能本其大公至正之心，详录卷帙篇目，撰人姓氏。

鉴于《神农古本草经》各版本有异，有所遗逸，故认为《本草经》上、中、下三品分类牵强附会，不置可否。并对《本草经》阴阳配合、子母兄弟、相须、相使、相畏、相恶亦皆徒托空言，难于证实，沿前人之积误，故刘民叔又作《神农三品逸文考异》，其叙曰：

> 按上《神农古本草》三品，本说尊上品曰上经，中品曰中经，下品曰下经。核其品数，实与本说不同。本说以上药一百二十种为君，主养命以应天，而兹古本则一百四十四种也。本说以中药一百二十种为臣，主养性以应人，而兹古本则一百一十五种也。本说以下药一百二十五种为佐使，主治病以应地，而兹古本则一百六种也。观本说言天地，言君臣，重统一之通论，不重参差之性能，于是乎而知本说一篇，确为岐黄家涉猎《神农本草》时所题作者，而好事者又取之以冠兹古本之端也。六朝以后，研经之士，囿于本说，而皆莫能出其范围。夫《本草》旧经，原无目录，有之自孙思邈《千金翼方》始。迨宋唐慎微撰《证类本草》，其目录实导源于陶弘景之朱墨杂书。明代李时珍撰《本草纲目》，又于二卷之末，附存《神农旧经》目录。然并于兹古本不合，其所据者，盖为两晋以来，别传之异本也，从可知矣。今依兹古本上中下三品，而为品次于后。

刘民叔著《三品逸文考异神农本草》卷下，有如下叙述：

> 按本草例，《神农旧经》以朱书，《名医别录》以墨书。魏晋名医，因神农旧条而有增补者，以墨字嵌于朱字之间。王壬秋先生所谓《陶序》已云：朱墨杂书，则其传久矣，固

知朱书、墨书，不自陶氏始也。意仲景以前为朱书，仲景以后为墨书。朱书为经，经无不正，以古圣人不苟著录也；墨书则不可靠者甚多……捃诸校者，臆度分并，无非欲强合三百六十五数而已。至于去古浸远，文字脱误，所在皆是。（复）生也晚，不能赞一辞，爰取《太平御览》《证类大观》，并孙、顾两氏辑本，以钩考之，核其朱墨，证其同异，以为来学治经者之一助。然《开宝》序云："朱字、墨字，无本得同，旧注、新注，其文互阙。"是则本卷所考之三品逸文，固不敢自许为翔实也。凡所征引，于孙星衍本曰"孙本"，于顾观光本曰"顾本"，于唐慎微本曰"唐本"，依此为例。余如李时珍、卢不远、张石顽、徐灵胎以及日本森立之采辑诸本，皆不可靠，概不征引。若近人所编纂之大、小辞典，不但数典忘祖，抑且违反经方，难于撰用所谓等而下之，不足观也已。

李时珍《本草纲目》等所录过于繁杂，皆不可靠，概不征引，未入刘民叔的法眼，更加批驳"近人所编纂之大、小辞典，不但数典忘祖，抑且违反经方，难于撰用所谓等而下之，不足观也已"！

考订《神农古本草经》后，刘民叔感慨道："谨综神农三品众药，重实用不尚玄理，重效能不务广博，用无不宏，效无不特，不比附阴阳八卦，不纠缠六气五行，无一溢言，无一冗字，为汤液学派格物致知之药经。医之始，始于药，大哉神农，医门元圣！"感慨至深！

刘民叔还提议："尝议以元旦为元圣神农之祀日者以此。凡我汤液学子，共当礼拜，井研廖师季平曰：阴阳五行，古为专家，乃治平学说。自《难经》纠缠五行，以政治法，移之医学，此为大误。按《难经》为针灸家书，其尚五行，犹可说也。若汤液家，则断断乎不可撰用，兹读《神农古本草经》，固无五行学说，即《伊尹汤液》，仲景《伤寒》，杜度《药录》，亦并无只字涉及，是可证古医两大学派，未能苟同焉！"

刘民叔同样推崇孙星衍、顾观光辑本，在考次《神农古本草经》后，希望能够正本清源，但是世俗积习已深，正如其弟子杨良柏、茂如敬所言："我国医药每下愈况，传至今日，而医者更舍本逐末，立异炫新，窃西医皮毛，树改良标帜。学者复震其奇而慕其易，盲从附和，出主入奴，风气所趋，而医不能愈病，药不能尽用，中医之精义几荡然无存矣。吾师刘民叔先生有鉴于此，以为欲矫彼歧趋，匡此正轨，非提倡古医不可。于是既创中国古医学会于前，复刊《古医汤液丛书》于后，此《神农古本草》即其丛书之冠也，书既成，吾师嘱加圈别。全书共三卷：上卷为本说，中卷分三篇，为《神农本草》原文，下卷为逸文。余所圈者乃上、下二卷，中卷则仍旧，以其原有圈别故耳。惟其圈非句读之圈，或为前贤记疑志异之用，读者善自玩之可也，呜呼！《神农本草》失其真本也久矣，今吾师所订原文之外。更附逸文，考异精微，引证翔实，虽非真本，要亦不远矣。以之为天下后世法，可预卜焉。"

五、肿胀利法　攻补兼施

肿胀病历来都是顽症重症，由于当时血吸虫病流行，江南各地有大量的肿胀患者，因此刘民叔专门编著《肿胀专编》，立九法十三方。其治疗肿胀，多用峻药，急攻、缓调、攻补兼施，在严格辨证的基础上，熟练地运用逐水之法，淡渗利水和峻下逐水相互配合以提高疗效，突破了古代医家所设立的峻下逐水禁区，根据病情实际，大胆而审慎地应用峻下逐水剂，取得了较好疗效。

（一）规范"水气病"，命名为"肿胀"

刘民叔认为，凡难治性胸水、腹水、浮肿都可归纳为肿胀范畴，比传统四大顽症之一的"鼓胀"，其内涵又宽了许多，类似张仲景《金匮要略》水气病篇中的"水气病"。水气病即水肿病，是由于脏腑功能失调，津液运行障碍，以致水湿停聚，泛滥人体各部而形成以浮肿为主要症状的病证。由各种原因导致的水肿患者，如肝硬化腹水、急慢性肾炎、充血性心力衰竭、肿瘤及各种不明原因引起的水气病，只要病机相同，刘民叔将其统归属为"肿胀"。

肿胀是疑难杂证之一，《灵枢·水胀》谓："鼓胀何如？岐伯曰：腹胀身皆大，大与腹胀等也，色苍黄，腹筋起，此其候也。"《内经》除对肿胀表现有明确的定义外，还指出了肿胀的病因病机是脾虚湿浊内积,《素问·至真要大论》曰"诸湿肿满,皆属于脾"而致气停水聚,"气行则水行""气停则水聚"。后世医家对此多有发挥,如朱丹溪《格致余论》中有《鼓胀论》专篇,指出:"此病之起,或三五年,或十余年,根深矣,势笃矣。欲求速效,自取祸耳!"《医门法律·胀病论》在此基础上,也认识到鼓胀与积聚的内在联系,如云:"胀病亦不外水裹、气结、血凝⋯⋯凡有癥瘕、积块、痞块,即是胀病之根,日积月累,腹大如箕,腹大如瓮,是名单腹胀。"

后人又将肿胀分为"气鼓""血鼓""酒食鼓""疫蛊""虚鼓"五种,病机为气血水毒相互关联,仅有主次之分,而非单独为病。情志郁结,肝失疏泄,气滞血瘀,肝络瘀阻、水饮停蓄或久病则脏气暗伤,疏泄调畅无力而成气鼓;癥瘕日久,肝脾脉络瘀阻,气机凝滞,水饮停聚而成血鼓,《血证论》云"内有瘀血,则阻碍气道,不得升降,气壅则水壅";嗜酒过度,肥甘饮食不节,脾失健运,酒瘀与脂瘀之浊气壅聚于中,土壅木郁,水浊积聚,加之肾气失司,开阖不利,水不得泄而成酒食鼓,《诸病源候论》谓:"水毒气结聚在内,令腹渐大,动摇有声。"机体感染疫水,晚期则内伤肝脾,脉络瘀阻,升降失司,清浊相混,三焦不利,水道不通而成疫鼓;肝、脾、肾脏气亏损,精、气、血匮乏以致疏泄、运行、气化不及而致气结、血凝、水停或气、血、酒食、疫经治后邪减正伤,尚有大病、大出血而成虚鼓。

目前一般将肿胀分为气鼓、水鼓、血鼓。在肿胀形成之前,常常先有积聚等证日久，致气、血、水也常相因为病，气滞则血瘀，血不利而为水，水阻则气滞，反之亦然。气、血、水结于腹中，水湿不化，久则实者愈实；邪气不断残损正气，使正气日渐虚弱，久则虚者愈虚，故本虚标实，虚实并见。晚期水湿之邪，郁久化热，则可发生内扰或蒙闭心神，引动肝风，迫血妄行，络伤血溢之变。

（二）"肿胀"由厥阴枢转少阳，少阳主"利法"

刘民叔临床尤擅治卒中大厥、腹水鼓胀等疑难诸症，他著文论说腹水肿胀属厥阴病，治在少阳，少阳主利法。而《伤寒杂病论》治疗厥阴病仅有乌梅丸证、柴胡桂枝干姜汤证、黄连干姜汤证及薯蓣丸证等，应将诸泻心汤归于厥阴方证。认为泻心汤可以将厥阴病枢转至少阳病，由深而浅，再以少阳病利法治之。他经考证后认为，因古时"和""利"两字相近，或有笔误，遂将"利"误为"和"字，后世诸家以讹传讹，而不知少阳的"和解"当为"利解"。一个"利"字，体现了刘民叔治疗肿胀的精髓，比起流传已久的"气、水、血"互结的治法，简约了许多。他所著《肿胀专编》，立九法十三方，引经据典，心裁独出，并附验案。以下节选：

> 腹水肿胀治在少阳，少阳主利法者也。

> 上胪举药经二十四条，计此之外，尚有主消水之泽泻，主除水之旋覆花、芫蔚子，主逐水之苦参、黄芩、鸢尾，

主腹满之白薇、卫矛、桔梗、白马眼、大黄、蜂子，主风头眩肿痛之菊花、杜若、莽草、麋脂，主面肿之葱白、蟹，主脚肿之陆英、夏枯草。其余可以引申之，以治肿胀者为数尚不少，如主除寒热结之枳实，主破坚逐邪之葶苈，主肉痹拘急之茛蓉子，主痈疽久败疮之黄芪，主痈肿恶疮之芫花、石脂、鹿角、白及、白棘、白敛、虾蟆、蝼蛄、络石、薇衔、瞿麦、土蜂子、天鼠、矢生、大豆、桑上寄生，等等，可谓开发治肿胀者之宝藏，是在中医师之善用否也。而况尚有《神农》以后之《本草》、民间使用之验药乎! 所惜者关于冷门诸药，药店少有备售，服药之家购置维艰，斯于中医治病时诚为掣肘者也。观诸主治肿胀之药，多属下水气者。知肿之无不由于水，胀之无不起于气也。水不化气，气不行水，斯肿胀于是乎成焉。且诸药主治有癥坚痞瘕者，留癖饮食者，积聚结气者，恶肉恶疮者，蛊疰虫鱼者，痈肿脓血者，惊痫癫疾者。则今日中医所遇各式各样不同致病之原，诸腹水肿胀者，皆可得此举一反三之治法焉。

尝读《神农》于巴豆、芫花、莽草、蜈蚣诸条，并以"杀虫鱼"三字著录。夫虫而与鱼骈列并举，则知此虫之当包括水虫而非仅言陆虫也。是诸药所杀之水虫，除汉唐间所称之射工、水弩、沙虱、溪毒以外，而今"日本住血吸虫"亦必包括其间。唯此诸药皆味辛温者，且巴豆条内已著录"大腹水胀"四字，明文赫然可据。然则住血吸虫所致之肿胀亦可得而治之，且治之而必效者矣。此《神农本草》之所以为药经也，兹即神农所列肿胀诸药中，所举之泽漆、郁李、巴豆而言之，按三物，在《神农药经》皆属下品，在草部。泽漆主大腹水气，在木部，郁李主大腹水肿，巴豆主大腹水胀。初读之，若无大异。细绎之，乃知三物所主，其浅深轻重屹然不同。何者泽漆仅言大腹水气而已，未言肿，未言胀也。若郁李，则进一步言，大腹水肿矣，但尚未及巴豆所言之大腹水胀也。夫同一言。大腹而有水气、水肿、水胀之各别，是以知《神农》经文无一字之苟设，且进而益知下品峻药中，又有缓药、重药、峻药之别焉。新进之士金以《神农本草经》文简，略为憾。殊不知其修辞精审，绝非心躁神浮者所能登其堂入其室者也。

第五例　大戟汤方七

属少阳阳明合病，里证，气分。脉沉绝者，指绝沉而无浮象也。按伏脉较之沉脉更沉，按之入骨乃见，方为伏脉。大戟属里药而略带表性，《本经》大戟主中风、皮肤疼痛，是中风而皮肤有水气疼痛者，可用大戟；枳实、厚朴属里药而带表性。

第六例　原巴豆汤方八

内有积聚，如肝硬化脾肿大之类，舌上苔者，可用巴豆；舌上无苔者，不可用巴豆。治水肿用巴豆，必舌上有苔，而甘遂、大戟同之。水肿病，舌上无苔者，郁李仁证。舌边紫者，䓤茼子证，泽兰亦附焉。盖舌上苔者，属有形之实积。舌上无苔，属无形之水气证。

鳖甲治水肿属血积，必脉形属细。

第七例　一物葶苈汤方十

从《金匮》葶苈大枣泻肺汤变化而得，水气上逆，壅塞肺气，倚息不得卧，用葶苈子以泻之。大枣则须视病体之强弱，酌情加之，此实证之结果。

第八例　一物黄芪汤方十一

口中和，小便清长，加肉桂一钱。口中和，即口中不和之对辞。不和者，如口苦、多涎、腻痰等。小便清长，口中和，属少阴病下焦虚寒，故加肉桂以温之，俾助黄芪益气行水。

第九例　附子干姜汤方十二

附子干姜汤即真武汤，附子人参汤即附子汤，两方并属少阴伤寒。盖肿胀日久，肌肉腐败，但欲眠睡，脉沉微，皆少阴本证。阳气外亡，急当温之，与真武汤温阳利水。而脉沉微，脉沉细，以微为无形之细。细为有形之微，沉细较沉微为浅，微为阳气衰竭，故真武汤姜附并用；细为阳气尚存，附子汤附子人参同用。盖不若姜附之急救回阳也，一如仲景伤寒四逆汤法。

《内经》说："治病必求于本。"肿胀虽病因复杂，病机变化多端，然穷其本源，不离阴邪为患，元阳虚衰为根本，温煦气化乏力。阴平阳秘为治疗肿胀之基本目标。肿胀之疾多缠绵日久，正气极虚，邪气极甚，病情深重已至奇经八脉。正虚不受虎狼之兵，所以只需令正气稍复，邪气渐退，逐步枢转，正邪大势达到一个相对均衡状态，以图缓功。

（三）疑难重症，突破禁区，扶阳逐水，攻补兼施

刘民叔治疗肿胀，多用峻药，急攻、缓调、扶阳、攻补兼施，突破了某些古代医家所设立的峻下逐水禁区。临床根据实际病情，大胆而审慎地应用峻下逐水剂，取得了较好疗效。在严格辨证的基础上，熟练地运用逐水之法，用淡渗利水和峻下逐水相互配合以提高疗效，常选用甘遂、葶苈子、商陆、牵牛子、大腹皮子、猪苓、茯苓、玉米须、葫芦、石龙芮、冬葵子等配合使用，遵循"急则治其标，缓则治其本"的原则，以补虚扶正为常法，逐水攻邪为权变，强调了阳气虚衰在病机中的核心地位，特别注重对晚期肿胀的扶阳，大量使用姜桂附等扶阳药物。

我们还是从刘民叔的临床病案中来体会其治疗肿胀的法度及胆大心细的用药特点。

1. 肝硬化腹水案

蔡某，男，56岁。1957年1月19日初诊。

据云医院诊断为肝硬化脾肿大，腹胀如鼓，气急如喘，万分危险，宜与疏理宣养，防变生不测。

白附块一两，茯苓皮一两，五味子一两，甘遂三钱，商陆三钱，葶苈三钱，李仁五钱，枳实五钱，牵牛五钱，大腹皮子各一两，甘草二钱。

编者按：本案鼓胀是由于气滞腹胀，久则壅滞后成瘀，肝

脾肿大形成积聚。积聚日久，气滞血瘀，气滞则水不行，水不行则气愈滞，血不行则病水，水不行则病血，累及肾脏气化，水浊不化，稽留于内，正气耗伤，产生腹水。病急症重，故用攻逐水饮，兼护元气。甘遂与甘草同用属"十八反"，深入奇经八脉；商陆、葶苈、李仁、牵牛转出少阳与膀胱而利之。刘民叔"有故无殒"，突破禁忌。

2. 胃癌胸水案

郭某，男，43岁。中山医院406室13床。1956年12月26日初诊。

胃癌已于9月19日手术切除，于今复发。胸水，喘促，身面浮肿，万分危险，姑暂疏理。

白附块五钱，生白术五钱，带皮苓五钱，筠姜三钱，苍术三钱，杏仁三钱，安桂（安南肉桂）一钱，甘遂二钱，吴茱萸一钱，生卷朴三钱，葶苈子五钱。2剂。

编者按：《金匮要略·水气病脉证并治》云"正水，其脉沉迟，外证自喘"。"外证"即医家所能观察到的症状。水饮内停引起肺气上逆，咳嗽伴肢体水肿、小便不利，元阳衰败、肺气逆致水饮内停。治以桂附法为大法，以甘遂、葶苈子深入厥阴膏肓之地；吴茱萸、厚朴枢转少阳，温和疏利而解。

3. 尿毒症肿胀案

陶某，女，35岁，浦东籍。第二人民医院105室3床。1957年2月14日初诊。

经诊断为高血压病、慢性肾炎尿毒症，万分危险，宜与疏理益养，望好转。

白附块四钱，生卷朴三钱，西瓜翠五钱，苏子三钱，桔梗三钱，杏仁三钱，李仁五钱，牵牛五钱，葶苈四钱，安桂一钱，生大黄一钱，潞党参一两，赤豆一两。2剂。

编者按：尿毒症属于中医"癃闭""关格""水肿"范畴。本证阴霾弥漫，中焦寒湿内生，阳气运行受阻，地气不升，天气不降，水湿淤积。治宜走膀胱经脉，但因病至膏肓之地，故李仁、牵牛、葶苈、生大黄走任脉而出，生卷朴、西瓜翠、苏子、桔梗枢转少阳，温阳疏利，药量轻清，取宣上通下之意。

4. 心衰水肿案

王某，女，28岁。1957年5月18日初诊。

据云医院诊断为心脏病腹水鼓胀，面足浮肿，气急喘息，万分危险，宜主因势利导，望其安全勿变。

枣儿槟五钱，鸡心槟五钱，海南槟五钱，甘遂二钱，杏仁三钱，葶苈四钱，李仁五钱，枳实三钱，白丑五钱，赤豆一两，西瓜翠衣一两。2剂。

5月20日二诊：面足浮肿，惊悸气急，万分危险，宜与温中疏导，望奏续功。

黄附块五钱，白附块五钱，白茯苓五钱，苏子三钱，葶苈五钱，苍术三钱，李仁五钱，肉桂二钱，赤豆一两，苡仁一两。2剂。

5月22日三诊：惊悸喘促，面浮腹胀足肿，万分危险。服前方渐好转，宜与温中疏化。

黄附块五钱，白附块五钱，生白术五钱，带皮苓五钱，筠姜二钱，肉桂二钱，李仁五钱，葶苈五钱，赤豆一两，薏苡仁一两。2剂。

5月24日四诊：惊悸喘促，面浮腹胀足肿，万分危险，服前方后颇有转机，宜再温中疏化。

黄附块一两，白附块五钱，带皮苓一两，赤小豆一两，苞米须一两，筠姜三钱，茅术三钱，肉桂二钱，桂尖三钱，李仁五钱，甘草二钱。2剂。

5月28日四诊：惊悸喘促，面浮腹胀足肿，万分危险，服前方后渐渐好转，宜再标本并治。

茯苓皮一两，葶苈一两，苞米须一两，大腹皮子各一两，赤豆一两，甘遂三钱，厚朴三钱，杏仁三钱，李仁三钱，枳实三钱，牵牛五钱，番泻叶三钱。2剂。

编者按：本案为心肾阳虚，不能温化水湿，泛溢肌肤，水饮上凌心肺而致肿胀。关于心衰肿胀，《备急千金要方·心脏门》曰："心衰则伏。""伏"可指外邪入里，与内邪相合为病，导致阳气不化，小便难少而出现水肿。《金匮要略》曰："热止相搏，名曰伏；沉伏相搏，名曰水。沉则脉络虚，伏则小便难……水走皮肤，即为水矣。"刘民叔遵《内经》"开鬼门，洁净府，去菀陈莝"之法，水饮泛滥，证属阴沉，已入手厥阴心包经，或已深入奇经八脉。故在扶阳大法的基础上，以李仁、葶苈子深入奇经八脉，搜剔痰水；以大腹皮、薏苡仁等枢转少阳，温养心肾，上下通利而取效。

5. 积聚肿胀案

案一 顾某，男，54 岁。1957 年 6 月 24 日初诊。

据云医院诊断为食道癌，已经手术。少腹胀，两胁痛，食难下，气上冲，宜与温中平降，望其安全出险。

白附块五钱，原巴豆三钱，生白术三钱，潞党参五钱，黄芪五钱，归身五钱，肉桂一钱，甘草一钱，带皮苓五钱，茯苓皮五钱。2 剂。

案二 张某，男，54 岁。1958 年 4 月 11 日初诊。

厥阴聚气，积于少腹，左侧大如碗，硬如石，万分危险，服前方（未查到）已渐减轻，宜再温中煦化。

原巴豆五钱，五谷虫五钱，两头尖五钱，荜茇三钱，吴茱萸三钱，延胡五钱，肉桂三钱，金铃三钱，海藻五钱，橘核五钱，茯苓五钱，枸橘李一两，苞米须一两。2 剂。

案三 雷某，男，53 岁。1959 年 12 月 15 日初诊。

据云医院诊断为肝癌，腹胀，足肿，呕吐清水，脉细如线，骨瘦如柴，万分危险。由肝传胃，渐渐侮上，防变。

白附块三钱，带皮苓五钱，霞天胶三钱，筠姜三钱，潞党参五钱，五味三钱，肉桂二钱，当归三钱，公丁三钱，熟地五钱，甘草二钱，苞米须一两，柿蒂一两。2 剂。

编者按：肿胀一症，虚实夹杂，盘根错节，变化多端。倘能把握病机，辨病结合辨证，亦可获效。上述三案，一例食道癌，二例肝癌，肝癌应属"石瘕"，刘民叔立方遣药，善于抓住阳郁阴盛的主要矛盾，审其病之结，在机体尚实情况下，以温阳为大法，大胆攻下，峻下逐水，帮助机体正气以攻克病势；同时注重扶正温中，攻补兼施。

6. 肋膜炎腹水肿胀案

谢某，女，54 岁。1959 年 9 月 28 日初诊。

据云医院诊断为肋膜炎，腹水鼓胀，万分危险。宜再宣利三焦，以求续治之功。忌咸。

原巴豆五钱，生卷朴三钱，半边莲五钱，筠姜二钱，甘遂三钱，细辛三钱，葶苈五钱，五味三钱，泻叶四钱，甜苦杏各四钱，黑白丑各一两，红枣 4 枚。2 剂。

编者按：巴豆、甘遂攻下逐水虽药性猛烈易伤正气，但对阴寒凝滞、水结胸腹，停滞日久，又非猛烈之品则不能取效。对可任攻逐者，也要注意"衰其大半而止"，不可过剂伤正。此法可谓"温下逐水法"。

六、穷其一生，论治痿证

刘民叔对于痿证的研究，可以说是纵贯其一生。他 19 岁参加中医考试高中状元的考试命题就是论《素问·痿论》，而临床上更是处处关注痿证，对于痿证患者，时时恻隐，时时体恤。他总结和发展了中医治痿的理论，并积累了丰富的临床经验，形成了独特有效的治疗痿证风格。

（一）痿证乃"神机化灭"，治痿当"昌明正阳"

中医对于痿证的认识，一般是指以肢体筋脉弛缓、软弱无力、不能随意运动或伴有肌肉萎缩为主要临床表现的一种病证。不仅四肢百骸痿废不用，而且还可能并发各脏腑功能痿废不用。痿证的病机为先天禀赋不足，外受湿热等邪，致阴精耗损，甚至阴损及阳，阴阳俱虚；多为进行性发展，类似现代医学中的重症肌无力、进行性肌营养不良、格林巴利综合征、运动神经元病、多发性硬化症、中枢神经损伤等难治性疾病，甚至中风后遗症等。凡符合本病证候特征者，均可归纳为中医痿病来辨证论治。

痿证的治疗，《素问·痿论》有"治痿独取阳明"之说，被历代医家推崇为治疗痿证基本治疗原则，是治疗痿证的大纲。其立论机理为"阳明者，五脏六腑之海，主润宗筋，宗筋主束骨而利机关也"。后世医家在此基础上发挥，在辨证上遵循于此，在临床选方用药时，应重视补益脾胃、益气养阴血。"独取阳明"尚包括清胃火、祛湿热，以调理脾胃。临床辨证时，要审证求因，不可拘泥于其"虚"和"热"之病因，还需辨证是否有寒湿凝滞之证型，同时辅助针灸推拿等方法。

历代医家对痿证有不同的认识。随着对痿证认识的不断发展与完善，痿证的治疗方法也是在不断地进步与丰富。刘民叔经过30多年的不断考证，特别是在对《神农古本草经》研究中，将其所注明的五味治痿药物——附子、五加皮、紫菀、虎掌、牛膝，称为"神农五药"，这些药物在《内经》成书之前就是治痿主药。再者，结合临床论述"仲景三方"：甘草干姜汤、芍药甘草汤、四逆汤治痿主方，编为《素问痿论释难》，是刘民叔学术思想中最精妙、最深奥之处，充分体现了刘民叔重视阳气的特点。

如其弟子所言："刘民叔悬壶沪上，目睹苏浙闽粤地卑近海，病多寒湿痿痹。而江南医风，时尚轻清，避难就易。所用之方，沿袭温病学派叶天士、王孟英一路，轻描淡写，治之于痿痹拘挛一症，毫无效见，久则形成瘫痪，类同半死。至此，医者不顾家属不医，视之者莫不伤怀感叹。刘民叔乃重用附子，每疏方一剂，少则一二两，多至半斤、一斤。世医畏之，以为苏浙人士，质薄体弱，岂堪任此乌头、附子大辛大热之药，且剂量逾常以治之。一时流言蜚语，中伤谩骂比比皆是。刘民叔全然不顾，一心以患者为重。刘民叔在讲解课题时，特对附子一药的家族、性味、功能、主治、生长、采摘、炮制、用法、煎法、服法，以及品之优劣、毒性大小等详细辩解；又以四川家常以附子焘牛肉为佐餐佳肴，而深受大众所喜爱，且习以为常，从无中毒现象发生。有以四川地处西南山区，多寒多湿，故率可服之而无害，则二广较之苏浙，地理气候温热更多，彼处亦以附子焘牛肉佐餐，为家常便饭。若此，则江南医生之怕用附子，亦数百年来师徒相承之积习，且江南药店炮制之淡附片的功效远逊四川炮制之黄附块。刘民叔乃从四川飞机专程运黄附块数百斤，供沪上各大中药店以备配方，而本利全归药店所得。嗣后，沪上中药饮片中始有此黄附块一味。当时与刘民叔同时设诊沪上的，有四川祝味菊，亦好用附子，常用量在一两、二两，颇为得心应手，因此有祝附子之称。刘民叔更常以硫黄、砒石入药，时人誉之为火神，并有称刘民叔为怪郎中者。刘民叔有感于此，引用《素问·痿论》而著有《素问痿论释难》一书。书一出，江南医风为之一变。"

后人评价《素问痿论释难》一书"极尽辨证之能事，收罗宏博，选择谨严""一字一句，皆有来历，其阐发古圣奥义，殆无余蕴。然后知先生真知医者也，故能穷其道而问于世。医人之所不医，学人之所不学，博古通今，岂近世之时医所能望其项背？"

刘民叔"昌明正阳"的理论提出，在以前历代文献之中没有系统的论述的。首先要明确正阳阳明的概念与范围。刘民叔认为，广义的正阳阳明就是在手厥阴心包经、手少阴心经、手太阴肺经三个区域，也就是巳、午、未太阳病欲解时，或有正邪相争，是疾病治疗的关键时期。而狭义的正阳阳明是手厥阴心包经区域，是太阳病全解时，或是正邪相争的极期。因为痿证是奇经八脉病，所以其证、其治都在正阳阳明区域。

刘民叔 1933 年著《素问痿论释难》一书，当时已客居上海七年，正属壮年。"苏浙闽粤，地卑近海，病风痹痿厥者綦众。无如近代医流，避难就易，崇尚叶、薛之时派，不研圣哲之经籍，持论模棱，处方清淡。凡遇枯、挛、擘、躄、弹曳、瘫痪及诸半死者，在医家则弃而不顾，在病家则委而不治，忍心伤仁，尚更有甚于此焉者乎。（复）既目击，倍觉心伤，爰述大圣人之意，撰为《素问痿论释难》一卷，别辑《痿方粹编》三卷。若能细心寻绎，虽未能尽起死人，肉白骨，而见病知源，十全其九，则必为可能者矣。"此文词深旨奥，信息量很大。笔者文识有限，不敢妄评，只能简要介绍。

《素问痿论释难》序

风、痹、痿、厥，奇恒之病也。奇恒者，言奇病也，谓其异于常也。《素问》分著四论，平载于第十二卷。然此四者，又每相兼病，如风痹、风痿、痹厥、痿厥之属。然则风、痹、痿、厥，可以分可以不分，可以兼可以不兼，分则其常，兼则其变也。虽然经义何以必于风、痹、痿、厥分著四论而平载之欤？盖四者为同病而异名者也，中于阳命曰风，留于阴命曰痹，绝于下命曰痿，逆于上命曰厥。风与痿近，偏于气分也；痹与厥近，偏于血分也；气出于脑，血出于心。所以四者之同，同其病机；四者之异，异其病状。智者察同，愚者察异，能识其一，则三者可以隅反。夫读万卷书，当行万里路，山海异候，五方异宜，乃能备悉其情。若足不出户，闭门著书，而谓能治异候异宜之疾，直是欺人语耳。此（复）所以于民国十五年十月，背岷江，过三江，而来游申江之上也。悬壶沪滨，于今七载，固是以活人者活己，而吐我固陋，且欲以医世者医医。苏浙闽粤，地卑近海，病风痹痿厥者綦众。无如近代医流，避难就易，崇尚叶、薛之时派，不研圣哲之经籍，持论模棱，处方清淡。凡遇枯、挛、挛、躄，蹒曳、瘫痪及诸半死者，在医家则弃而不顾，在病家则委而不治，忍心伤仁，尚更有甚于此焉者乎。（复）既目击，倍觉心伤，爰述大圣人之意，撰为《素问痿论释难》一卷，别辑《痿方粹编》三卷。若能细心寻绎，虽未能尽起死人，肉白骨，而见病知源，十全其九，则必为可能者矣。

民国二十二年甲戌，刘复序于上海市南京路保安坊

他首倡奇恒之病，比《伤寒论》六经病更深、更顽固，更加难以治疗。

以下节选文中部分精粹，"痿"之由来与定义：

《引申（六论）》

综读全论，凡原因病形治法，靡不具备，又痿躄之散见于《灵》《素》两经者，尚复不少。集而研之，义理至为丰富，惜古今注家，莫之探索，（复）不揣谫陋，勉释其难，谨将应先为引申者，揭发于下。……古谚有之曰："痿人不忘起。"是则痿人，非但不能逶迤，抑且为之痿弱而不能起矣。《灵枢·脏腑病形》云："风痿，四支不用。"《素问·阴阳别论》云："偏枯痿易，四支不举。"《灵枢·杂病》云："痿厥为四末束悗。"据此则痿具枯萎之义也，在草曰萎，在人曰痿，各有所属而已。《素问·气交变大论》云："岁土太过，雨湿流行，甚则肌肉萎，足痿不收行，四支不举。"据此则萎、痿同义，互为通用之字也。四引《灵》《素》，皆以痿主

四肢，固知痿非足疾之专名。凡四肢枯痿，软弱不举者，皆可名为痿病也。若于痿下，连一躄字，则又专以足疾为训矣。

本论创始，黄帝首以五脏使人痿为问，是痿分五脏，为义至古。而五痿命名，显必具有同等意义者也。故于心，则以心主身之血脉而命名脉痿；于肝，则以肝主身之筋膜而命名筋痿；于脾，则以脾主身之肌肉而命名肉痿；于肾，则以肾主身之骨髓而命名骨痿；惟于肺脏，但曰肺热叶焦，则皮毛虚弱急薄著，则生痿躄也。揆以肺主皮毛之义，则此肺脏所生之痿躄，理当命名皮痿。其不曰皮痿，而曰痿躄者，良以肺病所致之痿，位冠四痿之首，故总其名曰痿躄。而于心、肝、脾、肾四脏所致之痿，则但指其所主者，而名之为脉痿、筋痿、肉痿、骨痿也。核其实，乃五痿之痿字下，皆当有躄字也。不然，独以肺所致者，名为痿躄，而与四痿异趣，不将失其同等命名之旨耶。盖痿躄二字，为五脏使人痿之总名，非为肺病皮痿之专名也。

痿躄连用，是五痿总名：

乃经义又必于痿下连一躄字，何也？《灵枢·经脉》云："虚则痿躄，坐不能起。"《素问·疏五过论》云："皮焦筋屈，痿躄为挛。"按《史记·正义》云："躄，跛也。"《释文》云："躄，两足不能行也。"于此，足征痿躄二字之义矣。盖痿躄连文则此痿必不同于张口短气之肺痿唾沫，不能御女之阴痿不举，而为两足不能行步之痿躄，故痿亦书作踒。如《神农本草》附子主治下所云之寒湿踒躄是也，躄亦书作躄……然则《本论》第一章之胫纵而不任地，第二章之足不任身，第四章之足痿不用，皆为痿躄注脚，而痿躄二字确为五痿总名，其义愈益彰彰矣。

......

《素问·通评虚实论》云："邪气盛则实，精气夺则虚。"此于诸病诊候，统用虚实二字，以归纳之者也。《灵枢·根结》云："太阳为开，开折则肉节渎而暴病起矣。故暴病者，取之太阳，阳明为阖，阖折则气无所止息，而痿疾起矣。故痿疾者，取之阳明。"夫于太阳而统曰暴病，于阳明则仅言痿疾。所谓暴病，乃泛言诸病者也。暴病为始，受之邪实；痿疾为末，传之正虚。《灵枢·经脉》云："虚则痿躄。"固知诸凡百病，皆有末传为痿躄之可能者......

痿躄为五痿之总名，足不任地，为五痿之同证。既同为不能行步，则痿躄有五，更将何以为别耶？故辨证者须于色应求之，如肺病皮痿，则色白而毛败应之；心病脉痿，则色赤而络脉溢应之；肝病筋痿，则色苍而爪枯应之；脾病肉痿，则色黄而肉蠕动应之；肾病骨痿，则色黑而齿槁应之。此不过就已成痿躄之色应求之耳，征之古义，凡六淫七情，病变百端，莫不归纳于五脏，则此五脏所致之痿躄，谓非百病之末传乎？既百病末传，皆足以致痿躄，则辨别五痿者，于色应之外，要不可忽其始因，更不可略其经过也。如皮痿之始因，为有所失亡，则发肺鸣，为其经过也；脉痿之始因，为悲哀太甚，则心下崩数溲血，为其经过也；筋痿之始因，为入房太甚，则筋急而挛，为其经过也；肉痿之始因，为以水为事，则肌肉不仁，为其经过也；骨痿之始因，为远行劳倦，则腰脊不举，为其经过也。综上观之，可知五痿之辨别，必于共同主症之两足不用外，尤须诊候其始因经过，并及最后之色应矣，否则何以知痿躄之有五也。

上列引申六论，由第一论探索，则知四肢不举，总名痿疾，不仅限于足痿不用也。由第二论探索，则知经义原有皮痿、脉痿、筋痿、肉痿、骨痿之五名，其命名实具有同等意义者。由第三论探索，则知痿躄二字，确为五脏使人痿之总名。由第四论探索，则知痿躄连文，仅属一种病名，与风痿、痿痹、痿厥等之为复名者不同。由第五论探索，则知诸凡百病，皆有末传为痿躄之可能者。由第六论探索，则知五痿分别，不在两足不用，而在始因经过，以及最后色应之诊候。然则五痿各自为病，其义甚明，奈何本论更以五脏因肺热叶焦，发为痿躄，垂训千古。后世注家，毫不辨及，岂非一大隔膜耶。兹将疑义六则，胪举于次。

同时，刘民叔对痿证的认识，又有自己的看法，特别是对"肺热叶焦"作为痿证总的病机提出异议，"深疑其非"。"肺热叶焦"只是说明病至手太阴肺经到正阳阳明区域的过程，此时是痿证阳明病欲解时，故有正邪相争。下一步到手厥阴心包经，或是阳明病全解，或是阳明病极期，正如《伤寒论》18 条："阳明居中主土，万物所归，无以复传。"这个阳明，就是正阳阳明。

《疑义（六则）》

《本论》云："肺热叶焦则皮毛虚弱急薄著，则生痿躄也。"按：肺热所生之痿躄，即所谓皮痿也。是则肺热叶焦，为皮痿之主因；皮毛虚弱急薄著，为皮痿之外证，其与《本论》第二章第一节所引之"故曰：五脏因肺热叶焦，发为痿躄"两相互校，其义正同。然何以前条与心气热生脉痿，肝气热生筋痿，脾气热生肉痿，肾气热生骨痿相次骈列，则是肺气热生皮痿，正五痿骈列之一痿也。何以后条于肺热叶焦上更加"五脏因"三字，其意若曰五脏所致之痿躄皆生于肺热叶焦，此其可疑者一也。

《本论》云："五脏使人痿。"则是五痿者，自有五脏各为其因也，何得又曰："五脏因肺热叶焦，发为痿躄？"夫肺热叶焦，发为痿躄可也，五脏除肺脏外，其余心肝脾肾四脏所发之痿躄，亦皆由于肺热叶焦乎？果尔，则五脏使人之痿皆肺所使之然也，何与于心、肝、脾、肾乎，更何与于脉、筋、肉、骨乎，直肺为皮痿而已矣。抑因当读如若字，谓心、肝、脾、肾四脏热焦，有若肺热叶焦，发为痿躄乎，然又其如文理不属何，此其可疑者二也。

《本论》于五脏所主，平等叙述，固无所谓轩轾也。其云："肺主身之皮毛，心主身之血脉，肝主身之筋膜，脾主身之肌肉，肾主身之骨髓"，则是五脏所主，各有辖区，不相假借者也。若必以"五脏因肺热叶焦，发为痿躄"为定而不移之论，则肺热叶焦者，不必发皮痿，而反可别发为脉痿、筋痿、肉痿、骨痿乎，此其可疑者三也。

《本论》于五脏所致之痿躄，皆分引古经成语，以作征信，其于脉痿则引："《本病》曰，大经空虚，发为肌痹。传为脉痿。"其于筋痿则引："《下经》曰，筋痿者，生于肝，使内也。"其于肉痿亦引："《下经》曰，肉痿者，得之湿地也。"其于骨痿亦引："《下经》曰，骨痿者，生于大热也。"由此观之，心、肝、脾、肾四脏所致之脉筋肉骨四痿，其病因竟无一相同者，何以独于肺脏所致之皮痿。但书："故曰，五脏因肺热叶焦，发为痿躄，此之谓也。"而不明书古经之名，则此所征引者，是否古经原文，尚属疑问。其"此之谓也"一句，尤与脉、筋、肉、骨四痿引征异例。况以不同病因之四痿胥隶于肺热叶焦乎，此其可疑者四也。

《本论》于肺热叶焦，既两出其文，宜其文同义亦同矣，何以前文不过仅为肺气热生皮痿之因，而后文则突加"五脏因"三字，遂一变而为五脏发痿之总因，前后舐触，经义绝不出此。况五脏因肺热叶焦之所谓五脏者，明是肺心肝脾肾也。肺热叶焦之肺，亦即此肺心肝脾肾之肺也。然则单就五脏使人痿之肺脏为说，则此句当读为肺因肺热叶焦，发为痿躄也，宁非语病哉？此其可疑者五也。

《本论》既以肺热叶焦，为五脏发痿之总因矣。王氏次注，深疑其非，虽亦回护其说，然不避舐触，竟于第一章《肺发皮痿注》云："肺热则肾受热气故尔。"于心发脉痿注云："心热盛则火独光，火独光则内炎上，肾之脉，常下行，今火盛而上炎用事，故肾脉亦随火炎烁而逆上行也。阴气厥逆，火复内燔，阴上隔阳，下不守位，心气通脉，故生脉痿。"于肾发骨痿注云："肾主骨髓，故热则骨枯而髓减，发则为骨痿。"综上三注之意，似以肺发皮痿，心发脉痿，亦皆关于肾者。王注又云："肾气主足，故膝腕枢纽如折去，而不相挈，胫筋纵缓，而不能任用于地也。"绎此则更似以五脏因肾气主足，发为痿躄者。《难经·十四难》云："五损损于骨，骨痿不能起于床。"《金匮要略》云："咸则伤骨，骨伤则痿，名曰枯。"夫肾主身之骨髓，王氏殆固执斯说，而发为肾主五痿之说欤。《本论》主五痿因于热叶焦，王注主五痿因于肾气主足，两相权衡，其误惟均，固知"五脏因"三字，绝非《本论》原文所必有，疑为无识浅人所加入，而当付诸删例者矣，此其可疑者六也。

就以上疑义六则观之，必将"五脏因"三字，毅然删除，前后旨意，于焉贯通。盖原文论痿，可分四章：第一章叙述帝问"五脏使人痿何也"之义，第二章叙述帝问"何以得之"之义，第三章叙述帝问"何以别之"之义，第四章叙述痿躄之治法。今试绎前三章之文理，皆为平叙五痿者，何得于第二章平叙五节之第一节中，不顾文理如何，横插"五痿总因"一句。即云"肺者脏之长也，为心之盖也，有所失亡，所求不得，则发肺鸣，鸣则肺热叶焦"，亦不过述肺脏使人痿之所由得耳，与后文平叙心肝脾肾四痿之所由得者，同一文理。至于下文接入"故曰：肺热叶焦，发为痿躄"三句，亦不过引用古经成语，以为结证而已。与后心肝脾肾四痿，所引证之"故本病曰，故下经曰"等，文理正同，其不得以第一节，特殊于后之平叙四节也明矣。固知"五脏因"三字，必为浅人所增无疑，揆厥增入"五脏因"三字之意，得毋以肺位高踞上焦，而为脏长心盖之故耶。若然，则位居最高者，莫如至尊之脑，而膈肓之上，父母并重者，则尚有神明君主之心在也。抑以肺为叶体，而主相传治节之故耶。若然，则体形如叶者，更有两叶之肝，而主束骨利关节者，则尚有受气于阳明之宗筋在也，其不得以肺者脏之长也，为心之盖也，作为五脏因肺热叶焦，发为痿躄之确据也明矣。不然，《金匮》所载之肺痿证治，不将成为五痿之总因哉，考《金匮要略》云："寸口脉数，其人嗽，口中反有浊唾涎沫者何，师曰：为肺痿之病。"此正《素问·至真要大论》所谓"诸痿喘呕，皆属于上"之痿也。据此则肺热叶焦，明明肺痿也。何以凡病肺痿者，两足不躄，则以病有始受末传之不同，末传至躄，始受未必躄也；且肺热叶焦，为肺病皮痿所独有，非其余四痿所同具。虽间有并病时，然究非凡病痿躄者之必肺痿也。所以"肺热叶焦"四字，不得为五痿之总因，而五痿得名，则皆缘于足痿不用之故，足痿不用，既为五痿之同证，则致此五痿之同证者，必另有一总枢在。于此，足知苟不另有总枢，为其总因，奚能有不同病因之同证，此为（复）所深堪自信者。且治痿独取阳明，不能舍阳明而分治五脏，于此更足知痿虽有五，因必为一，但绝非无识浅人所主之"五痿皆因于肺热叶焦也",亦绝非王氏次注所主之"五痿皆因于肾气主足也",然其能知五痿必具有共同发痿之总枢,为其总因,则又为难能可贵者矣。(复)也至愚,谨就管窥所及,撰具《释难》于后。

下面,刘民叔认识到了真正的痿证,多为神经系统疾病,很多是由中枢神经系统损害所致,其病机就是"神机化灭"。就中医而言,论痿证成因,总是阴邪窃居,所以治疗必须用大辛大温之品,奠安阳明,昌明正阳,主药就是附子。

正阳阳明,就是巳、午、未区域,也就是三阳病欲解时,也是正邪相争最剧之时。怎么解? 就是把邪气从奇经八脉枢转到阳明气分而解。

《释难》

夫五痿之名,何以不曰肺痿、心痿、肝痿、脾痿、肾痿,而必曰皮痿、脉痿、筋痿、肉痿、骨痿者何也? 或以久病痿躄者,五脏并无所伤。不然,则《灵枢·本神》篇所谓:"五脏主藏精者也,不可伤,伤则失守而阴虚,阴虚则无气,无气则死矣。"试观病五痿者,轻犹数月,重必逾年,鲜有颠覆其生命者。固知五脏并无所伤,而痿之不得以肺、心、肝、脾、肾名之者此也,或以皮、脉、筋、肉、骨为五脏之外合,久病痿躄者,脏真不能输精于其所合,故痿躄必以皮、脉、筋、肉、骨名之者此也。核其实,则斯两说者,皆非是也。既肺、心、肝、脾、肾，外合于皮、脉、筋、肉、骨，则以外合者名痿可也。即以五脏名痿，亦无不可也。病痿躄者，五脏并未失职，外合亦自向荣，所患者不过两足软弱无力，不能任地而已。尝诊病痿躄者，眠食自若也，呼吸自若也，言语自若也，营卫之运行自若也，肌肤之充泽自若也，身半以上之随意行动亦自若也，是岂五脏所致之痿躄哉，是岂五脏所合者所致之痿躄哉？瞑目静思，盖于肺、心、肝、脾、肾五脏，及其所合之皮、脉、筋、肉、骨外，必另有一总枢，确能致痿躄者在也。考《灵枢·九针十二原》篇云："节之交，三百六十五会。所言节者，神气之所游行出入也。非皮、肉、筋、骨也。"所谓神气游行出入于三百六十五会，必自有其游行出入之道路，其道路既非皮、肉、筋、骨，而皮、肉、筋、骨必为此游行出入之神气所主宰，更可不言而喻。所以肺为皮痿，心为脉痿，肝为筋痿，脾为肉痿，肾为骨痿，乃直探致痿之始病，而非成痿之末传也。末传者，肺、心、肝、脾、肾所主之皮、脉、筋、肉、骨，因于病久，精华耗竭，不复煦濡此神气游行出入之道路，所以病至末传，则无所复传，即《素问·六微旨大论》"出入废，则神机化灭"。神机化灭者，即《五常政大论》"神去则机息"之谓也。固知病痿躄者，乃两足不复为此游行出入之神气所主宰，即局部之神机化灭耳。致痿有五，肺、心、肝、脾、肾也；成痿则一，神气不能游行出入也。经义不以此名痿，而必拆而为五者，以其为五脏久病之末传，并有五脏之证可候也。夫神气藏于心，而出游于神庭，神庭即囟，囟即脑也。脑配君主，谓主脑也。《素问·灵兰秘典论》云："心者君主之官也，神明出焉。"《脉要精微论》云："头者精明之府，头倾视深，精神将夺矣。"身中为心，心曰神明，即《灵枢·营卫生会》所谓："血者神气也。"头中为脑，脑曰精明，即《灵枢·经脉》所谓"精成而脑髓生"也。心主血脉，脑主神机，神机即神经也。神经血脉，并行不悖，凡有血脉之处，即有神经，苟无神经之处；即无血脉，故心脑相贯，始能神其变化之妙用，此古义也。……盖心为阳，脑为阴，阴为水，阳为火。《素问·解精微论》云"火之精为神，水之精为志"，心藏神。肾藏志，肾主身之骨髓，脑为髓之总海，故志虽藏于肾，而志之用则在于脑。……心主血，脑主气，《素问·八正神明论》云"血气者，人之神，不可不谨养"，此其义也。心以应日，脑以应月，日如弹丸，月似镜体，镜体无光，必借日光，以为明也。脑既如月，不借心阳，则精明者，无以精其明。神气舍心，上不贯脑，则神经者，无以神其经。固知神经之为经，即神机所主之神气游行出入之道路也。《素问·方盛衰论》云："出入有行，以转神明。"所以皮、肉、筋、骨莫不受此心脑相贯之神气所主宰，所谓"主明则下安，主不明则十二官危，使道闭塞而不通，形乃大伤"是也。……《灵枢·海论》云："脑为髓之海。""髓海有余，则轻劲多力、自度。"轻劲多力，即脑主运动之谓；自度，即脑主知觉之谓。《黄庭经》云："泥丸百节皆有神。"泥丸者，囟也；百节者，即节之交，三百六十五会也。神者，即神经所主游行出入之神也，一节无神，则一节不灵，或失其知觉，或废其运动。运动者，力之所主也，内而气血营卫之运，外而身首四肢之动，莫不赖此运动神经所发之力。病痿躄者，心欲动而足不随之，岂非司足部运动之神经，失其贯注之力也耶？《灵枢·邪气脏腑病形》云："风痹四肢不用，心慧然若无病。"岂非显示诸痿为病，仅病司运动之神经，而知觉神经则仍慧然无病也耶？若由麻木不仁而痛痒难感，由语言謇涩而精神恍惚，乃为知觉神经渐失职守之证候。《素问·六节藏象论》云："心者，生之本，神之变也。其华在面，其充在血脉，为阳中之太阳。"固知阳中之太阳者，即纯阳之谓也。生之本，神之变者，即纯阳之用也。百节有神即百节有阳，一节无神即一节无阳，无阳之处即阴邪窃据之所在。《灵枢·根结》云："痿疾者，真气稽留，邪气居之也。"所谓真气稽留者，正运动神经失其纯阳之用也。所谓邪气居之者，正无阳之处阴邪窃据也。《素问·五运行大论》"寒暑六入，以暑统风火属阳，寒统燥湿属阴。"则此窃据之阴邪，当为寒湿之属。……《素问·生气通天论》云："秋伤于湿，上逆而咳，发为痿厥。"《素问·阴阳应象大论》云："地之湿气，感则害皮肉筋脉。"是寒湿为致五痿之主因，莹然无疑。

须知寒湿末传，固易痿躄，即燥热久病，末传至痿，亦必为寒湿所窃据。乃《本论》以肺气热生皮痿，心气热生脉痿，肝气热生筋痿，脾气热生肉痿，肾气热生骨痿，五痿病原，莫不属热。此热字当作《素问·热论》之"热"字解，即"人之伤于寒也，则为病热，热虽甚不死"之热也。治之之法，则《素问·生气通天论》云"体若燔炭，汗出而散"是也。乃有不明经义者竟云："痿症总属热，而皆关于肺，后人治痿而用燥热之药皆误。"一若五痿病原，尽属火热，孰知热即伤寒，伤寒即百病所始之总名。果能循此例以研经，则所获必多。非然者，请试检《本论》，既以肝气热生筋痿，脾气热生肉痿矣，乃复举意淫太过，入房太甚，为筋痿之所因；居处相湿，肌肉濡渍，为肉痿之所本，是岂经义之自矛自盾哉？盖五痿之病原不一，有因六淫末传者，有因七情末传者，有因肥贵高粱，及房室劳倦之末传者，凡此种种，《灵》《素》两经，皆有明文。况始传热中，末传寒中，为久病定而不移之大例。不然，病热者多矣，其能传为痿躄者，果有几人，即火热太甚，亦难即成痿躄。况火热为病，治之以寒。即转清凉，岂有热退身凉，而反成经年累月之痿躄者乎？若已成五痿者，再以清凉为治，其不碍阳明运化之机，以致生气日促者，未之有也。所以《本论》治痿"独取阳明"，《素问·阳明脉解》云："阳明者，胃脉也。"《素问·五脏别论》云："胃者水谷之海也。"《灵枢·平人绝谷》云："神者水谷之精气也。"所以阳而能明，则神气之游行出入，乃能致其妙用。若阳而不明，即为阖折，以阳明为阖故也。阖折则气无所止息，无所止息则宗筋失其润，骨节失其束，机关失其利，四末之神机势必化灭。虽运动神经之迹仍存，而神气之所游行出入者，以不得阳明之导，无由贯达于下，于是乎而痿躄成矣。

然则所谓阳明者，正阳盛乃明者也。阳不盛则不明，阳何以不盛，以有寒湿窃据故也。《素问·气交变大论》云："足痿清厥。"以（复）临病诊候，凡既成痿躄，未有不肌凉肤冷者。所以治之大法，首以大辛大温之品，驱除寒湿，奠安阳明，为当务之急，故《神农本草》于大辛大温之附子条下，大书其主治为："寒湿踒躄，拘挛膝痛，不能行步。"是痿躄之主因为寒湿，痿躄之部位在膝，痿躄之前证为膝痛，痿躄之兼证为拘挛，痿躄之主症为不能行步。缘初病而痛者为痹，久病不痛者为痿，不可屈伸者为痹，不能行步者为痿。附子主治，固不囿于初病久病，亦不限于为痿为痹，要着眼于寒湿二字而已。况久病末传，神机化灭之痿躄，舍用此大辛大温之附子，更将何药可能肩此重任哉。又《神农本草》三百六十五品中，其主治下列有治痿躄之明文者，仅有附子、五加皮、紫菀、虎掌、牛膝等五品。而此五品中，除附子、五加皮为辛温外，余如紫菀、虎掌、牛膝则皆为苦温品味。此无他，火热成痿，百难一遇，故《神农本草》无寒药主治痿躄之明文，于此足知治痿躄之绝不容有阴凝寒凉之药掺杂其间也。仲景《伤寒论·太阳下篇》云："经脉动惕者，久而成痿。"曰动惕，明其为阳虚也；曰久成，明其为末传也。（复）治痿疾，即由此训悟人，选用甘草干姜汤、芍药甘草汤、四逆汤。再随五痿证候，加药辅治，所谓"各补其荥而通其俞，调其虚实，和其顺逆"是也。久服无间，功绩殊懋，盖辛甘温剂，正所以独治阳明者也，阳明为水谷之海。阳明得治，则水谷之气剽悍以刚，精气之滋蓄极自大。果能有此至刚至大之阳明，更夹渗灌溪谷之冲脉，以合于宗筋，冲脉主血为阴，阳明主气为阳，阴阳总宗筋之会，会于气街。血以气为帅，阴以阳为长，《素问·生气通天论》云："阳气者，精则养神，柔则养筋。"使柔则养筋，则宗筋得润而不纵，带脉能引，督脉能络，而骨节可复其束，机关可复其利矣。使精则养神，则足部已废之神机，赖此以复其游行出入之常，于是乎而动运神经所发之力，得以贯注于筋脉骨肉矣。诚若是也，则肺因之而皮痿愈，心因之而脉痿愈，肝因之而筋痿愈，脾因之而肉痿愈，肾因之而骨痿愈。所谓"筋脉骨肉，各以其时受月"者，即受此至大至刚之阳明所节制，《素问·玉机真脏论》云"五脏者，皆禀气于胃，胃者五脏之本"是也。

说明了金元以后，治疗痿证用滋阴降火都是伪法。

尝怪昔贤注经，不求甚解。以致金元而降，尽以痿属五脏虚热，佥奉滋阴降火，为不易之宗法，倡用补阴、虎潜、金刚、地黄等丸，或又作湿热，而以潜行散为治痿妙药者，岂知人法天地之理，理出自然之道，绝不容有一分一毫之矫揉造作于其间。夫春生夏长，秋收冬藏，所谓生长属春夏之阳，收藏属秋冬之阴。阳则欣欣向荣，阴则万类深藏。然万类何以深藏，则以秋凉冬寒，不胜其风刀霜剑之逼也。病痿躄者，不能步履，岂向荣之象乎？虽仍具膝髀腨胻之形体，然以因寒而僵，因湿而软，痿弱无力，不能施其行步之用，凋萎既著，生气索然。《灵枢·根结》云："发于秋冬，阳气少，阴气多，阴气盛而阳气衰，故茎叶枯槁。"凋萎因寒，了无疑义。而治痿独取阳明之必尚辛甘温剂，以益其阳，以张其明，以复其神气游行出入之常，则学者当无所施其惑矣，然而信道笃。自知明，亦至不易也。噫难矣哉！噫难矣哉！

关于针灸治疗痿证，原理一致，法度也是一致的：

客有惑于《本论》论治，乃专为针道说法者，不知用针用药，理本一致，原非两途也。《素问·示从容论》云："夫圣人之治病，循法守度，援物比类，化之冥冥，循上及下，何必守经。"王氏次注："经谓经脉，非经法也。"能识诸此，则知治病。必守经法，不必守经脉。又可知治病之道，端在"循法守度、援物比类"八字。针灸家如此，汤液家何独不然？所以痿躄之治，必守独取阳明之经法，不必守胃足阳明之经脉。然则《本论》"各补其荥而通其俞，调其虚实，和其顺逆"，揆以法度比类，固不必泥其专为针治之法。要未始不可通之于用药之义，用药代针，理无二致，不可谓经文有法无方，而疑（复）所引证之神农五药、仲景三方，为杜撰不经，爰释于下，以备考焉。

刘民叔认为，"治痿独取阳明"是大法，而非定法；"独取"，是言其重，而非言其孤。"独取"言其治在巳、午、未区域，在手太阴肺经、手少阴心经、手厥阴心包经的范围；在拜读经典名著时，不能拘泥于表面含义，故步自封，也不能人云亦云，而是需要反复思考，细细推敲，超越六经病的范畴，属于奇经八脉病，从血营气卫而解。师古而不泥古，才能继承经典，尔后发扬光大。

如果对于"独取阳明"以"昌明正阳"来理解与运用，就能更加说明《内经》"治痿独取阳明"的含义了，"昌明正阳"就是"独取阳明"，也就是治疗巳、午、未病，也就是真正意义上的"治未病"。同时，对历代医家对"治痿独取阳明"牵强附会的解释，也可以理解了。所以在《素问痿论释难》一文中，对《素问·痿论》原文引申为六论，并提出六则"疑义"。总结出"神农五药"并加以论述：附子七论，五加皮二论，紫菀二论，虎掌二论，牛膝四论；总结出治痿"仲景三方"：甘草干姜汤、芍药甘草汤、四逆汤之于痿证的详尽论述，发掘了附子是"治痿独取阳明"的主药，是必然要用之药，对近代扶阳法治痿的思路开了风气之先，堪称经典。

刘民叔"昌明正阳"的理论，是来自火神派的传承，其理论和临床实践实现了一个飞跃。

随着人们对痿证认识的不断发展，痿证的治疗原则也从

"独取阳明"不断得到完善，无论治疗方法与原则如何发展，都应遵循辨证论治这一原则。"独取阳明"固然有着深远的指导意义，然临证中若能不拘于"治痿独取阳明"，从病因、病机着眼，辨证论治，相信能得到更好的疗效。

（二）治痿验案选

案一　陆某，男，48岁，阜宁籍，许昌路486弄5号。1957年2月28日初诊。

初由足痿，今则手臂，万分危险，宜与温经活络，防其变生不测。当忌生冷。

白附块五钱，黄附块五钱，带皮苓五钱，款冬五钱，紫菀五钱，半夏三钱，安桂二钱，陈皮三钱，甘草二钱，桑槐桃李杏梅柳桂翘枝各一钱。2剂。

编者按：以"神农五药"中的附块（重用）、紫菀二药，昌明正阳；紫菀深入厥阴，更用桑、槐、桃、李、杏、梅、柳、桂、翘九枝奇经八脉用药以续神机，奇也。

案二　潘某，男，46岁。1958年2月18日初诊。

据云医院诊断为肺癌，日久不瘥，发为痿躄，所谓神机绝于下也。传变极速，防其上体亦躄，望其安全出险。

白附块一两，大豆卷一两，灵磁石一两，桂尖一两，石龙芮一两，苞米须一两，羌活五钱，川芎二钱，茅术五钱，车前五钱，木瓜五钱，甘草二钱。2剂。

2月21日二诊：据云医院诊断为肺癌，痿躄，麻痹不能转侧屈伸，二便不行，卧床不起。宜与活络通经，望其安全出险。

白附块一两，草河车一两，枸橘李一两，薏苡仁一两，苞米须一两，石龙芮一两，乌蛇四钱，桃仁三钱，生大黄三钱，水蛭二钱，虻虫二钱，蚯蚓四钱。2剂。

2月24日三诊：据云医院诊断为肺癌，万分危险，服前方大便自行，量多且臭，酸麻赖以减轻，转侧屈伸仍难，望奏续功。

白附块一两，石龙芮一两，薏苡仁一两，蚕沙一两，大豆卷一两，苞米须一两，水蛭二钱，虻虫二钱，生大黄三钱，蛇蜕二钱，蚯蚓三钱，秦艽五钱。2剂。

2月27日四诊：据云医院诊断为肺癌，万分危险，服前方麻木消减，酸痛仍旧，不能转侧屈伸。

白附块一两，草河车一两，蒲公英一两，当归三钱，蛇蜕二钱，葶苈四钱，水蛭二钱，虻虫三钱，生大黄三钱，草薢一两，苞米须一两，赤豆一两。2剂。

编者按：肺癌致痿证（截瘫），是由《伤寒论》六经病中的厥阴病，进一步发展到奇恒之病，万分危险，温阳为主，还需攻逐，以附子贯穿扶阳，水蛭、虻虫攻逐癌瘤，水蛭、蛇蜕深入奇恒之腑，羌活、独活枢转至手少阳，然后希望下传经至手太阴肺经，从正阳阳明而解。

案三　仲某，男，35岁。1957年4月7日初诊。

经云：肝主筋，肾主骨。肝肾两亏，筋骨俱病，挚痛难忍，不能转侧，不能屈伸，万分危险，宜主温养，望其克奏续治之功。

狗肾胶三钱，麋角胶二钱，甜苁蓉五钱，当归五钱，独活五钱，巴戟五钱，肉桂二钱，乳香三钱，没药三钱，生白术五钱，甘草二钱。2剂。

4月9日二诊：服前方2剂，拘挛挚痛均已减轻。关节肿，足丫痒，邪势有外出之象。宜再温经活络，尚未出险。

白附块五钱，甜苁蓉五钱，巴戟天五钱，当归五钱，首乌五钱，川膝五钱，肉桂二钱，乳香五钱，甘草二钱，狗肾胶三钱，麋角胶二钱。2剂。

编者按：此案久病伤阳，深入奇经八脉，又似有虚阳浮越，经络壅阻。用胶类温养，姜桂附顾护元阳以续神机。

七、刘氏潜镇法

火神派的治疗大法有多种，刘民叔擅用大致三类：一是桂枝法，二是四逆法，三是温潜法。其中温潜法，是指以附子为代表的温阳药与潜镇药同用的一种治疗方法，临床常将温阳的附子、桂枝与潜镇的龙骨、牡蛎、龟板、鳖甲、磁石等药组方，潜阳而制虚亢，具有引火归原、导龙入海的作用，以治疗阳浮于上、阳浮于外、阳陷于下之病证。这些病证呈现热象，但与火热之邪所致的热象比较，其表现及病因病机、治疗用药都不同，甚至相左，郑钦安将这种热象称之为"阴火"。

刘民叔是一位善于独立思考、富于创新精神的医家，他以《汤液经》为宗，通过对扶阳思想、阴证等理论的深入研究和自己的临床实践，提出了许多新的见解，创用诸多方药，令人耳目一新。其中最突出的一点就体现在对潜镇法的运用，大大丰富了温潜法。

（一）主用潜镇，稍加温阳

中医潜镇法，是指质重下坠的镇静安神药与潜阳药同用的治疗方法。质重下坠的镇静安神药，如朱砂、磁石、生铁落、龙齿、牡蛎等；质重下坠的潜阳药，如牡蛎、龙骨、石决明、真珠母、磁石、代赭石等。其中有的药物兼有镇静安神和潜阳两种作用。潜镇法常用以治疗心神不宁，心悸失眠和肝阳上亢的头痛、眩晕等症。

刘民叔对温潜法的理论认识，总的来说是秉从李东垣的"阴火"之说，继承朱丹溪"气有余便是火"的理论，并受张景岳的影响。他临床运用温潜法是分步骤的，一般是先潜镇、摄纳，而后温阳。刘氏潜镇法中温阳药用的不多，大多是寥寥几味，仅仅是起引火归原作用，很少在镇潜方之中大量地加入扶阳之品。

其临床潜镇法的用药特点，站在奇经八脉与六经病角度上，使用道医二十八星宿用药，超越了历代医家，具有道家丹砂的思路。这些药物很罕僻，故把其药性与效用列出，以备参考。

1. 常用重镇之品

刘氏潜镇法中常用的重镇之品，有寒水石、生铁落、云母石、磁石、鹅管石、代赭石、花蕊石、白石英、生石膏、钟乳石、石决明、龙骨、牡蛎、龟板、鳖甲等。

（1）寒水石：又称凝水石、水石、鹊石，为天然沉积矿物单斜晶系硫酸钙或三方晶系碳酸钙矿石。味辛、咸，性寒。归心、胃、肾经。功能：清热泻火，利窍消肿。用于热病烦渴，丹毒烫伤。

（2）生铁落：为生铁煅至红赤，外层氧化时被锤落的铁屑。取煅铁时打下的铁落，去其煤土杂质，洗净，晒干，或煅后醋淬用。味辛，性凉。归肝、心经。功能：辛凉质重，平肝镇惊。主治：癫狂，易惊善怒，失眠，疮疡肿毒，关节酸痛，扭伤疼痛。

（3）云母石：为硅酸盐类矿物白云母的片状矿石，含水硅酸铝钾。味甘，性平。归肺、肝、脾经。功能：补肾，收敛止血。主治：劳伤虚损，眩晕，惊悸，癫痫，寒证久疟，疮痈肿痛，刀伤出血。

（4）磁石：为氧化物类矿物磁铁矿的矿石。味咸，性寒。归肝、心、肾经。功能：平肝潜阳，安神镇惊，聪耳明目，纳气平喘。主治：眩晕，目花，耳聋，耳鸣，惊悸，失眠，肾虚喘逆。《本草从新》云："重镇伤气，可暂用而不可久。脾胃虚者，不宜多服、久服。"

（5）鹅管石：又称滴乳石、钟乳鹅管石，为海产腔肠动物树珊瑚科的株珊瑚，以石灰质骨骼入药。味甘、咸，性温，无毒。归肺、肾经。功能：补肺，壮阳，通乳。主治：肺痨咳嗽气喘，吐血，阳痿，腰膝无力，乳汁不下等。

（6）代赭石：为氧化物类矿物赤铁矿的矿石。味苦，性寒。归心、肝二经。功能：功效平肝潜阳，降逆止血。主治：噫气呕逆，噎膈反胃，哮喘，惊痫，吐血，鼻衄，肠风，痔瘘，崩漏带下。

（7）花蕊石：又称花乳石、白云石，含碳酸钙及含水硅酸镁。味酸、涩，性平，无毒。归肝经。功能：化瘀，止血。主治：吐血，衄血，便血，崩漏，产妇血晕，死胎，胞衣不下，金疮出血。

（8）白石英：《神农本草经》列为上品，白石英的原矿物主要为石英。味淡，性平，无毒。归心、肝、肺、肾经。功能：温肺肾，安心神，利小便。主治：肺寒咳喘，阳痿，消渴，心神不安，惊悸善忘，小便不利，黄疸，石水，风寒湿痹。

（9）生石膏：味咸，性寒。归肺、胃经。功能：清热泻火，除烦止渴。主治：中风寒热，心下逆气惊喘，口干舌焦，不能息，腹中坚痛，除邪鬼，产褥金疮。除时气头痛身热，三焦大热，皮肤热，肠胃中结气，解肌发汗，止消渴烦逆，腹胀暴气，喘息咽热。治伤寒头疼如裂。又治天行狂热，头风旋，下乳，揩齿益齿。除胃热肺热，散阴邪，缓脾益气，止阳明经头疼、发热恶寒、日晡潮热、大渴引饮、中暑潮热、牙疼。收敛生肌用煅石膏。

（10）石决明：为鲍科动物杂色鲍、皱纹盘鲍、耳鲍、羊鲍等的贝壳。味咸，性寒。归肝、肾经。功能：平肝潜阳，清肝明目。主治：头痛眩晕，目赤翳障，视物昏花，青盲雀目。

（11）钟乳石：指石钟乳、石笋、石柱等碳酸钙沉淀物的总称。味甘，性温，无毒。归肺、肾、胃经。功能主治：五劳七伤，咳逆上气；治寒嗽，通嗓音，聪耳明目、轻身，使人肌肤润泽，精力旺盛，不易衰老益精；安五脏，通百病，利九窍，下乳汁，益气补虚损，治疗较弱疼冷，下焦伤竭，强阴；久服益寿不老，令人有生育能力。又温肺，助阳，平喘，制酸；用于寒痰喘咳，阳虚冷喘，腰膝冷痛，胃痛泛酸，乳汁不通。

（12）龙骨：古代哺乳动物如象类、犀牛类、三趾马等骨骼的化石。味甘、涩，性平。归心、肝、肾、大肠经。功能主治：重镇安神，敛汗固精，止血涩肠，生肌敛疮。主治：惊痫癫狂，怔忡健忘，失眠多梦，自汗盗汗，遗精淋浊，吐衄便血，崩漏带下，泻痢脱肛，溃疡久不收口。

（13）牡蛎：味咸，微寒。归肝、胆、肾经。功能：平肝潜阳，重镇安神，软坚散结，收敛固涩。功能：上收下敛，镇静、解毒、镇痛。主治：头晕，便稀，眩晕耳鸣，惊悸失眠，瘰疬瘿瘤，癥瘕痞块，自汗盗汗，遗精，崩漏，带下。牡蛎恶麻黄、吴茱萸、辛夷。

煅牡蛎：收敛固涩除酸的作用强，治疗胃痛、胃酸等。

（14）龟板：味咸、甘，性平。入肝、肾经。功能：滋阴，潜阳，补肾，健骨。主治：肾阴不足，骨蒸劳热，吐血，衄血，久咳，遗精，崩漏，带下，腰痛，骨痿，阴虚风动，久痢，久疟，痔疮，小儿囟门不合。

（15）鳖甲：性味咸，微寒。归肝、肾经。功能：滋阴潜阳，软坚散结，退热除蒸。主治：阴虚发热，劳热骨蒸，虚风内动，经闭，癥瘕，久疟疟母。

介类潜阳，虫类息风。《孔圣枕中丹》："龟者介类之长，阴物之至灵者也；龙者鳞虫之长，阳物之至灵也。借二物之阴阳以补吾身之阴阳，假二物之灵气以助吾心之灵气也。"如中风病，内风升动，肝肾阴虚虽为其本，但阳气升腾、阴阳相离在即，以沉潜生镇之品降之，才是当务之急，而介类是潜镇的第一良药。

2. 常用胶类摄纳之品

胶是用动物的皮、骨、甲、角等加水反复煎熬，浓缩后制成的干燥胶块，多为补养药。

刘民叔常用的胶类有鹿角胶、麋角胶、龟板胶、鳖甲胶、虎骨（狗骨代）胶、霞天胶、黄明胶、狗肾胶、鹿肾胶、阿胶、线鱼胶、鹿胎胶等。

（1）阿胶：性味甘、平，归肺、肝、肾经。功能：补血止血，滋阴润燥，适用于血虚者。主治：虚劳吐衄、便血尿血、妇女崩漏、怀胎下血、阴虚咳嗽等症。诸胶皆补，独阿胶尤妙。以其色黑属水，添精固肾，清肺化痰，息风润燥，补阴养血。

（2）鹿角胶：鹿本纯阳之兽而诸阳之会，钟于毛角，制炼成膏。性味甘、温，归肺、肝、肾经。功能：温补肝肾，益精养血，益血助阳，生精补髓，壮筋健骨。用于肾阳不足，精血亏虚。主治：体虚无力、腰膝酸软、不能久立、虚劳消瘦、心悸健忘、脘胁胀满、妇女崩漏带下、跌打损伤、肿毒疮疡，并有奇功。

（3）麋角胶：李时珍曰："麋鹿茸角，今人罕能分别。陈自明以小者为鹿茸，大者为麋茸，亦臆见也。不若亲视其采取时为有准也。造麋角胶、麋角霜，并与鹿角胶、鹿角霜同法。"主治：风痹，止血，益气力（《别录》）。酒服，补虚劳，添精益髓，益血脉，暖腰。做粉常服，治丈夫冷气及风，筋骨疼痛。滋阴养血，功与茸同。

诜曰：麋角常服，大益阳道，不知何因与肉功不同也。煎胶与鹿角胶同功，茸亦胜鹿茸，仙方甚重之。恭曰：麋茸功力胜鹿茸，角煮胶亦胜白胶。《日华》曰：麋角属阴，故治腰膝不仁，补一切血病也。

时珍曰：鹿之茸角补阳，右肾精气不足者宜之；麋之茸角补阴，左肾血液不足者宜之。此乃千古之微秘，前人方法虽具，而理未发出，故论者纷纭。又《杨氏家藏方》，治虚损有二至丸，两角并用。但其药性过温，止宜于阳虚寒湿血痹者耳，于左肾无与焉。

《临证指南医案·虚劳》载有"阴虚督损，六味加麋角胶秋石川石斛膏"一案。

（4）龟板胶：出自《临证指南医案》，为乌龟腹甲经煎熬、浓缩制成的固体胶。性平，味甘、咸。功能：滋阴潜阳，益肾健骨，补血止血。主治：阴虚血亏，劳热骨蒸，吐血，衄血，烦热惊悸，肾虚腰痛，脚膝痿弱，崩漏，带下。龟为介类，禀气北方，首常向腹，能通任脉，故灵且寿。《本草正》载："龟板膏，功用亦同龟板，而性味浓厚，尤属纯阴，能退孤阳。"治阴虚劳热，骨蒸潮热，吐血衄血，肺热咳喘，腰酸膝软，妇人血热，赤白漏下，小儿囟门不合。其性秉阴寒，善消阳气，凡阳虚假热及脾胃命门虚寒等证忌用。

（5）鳖甲胶：鳖为介类，属阴，色青，入肝。功能：滋阴退热，补血消瘀，适用于阴虚者。李时珍曰："鳖甲乃肝经血分之药，故专滋肝血，益阴和阳，治吐血咯血、骨蒸寒热、痞块癥瘕、疟母肠痈、痔核及妇女崩淋带浊等症，无不神效。"

（6）霞天胶：以黄牛肉熬制而成。味甘，性温，归肺、脾、肾经。功能：补气益血，健脾安中。主治：久病之后，气血两虚，精神倦怠、中风偏废、脾虚痞积、消渴等。黄牛秉坤之德，为脾之畜，脾主肌肉，以之煎炼成液，去浊取清，制以为胶，能搜剔肠胃中留结，则转运健而痰浊消，清气升而神色泽，如赤水之气，上蒸为霞，故名为"霞天"，系补养后天之上药。

制法：将牛肉 40 斤（拣瘦无油者）切小片，去筋膜。入砂锅中用水煮烂，过滤 3 次，去渣澄清后，将清汁入锅，微火熬至琥珀色，兑黄酒 3 斤，收成黄胶。

（7）黄明胶：由牛皮熬制而成。味甘，性平。归肺、脾、肾经。功能：滋阴润燥，止血消肿。主治：体虚便秘、风湿痹痛、肾虚遗精、吐血衄血、妇女妊娠下血、跌仆损伤。《本草汇言》："黄明胶其性黏腻，其味甘涩，入服食药中，固气敛脱。与阿胶仿佛通用，但其性平补，立于虚热者也。如散痈肿，调脓止痛，护膜生肌，则黄明胶又迈于阿胶一筹也。"

制法：牛皮10斤洗净，切成小块，加五倍量的清水，煎熬24小时，滤取清液，共3次，合并滤液，加明矾沉淀，倾取清汁，浓缩，加入黄酒和冰糖收胶，倒入胶盘内，冷凝，切块，干燥即得。

（8）狗骨胶：性味甘、温，归脾、肾经。功能：健脾和络，活血生肌。主治：老年虚寒性关节疼痛、腰膝酸软、畏寒肢冷、夜尿频多，或有尿血等症。《本草纲目拾遗》谓："热补，令妇人有子。"《蜀本草》载："主补虚。"

（9）狗肾胶：性温，味咸，归肾经。功能：壮阳补肾，固精种子。主治：男子阳事不兴，女子胞寒宫冷，崩淋带下。不能孕育者，男女同服。以肾熬胶，能补阳气，益精添髓，壮腰强膝，对元阳不足，真阴亏损之肾虚腰痛、梦遗白浊者，悉皆治之。

制法：将狗肾洗净切碎，加水浓煎成胶，冰糖熬汁，兑入收膏。

（10）线鱼胶：即是鱼鳔，为石首鱼科动物大黄鱼、小黄鱼或鲟科动物中华鲟、鳇鱼等的鱼鳔。取得鱼鳔后，剖开，除去血管及黏膜，洗净，压扁，晒干，或洗净鲜用。溶化后，冷凝成的冻胶，称为"鳔胶"，鲟鱼、鳇鱼的鳔称为"黄唇肚"或

"黄鲟胶"，有切成线条的称为"线鱼胶"。味甘、咸，性平，归肾经。功能：补肾益精，滋养筋脉，止血，散瘀，消肿。主治：肾虚封藏不固，梦遗滑泄，产后风痉，破伤风，吐血，血崩，白带，创伤出血，痔疮，恶性肿瘤。

（11）鹿胎胶：鹿胎为干燥的鹿流产的胎仔或从母鹿腹中取出的成形鹿胎及胎盘，以酒浸，整形，烘烤，风干即为鹿胎。将鹿胎以煎煮，焙炒，粉碎，加红糖熬制，即为鹿胎胶。鹿胎胶是以鹿胎为原料，辅以人参、当归等多种珍贵药材及多道工序加工而成。味甘、咸，性温。归肝、肾经。功能：补气养血，调以散寒。主治：虚损劳瘵，精血不足，肾虚体弱，妇女月经不调、宫寒不孕、崩漏带下。

此外，刘民叔有时还用鹿角屑、牛角腮、甲珠、象牙、象牙皮等，与道医二十八星宿用药相关。

（二）潜镇法医案选

1. 子宫癌晚期转移案

邓某，女，44岁，合肥籍，共和新路1321号。1957年2月21日初诊。

据云医院诊断为子宫癌晚期转移，脘膈阻塞，面目虚浮。万分危险，防其变生不测。

黄明胶三钱，鳖甲胶三钱，龟板胶三钱，阿胶三钱，潞党参五钱，蚕沙二钱，安桂二钱，肉蔻三钱，卷柏五钱，苏梗一两，苞米须一两，赤石脂一两，禹余粮一两。2剂。

编者按：用了黄明胶、鳖甲胶、龟板胶、阿胶四种胶类，填精的同时，深入厥阴枢转，并用赤石脂、禹余粮潜镇。

2. 中风（中脏腑）案

毛某，男，67岁，胶州路385号。1957年3月30日初诊。

气之与血并逆于上，发为暴厥，昏不知人，喉中痰鸣辘辘，万分危险。宜与疏理平降，望其安然来甦。

云母石一两，陈铁落一两，代赭石一两，胆星三钱，菖蒲三钱，天麻三钱，龟板五钱，牡蛎五钱，鳖甲五钱，礞石滚痰丸五钱包煎。2剂。

编者按：运用大量潜镇之品，再加以豁痰开窍。云母石、陈铁落属西方七宿用药，以金克木而镇风化痰。

3. 惊悸失眠案

朱某，男，17岁，靖江永安路189号。1957年4月1日初诊。

病后气虚，一蹶不振，头眩耳鸣，惊悸失眠，脉细无力。宜与宁心安脑，培元固本，望其转危于安。

云母石五钱，夜交藤五钱，何首乌五钱，龙骨五钱，牡蛎五钱，茯神三钱，黄精五钱，枸杞三钱，萱草二钱，潞党参一两，黄芪一两。2剂。

编者按：用了云母石、龙骨、牡蛎温阳潜镇，茯神重镇安神潜阳。

4. 幽门梗阻案

许某，男，52岁。1957年4月13日初诊。

据某医院诊断为幽门梗阻，迄今临危，冷呃连连，万分危险，宜急温之，防其变生不测。

白附块一两，代赭石一两，白石英一两，五味子一两，苞米须一两，筠姜五钱，公丁五钱，半夏五钱，肉桂二钱，柿蒂五钱，甘草三钱，茯神三钱。2剂。

编者按：此案阴气上冲，宜急温降。故附片直达少阴，温补坎阳；肉桂、柿蒂丁香温胃止逆，以存胃气。这是比较典型温潜法的运用案例。

5. 高血压危症案

李某，女，49岁。1957年5月7日初诊。

据云医院诊断为心脏扩大，高血压250/130mmHg，胸满气急，烦热。宜与疏理益养，望其转危于安，安全出险。

云母石五钱，陈铁落五钱，寒水石五钱，旋覆花三钱，代赭石五钱，蚯蚓三钱，紫草一钱，胆草一钱，甘草一钱，生栀三钱，鲜生地、茅根各一两。2剂。

编者按：以云母石、陈铁落、寒水石、代赭石等重镇之品为君药，引阳入阴；地龙是乾卦用药，为"见龙在田"，将外浮之元气引入血分。

6. 晕厥案

彭某，女，57岁。1958年1月10日初诊。

脏腑之气不与脑相顺接，昏而微觉，迷而微知。宜急为开其清窍，安其中宫，望其转危为安，安全出险。

云母石一两，陈铁落一两，代赭石一两，枣仁三钱，远志二钱，茯神五钱，菖蒲二钱，潞党参五钱，磁石五钱，直别参一钱，虫草二钱。2剂。外用通关散1瓶或大乌梅3枚。

1月11日二诊：今日较安，呼之知应，心脑脏腑之气渐有顺接可能。宜与疏理益养，望其克奏标本兼治之功。

云母石一两，陈铁落一两，代赭石一两，枣仁三钱，菖蒲二钱，神曲三钱，楂炭五钱，厚朴三钱，麦芽三钱，益元散一两，直别参一钱。2剂。

编者按：脏腑之气不与脑相顺接，气微欲脱，以重镇开窍、引阳入阴、重镇固元为治疗的主要方向，顾护一丝元气，便有一分生机。

7. 升降失调案

王某，女，48岁。1958年2月27日初诊。

肝胃不和，饮食不安，气尚上逆，中宫失其通调之常，宜主开降温运，望其克奏肃上实下之功，忌生冷。

云母石一两，陈铁落一两，寒水石一两，砂仁三钱，秋蝉二钱，陈皮三钱，草豆蔻三钱，藿梗五钱，枣仁三钱，草果三钱，苞米须一两，石龙芮一两。2剂。

编者按：肝胃不和，胃气上逆，重则神妄，其根本还是下元虚弱不固。故以云母石、陈铁落、寒水石潜降；砂仁摄五脏之气归肾；秋蝉入脑络而肃上实下。全方升降温润，以降为主，升为次之。

8. 续命汤治真中风案

侯某，女，53岁。1958年3月4日初诊。

中风五日，半身不遂，语言謇涩，不起于床，脉象浮紧。宜与疏理宣解，舒经活络，望其安全出险。

云母石一两，陈铁落一两，石龙芮一两，苞米须一两，桂枝三钱，细辛三钱，防风三钱，防己三钱，当归五钱，荆芥五钱。2剂。

编者按：此案是辛开潜镇，升降同用。以云母石、陈铁落沉降，当归四逆汤加细辛入少阴。

9. 寒湿痿躄案

奚某，女，50岁。1958年3月11日初诊。

饥而不欲食，胸闷自汗，膈以下僵而不灵，不能转侧，二便不自知。寒湿阻于经隧，万分危险，望高明会诊。

白附块三钱，云母石五钱，霞天胶二钱，当归四钱，潞党参四钱，黄芪四钱，水蛭一钱，虻虫一钱，蛴螬一钱，蛇蜕二钱，苞米须一两，石龙芮一两。2剂。

编者按：此案属痿证，寒湿阻滞经隧，神机化灭。首以附子温补少阴肾阳；霞天胶填精止汗；水蛭、虻虫、蛴螬与附片同用，温通经隧；蛇蜕入奇经八脉，联通神机。重镇类、温润类药和附子同用，以期能续神机。

10. 急性脑血管意外案

邵某，男，36岁。1958年7月21日初诊。

肝阳化风，乘虚上扰，神识不清，头痛项强，水谷不入者旬余，口燥气喘，万分危险。宜与清养肃化，防变。

云母石一两，生石膏一两，寒水石一两，桑叶三钱，黄菊四钱，玄参五钱，竹黄三钱，象贝五钱，紫草二钱，人参叶一两，苞米须一两。1剂。

编者按：肝风上扰重症，风火相煽，痰火壅滞，阻滞脑窍，昏迷不醒，上实下虚，上热下寒。故以云母石、生石膏、寒水石重镇潜阳，泻肝火；人参叶补元气；桑叶、菊花、玄参泻热，泻正阳阳明；竹黄、象贝豁痰开窍。共奏清养肃化之功，以防变为正邪相争之极期。

11. 虚烦不寐案

姜某，女，52岁。1958年9月20日初诊。

脉象细数，阴虚阳亢之证候，烦不成寐，恍惚不安，口干舌燥，四肢痉挛。宜主育阴潜阳，须安静勿急躁。

云母石五钱，生白芍三钱，阿胶珠三钱，枣仁三钱，茯神三钱，丹参三钱，龟板五钱，鳖甲五钱，鸡内金三钱，檀香八分。2剂。

编者按：脉象细数，细为元气弱，数为阳气浮。重镇与温润同用，育阴潜阳；加龟板、鳖甲敛阴气，引阳入阴。妙！

12. 肝阳上亢案

凌某，女，66岁。1958年10月11日初诊。

连日高温，激动肝阳，风气火随之俱逆于上，头痛颠胀，唇麻舌木，脉象寸大二尺小。当主清柔肃化，防变。

云母石一两，陈铁落一两，石龙芮一两，桑叶二钱，黄菊三钱，秋蝉二钱，僵蚕二钱，天麻三钱，钩藤三钱，决明子一两，枸橘李一两，苞米须一两。2剂。

编者按：年老元气衰，肝肾阳气不固，容易激动，加之气候高温，引起气机逆乱，风痰相扰，元气外泄，阴阳相离，上扰脑窍。脉寸大尺小，元气外浮不固而欲绝，须用云母石、陈铁落平肝潜阳，桑叶、菊花清泻正化之相火，秋蝉、僵蚕入脑络祛郁痰，共祛风、火、气、郁之邪。

13. 食管癌案

方某，男，67 岁。1956 年 12 月 24 日初诊。

噎膈之为病，食道阻塞，痰涎壅滞，上者不能下，外者不能入。宜与温中疏化，望其安全出险。

钟乳石五钱，滴乳石五钱，蝼蛄虫一钱，筠姜二钱，吴茱萸三钱，乌梅三钱，安桂二钱，黄连一钱，甘草一钱，胡黄连一钱。2 剂。

12 月 26 日二诊：服上方已不吐，但舌苔浊厚，宜进一步求食道宣畅，但非易耳。宜疏理利养，以观后效，望其安全出险。

钟乳石五钱，滴乳石五钱，寒水石五钱，筠姜二钱，黄芩三钱，乌药四钱，安桂一钱，吴茱萸三钱，甘草一钱，花椒二钱，黄连一钱。2 剂。

编者按：癌症晚期，痰涎壅盛，胃气将绝，以钟乳石、滴乳石潜镇豁痰，花椒、吴茱萸、黄连化辛开苦降为辛温开苦寒降。故既有芩连、寒水石并用，温中降逆；又有《金匮要略》乌梅丸之意。

14. 幽门梗阻案

许某，男，52岁。1957年4月13日初诊。

据某医院诊断为幽门梗阻，迄今临危，冷呃连连，万分危险。宜急温之，防其变生不测。

白附块一两，代赭石一两，白石英一两，五味子一两，苞米须一两，筠姜五钱，公丁五钱，半夏五钱，肉桂二钱，柿蒂五钱，甘草三钱，茯神三钱。2剂。

编者按：冷呃连连，日久不解，是阴邪深入厥阴，胃气将绝。方用代赭石、白石英重镇，姜桂附温，很直观的温潜法。

15. 子宫颈癌放疗案

顾某，女，39岁。1956年9月4日初诊。

据云医院诊断为子宫颈癌，上过镭锭（放疗），照过光，热气哄哄，痛不可忍，万分危险。

麋角胶二钱，鹿角屑四钱，牛角腮五钱，槐角五钱，白鲜三钱，黄柏三钱，卷柏三钱（黄卷柏同用），侧柏三钱，苞米须五钱，甜苁蓉五钱，生熟地各一两。3剂。

编者按：《伤寒论》118条"火逆下之，因烧针烦躁者，桂枝甘草龙骨牡蛎汤主之"。放疗应属于"火迫"，放疗后，津液受损，致使肾阴干涸；放疗又伤心阳，阴阳相离，致使阳气浮越，刘民叔基本上先用潜镇法。麋角胶、鹿角屑、牛角腮称为"三角汤"，是道医星宿用药，治疗奇经八脉病，大病重病的枢转截断。因"六经皆从火化"，黄柏、卷柏、侧柏正好泻火补水，泻当年运气中正化、对化之相火。此方应为道方。

16. 崩中漏下，气血不固案

王某，女，36 岁。1956 年 11 月 14 日初诊。

据云医院诊断为子宫癌，崩中漏下，痛不可忍，万分危险，防其变生不测。

黄明胶五钱，甜苁蓉五钱，禹余粮五钱，阿胶五钱，潞党参五钱，当归五钱，炮姜三钱，龟板五钱，卷柏五钱，生熟地各五钱，象牙皮各二钱。2 剂。

编者按：此案崩中漏下，属于元气虚极，气不固血。用了黄柏、龟板、炮姜潜阳丹，再加以温润的胶类和重镇药物，深入厥阴、血分，见血不止血；并以黄明胶、甜苁蓉添精续命。

17. 咽喉癌放疗案

鲍某，男，47 岁。1956 年 12 月 14 日初诊。

据云医院诊断为喉癌，8 月 14 日起照深度 X 光 54 次（放疗），复于 10 月 30 日行气管切开，防其每况愈下，变生不测。

线鱼胶二钱，黄明胶四钱，霞天胶三钱，阿胶五钱，黄芪五钱，当归五钱，白及二钱，细辛三钱，葶苈子五钱，白芥子三钱，五味子四钱。3 剂。

编者按：放疗后用胶类固元。此案放疗较多，属"火逆迫之"，与仲景"桂甘龙牡"法又有不同，刘民叔用了较多的胶类温润固元，添精补气。考虑"桂甘龙牡"多用于灸法火逆在腠理肌肤，而此案深度放疗以致元阳涣散，又合当归四逆疏通经隧，不失为一种治疗思路。

18. 哮喘案

许某，男，59 岁。1956 年 9 月 29 日初诊。

气高而喘，上实而下虚，下元不固，气难归根。宜与疏理宣养，引气下潜，望其克奏续功。

牡蛎一两，白石英一两，败龟板一两，苏子五钱，石斛三钱，茯苓五钱，天冬五钱，熟地五钱，甘草三钱，五味子一两。3 剂。（重镇之品量大，五味子一两）

编者按：肾不纳气的急重症，元气将绝。君药牡蛎一两，白石英一两，败龟板一两，大力重镇回阳，以天地人三才，补气填精；五味子纳气回心。

19. 哮喘案

吴某，女，42 岁。1956 年 12 月 21 日初诊。

久病不瘥，形神两夺，喘而咳逆，有升无降。宜与疏理培元，望其安全出险。

秋杷叶三钱，钟乳石五钱，煅牡蛎五钱，天冬五钱，五味四钱，黄精五钱，阿胶三钱，熟地五钱，甘草二钱，麋角胶三钱，龟板胶二钱。4 剂。

编者按：无根之元气浮越，重镇之品加胶类，以翼回阳固元，纳气归根，保留一丝元气，以图后来。

刘民叔临床使用潜镇药物，全然不顾其性味归经及自古所载的功用主治，而只取其重镇潜阳之性，或从运气用药，或从二十八星宿用药，深入奇经八脉，象天外飞仙。从刘民叔的医案处方用药中，可见其所应用的潜镇之品，品种与用量相对都比较固定，而具体运用则每有新意。遗憾的是，刘民叔英年早逝，生前忙于诊务，未能系统整理而立说。

八、扶阳固元治肿瘤

刘民叔收治的患者多是医院的重病难病，而根据门诊日志记载，在他治疗的病种中，晚期恶性肿瘤的患者占一半以上，所以也可以说他是半个肿瘤专科医生。刘民叔治疗肿瘤的思路、理论和用药很有特色，顾护元气是其第一要务，从深部枢转邪气为第二要务。与近代多用的辨病论治不同，用药特点超出了《伤寒论》六经辨证范畴，是《金匮要略》脏腑辨证施治的思路，更多用药还深入厥阴血分、奇恒之腑，引入奇经八脉。本章主要是探讨刘民叔治疗肿瘤中的扶阳固元的特色。

（一）扶阳法治疗肿瘤

自《内经》以降，历代医家皆把阳虚、寒积看作是肿瘤发病的重要因素。《灵枢·五变》说："肠胃之间，寒温不次，邪气稍至，蓄积留止，寒多则气涩，气涩则生积聚也。"说明肿瘤属于中医积聚之证，积之始生必由于寒，寒邪在肿瘤发病中起着重要作用。

肿瘤是有形之物，属于中医古籍"积""瘤"的范畴，属阴，有形的痰、瘀、湿、毒等阴邪停留局部而成"瘤"。对于阳虚、寒积致肿瘤，古代医家是有深刻认识的，认为肿瘤的形成与受寒、与阳气不足有关，并认为阳气损伤，正气虚衰才是肿瘤形成的根本原因，阴盛阳衰是肿瘤产生的根本病因和病机。

积聚、癌瘤的发生，多是在正虚的基础上产生的，正气虚弱是积聚、癌瘤形成和发展的根本条件，正气虚弱，阳气虚衰，邪毒乘虚而入，凝聚而成积聚毒瘤、癌症。

近代由于扶阳学术的发展，对阳气越来越重视，认为百病生于寒，最早的肿瘤即起因于阳衰寒湿凝聚成积而成。阳气一虚，百病丛生，不只是肿瘤，其他的病，都是与阳气受损相关，诸多不良的生活方式和习惯都可导致阳气虚，阴寒内盛，医院里大量抗生素和激素、清热解毒药物的运用也会导致阳气的耗损，三阴伏寒，沉寒痼冷，甚至冰结，本气自病，邪气犯之，"阴成形"的力量太过而致肿瘤。

肿瘤形成，更伤阳气，再加上肿瘤治疗方法不当，手术、放化疗的攻伐伤正，清热解毒类药物的苦寒戕伐阳气，导致正气愈虚，正虚则邪进。

在肿瘤的发生、发展及转变过程中，阳虚既是发病的内在条件，又是疾病过程的一种病理表现，贯穿于恶性肿瘤病变的始终，所谓"因虚致病，因病致虚"。而瘀滞痰浊则是恶性肿瘤的重要致病因素和病理产物，其与癌毒互为因果，共同致病。

历代医家根据对肿瘤阳虚、寒积致病的认知，制定治疗肿瘤的方药。如最著名的《外科证治全生集》阳和汤，主治阴疽、贴骨疽、脱疽及流注、痰核、鹤膝风等属于阴寒证者；如《重订严氏济生方》中温阳益气、涩肠止血，善治肠道肿瘤的断红丸，即用鹿茸、附子、黄芪、阿胶、当归、侧柏叶、续断、白矾；《世医得效方》中养脾消积，治胃部肿瘤的千金养脾丸，药用人参、白术、茯苓、甘草、山药、木香、丁香、白扁豆、砂仁、薏苡仁、益智仁、藿香、红豆、肉豆蔻、干姜、高良姜、小茴香、三棱、莪术、神曲、麦芽、陈皮、枳壳、桔梗。《临证指南医案·积聚》中，叶天士也说肿瘤属阴，应该用温阳之品："著而不移，是为阴邪聚络，大旨以辛温入血络治之。盖阴主静，不移主静之根，所以为阴也。可容不移之阴邪者，自必无阳……必借体阴用阳之品，方能入阴出阳，以施其辛散温通之力也。""夫癥者，征也。血食凝阻，有形可征，一定而不移……治之之法，即从诸经，再究气血之偏性。气虚则补中以行气，气滞则开郁以宣通，血衰则养营以通络，血瘀则入络以攻痹，以治癥瘕之大略。古方甚多，而葱白丸、乌鸡煎方，尤为神效……"

李中梓在《医宗必读》中创温药"阴阳攻积丸"治疗各种肿瘤，自谓不论阴阳皆效。该丸药用吴茱萸、干姜、肉桂、川乌、黄连、半夏、橘红、茯苓、槟榔、厚朴、枳实、石菖蒲、延胡索、人参、沉香、琥珀、桔梗、巴豆霜、皂角等熔理气、温散、化痰、散结、通下于一炉，配伍得当，为后世所常用。

正因为阳气虚衰是肿瘤形成的根本原因，所以郑钦安以阴阳辨治理论指导肿瘤临床治疗。他在《医理真传》中说："凡阳虚之人，阴气自然必盛。""阳虚病，其人必面色、唇口青白无神，目瞑卧，声低息短，少气懒言，身重畏寒，口吐清水，饮食无味，舌苔滑，或黑润青白色，淡黄润滑色，满口津液，不思水饮，即饮亦喜热汤，二便自利，脉浮空，细微无力，自汗肢冷，爪甲青，腹痛囊缩，种种病形，皆是阳虚的真面目，用药自当扶阳抑阴。"这些都是肿瘤患者的症状或者阶段性症状。郑钦安抓住了阳虚阴盛的特征，临证用四逆汤、大小建中汤、理中汤、潜阳丹、回阳救急汤、封髓丹诸方，其中四逆汤为阳虚之主方，临床肿瘤患者见阳虚之证，多可以四逆汤化裁。

李可认为，扶阳抑阴是治疗肿瘤的根本大法。阳气不化，为诸病之源，一切有形之邪都是阳气不化所致，一切精血亏虚都是阳不化阴。有些阴虚的患者也要扶阳，以达到以阳化阴。扶阳是治疗大法，阳虚可以助阳，阴虚也可以助阳，阳气可以助人身之一切气化，助阳可以治人身一切病证。他还认为，治疗肿瘤的大法不外虚则补之，塞则通之，温之，化之，削之，磨之，托之，消之，大实则破之，肿瘤的转归，心中不能有癌，但存顾护元气之想，保得一分元阳，便有一线生机。元阳强一分，瘤即消一分。治疗中经常会用到生附子、生南星、生草乌以破阴回阳，扶阳化阴。

扶阳法治疗肿瘤，一般规律如下：早期肿瘤，如果邪实比较突出，治疗可先攻邪；中期患者经过攻伐性的治疗，如放疗、化疗，或中医一些苦寒类攻邪药，致使正气亏虚，此时要扶正、顾护胃气；晚期患者生命垂危，当以挽救生机，救阳为急，但保元阳，此时患者往往有阴无阳，一派阳虚内寒之象，或虚阳外越，戴阳或格阳，身热反不恶寒，法应破阴回阳、回阳救逆，用四逆汤、白通汤、破格救心汤等。

扶阳思想在肿瘤治疗中的应用，首先是顾护胃气，胃气是什么？胃气其实就是元气，有胃气则生，无胃气则死。肿瘤患者大多已病入三阴，使用药物的剂量上常常逾恒，所以顾护胃气尤为重要；放、化疗及手术后的晚期患者每见纳呆、腹胀、体倦乏力、便溏或便秘等胃气衰败之症，很多患者不是死于肿瘤而是死于胃气衰竭。无论肿瘤发生在何脏腑，只要有脾胃虚寒的症状，就要先顾护中气，用药都应以不伤胃气为前提。

对于晚期肿瘤患者，临床还需要特别注意虚阳浮越的情况。郑钦安在《医理真传》中说："然又有近似实火处，又当指陈。阳虚证，有赤如绛而似实火者；有脉极大，劲如石者；有身大热者；有满口齿缝流血者；有气喘促，咳嗽痰涌者；有大小便不利者。"郑氏还指出："真气上浮之病，多与外感阳证同形，人多忽略，不知其气上浮之病大象虽具外感阳证之形，仔细推究，所现定系阴象，绝无阳症之实据可验……大凡阳虚之人，阴气自然必盛，阳气盛必上腾，即现牙疼、龈肿、口疮、舌烂、齿血、喉痛、大小便不利之病……总在这阴象上追求，如舌青、唇青、淡白无神之类是也……三阴之方，以温中、收纳、回阳、降逆、封固为安。"

治疗当以温补阳气、温潜阳气为法，就是郑氏所言"温中、收纳、回阳、降逆、封固"。

如肿瘤患者有口渴烦热、恶热、喜凉饮食、持续高热或低热不退等炎症表现，此为假热或标热，不能把它作为辨证用药的唯一证据而恣用寒凉。这种假热源于真寒，寒主收引，阻遏气机，气机升降出入受阻，郁而化热；同时阴寒内盛，逼迫阳气外越。此时再用寒药清热，无疑是雪上加霜，则犯虚虚实实之戒。

因阴盛、寒积而致肿瘤生成或肿瘤病程中出现阳虚阴盛的情况又十分常见，而扶阳法的使用却不多见。究其原因，一是中西医学理法的简单混解，以"火热邪毒"释"炎症"，以"清热解毒"抗"感染"，且与目前研究清热解毒药具有抗肿瘤作用，中药西用盛行有关；二是对辛热温中药物疗效掌握不透，恐药毒为害，害怕使用，从正邪相争引入正邪不争，而相安无事。

《素问·生气通天论》云："阴平阳秘，精神乃治；阴阳离决，精气乃绝。""凡阴阳之要，阳密乃固。"元阴元阳是人身立命之根本。张景岳云："人是小乾坤，得阳则生，失阳则死。阴以阳为主，生化之权，皆由阳气。"阳气是我们人体生长壮老已的源动力，若阳气虚衰，则生机衰竭，贼风数至，邪气弥漫，苛疾丛生。固扶阳气，重视阳气的思想是我们防病、治病的大法，也是治疗肿瘤的大法。

（二）刘民叔治癌

刘民叔遵《汤液》之训，以及"寒者热之，热者寒之"之理，认为治疗癌症就是辨证施治、扶正祛邪而已。正气旺盛，自然就能够驱邪外出。各种癌症，只要从阴阳的角度来分析用药，随证治之，这就是治病求本之法。

1. 六法参差互用

刘民叔对于恶性肿瘤具体辨治，认为应当辨表里、虚实、寒热、上下、气血，按汗、吐、下、利、温中、养阴六法，参差互用。

1959年秋天，刘民叔在上海胸科医院以《中医中药治癌简介》为题做演讲，力倡治疗肿瘤一定要"临病辨证，凭证论治"，并且对于汗、吐、下、利、温中、养阴六法及其用药进行了分类和详论。

> 中医用药分为六大法门：曰汗、曰吐、曰下、曰利（刘民叔认为和法应为利法之误）、曰温中、曰养阴。审其病，在表者汗之；其在里者，上则吐之，下则下之；其在半表半里者，利之；阳虚者，温之；阴虚者，养之。准此六法参差互用，各尽其生药。原有之天然性能，例如麻黄、生姜、香豉，其性能为发表出汗；瓜蒂、常山、藜芦，其性能为令人呕吐；大黄、巴豆、甘遂，其性能为攻下大便；茯苓、芍药、滑石，其性能为通利小便；附子、干姜、吴茱萸，其性能为温中；麦门冬、干地黄、阿胶，其性能为养阴。此六大法门者，为运用其定而不稳之性能，俾遂其辨证施治之特效。无论中西医家用之，中西人士服之：汗之者无不汗，汗

其特效也；吐之者无不吐，吐其特效也；下之者无不下，下其特效也；利之者无不利，利其特效也；温之者无不受其温，温其特效也；养阴者无不受其养，养其特效也。临机处方，审其属于可以汗者而即汗之，更须辨认其为发中风汗之麻黄证，发伤寒汗之生姜证，发温病汗之香豉证也。审其属于可以吐者而即吐之，更须辨认其为治心下停水之瓜蒂证，治胸中痰结之常山证，治膈上风涎之藜芦证也。审其属于可以下者而即下之，更须辨认其为主热实之大黄证，主寒实之巴豆证，主水实之甘遂证也。审其属于可以利者而即利之，更须辨认其为属气分之茯苓证，属血分之芍药证，属积聚之滑石证也。审其属于可以温中者而即温之，更须辨认其为脉沉微之附子证，脉不沉之干姜证，脉反浮之吴茱萸证也。审其属于可以养阴者而即养之，更须辨认其为宜生津之麦门冬证，宜滋液之干地黄证，宜补血之阿胶证也。以上为中医运用中药之六大法门，为治百病而设，不专指一病而言，特专病又当加强辨证论治之细则而已。

2. 治癌四例

他在演讲中还总结了"治癌四例"，可谓治疗肿瘤的金针。

兹举治癌以为例，说治癌又当分为四例：一曰结气，治之以散，海藻、白蔹、南星、夏枯之属是也；二曰血瘀，治之以破，附子、桃仁、丹参、鼠妇之属是也；三曰绝伤，治之以续，地黄、干漆、槐角、白胶之属是也；四日死肌，治之以逐，白及、络石、地胆、铁落之属是也。灵活运用，实为中医药治之优点。

刘民叔治癌四例，即是治癌治法用药的四大原则。古代医家就有相似的学术思想，如张景岳在《景岳全书·积聚》中说："凡积聚之治，如经之云者，亦既尽矣。然欲总其要，不过四法，曰攻，曰消，曰散，曰补，四者而已。"刘民叔则将其发挥到了极致，临床应用更加广泛、灵活。

3. 善用附子

刘民叔擅长用温阳药附子治疗恶性肿瘤。恶性肿瘤的局部肿块、疼痛、面色晦暗、舌质青紫、脉象沉细涩等临床特征与"寒主收引、主凝滞、主痛"等理论相符，"阳虚寒凝"是恶性肿瘤发病的关键病机。癌毒多为阴邪之毒，所以攻毒祛邪多用辛温大热之品，以扶阳拔毒散结。附子为扶阳主药，除了常用来温阳以外，还有其他的功能。《神农本草经》中已提到附子有"破坚积聚血瘕"的功效。《本草纲目》称附子主"反胃噎膈"。《本草求真》谓附子"通行十二经，无所不至"，能"逐冷痰"，加之附子走而不守，故能化痰活血拔毒。《医学衷中参西录》谓附子"凡凝寒痛冷之结于脏腑，著于筋骨，痹于经络血脉者，皆能开之，通之"。

刘民叔总结："除此而外，附子独具破癥坚、积聚、血瘕之功效，此为近世本草忽略少察之处。正因附子列神农本经下品，属辛温强有力之品，力能消瘀、散血、破癥坚血瘕。"刘民叔常选用附子治恶性肿瘤之属寒证者，每获良效。

4. 首重辨证，巧妙用药

刘民叔认为癌犹疮也，当首重辨证施治，不要拘泥于病名，要做到胸中无癌。辨证论治是中医的精髓所在，证与病是两个完全不同的概念。治疗癌肿，若不进行辨证，罗列一堆具有抗癌作用的中药，不分其寒热温凉之性，混而煎服，焉能有效？刘民叔说："癌犹疮也，辨证有始末之异，治法有攻补之殊，用药则或温或凉，或燥或润，对证处方，各适其宜，未可固执一端也。"很多病案中，刘民叔所用方药，似无一味所谓直接杀伤癌细胞的药物，然而可以获得满意的疗效。

刘民叔临证处方，心细胆大，善圆机活法，巧妙用药，在认真辨证的基础上，具体处方用药不受传统束缚，常常出奇制胜。如治腹部癌肿与卵巢癌肿等未溃的患者，每方必加入鼠屎30粒，并说明："予处方，自始至终必用鼠屎者，以鼠性善穿，其屎又善破癥坚积聚血瘕，故用于未溃时有效。"鼠屎即两头尖，方书载其治疮疡，有解毒软坚之效，刘民叔喜用此药治癌，屡起沉疴。而肿瘤已溃者，则多用黄芪、穿山甲等。又如治食道癌，主用络石藤、雌黄。其中络石藤解喉舌肿闭、水浆不下，《外台秘要》有"治喉痹，以络石藤一二煎汤细吃，须臾即通"的记载；雌黄杀虫，疗恶疮，《圣济总录》载治反胃吐食，以雌黄一分，甘草粉为丸，吞服治愈。以此治疗食道肿瘤，药证对的，其效甚佳。另外治肝癌时，加入橄榄核、石龙芮、红梅花、珊瑚；治胃癌时，加入生南星、生半夏、狼毒、庵间子；治子宫癌，用守宫蛋（鸡蛋开一口，放入守宫，外用桑皮纸封口，煮熟去壳，焙炭存性，研末，每日1个，早、中、夜分3次服完）。

5. 治癌验案

《鲁楼医案》中所记载的33则病案，其中有8则是癌症，其思路新颖，用药奇特，给人以独辟蹊径之感。这里选介一些《鲁楼医案》之外的刘民叔诊治肿瘤的验案，其中大部分案例处方都用了姜桂附等温阳药，从中可以进一步学习、体会刘民叔的学术经验。

案一　史某，女，61岁。1957年2月16日初诊。

据云医院诊断为恶性肿瘤晚期转移，发当在喉，喉痰梗阻，气急，纳呆。宜主温中疏化，防变。

白附块三钱，鹿角片五钱，牛角腮五钱，潞党参五钱，刺蒺五钱，壁虎二钱，安桂一钱，蝼蛄二钱，蜣螂二钱，甘草二钱，霞天胶二钱，络石藤五钱。2剂。

2月26日二诊：据云医院诊断为恶性肿瘤晚期转移，发当在喉，万分危险，宜再温养安中。

白附块三钱，生白术三钱，黄明胶三钱，筠姜二钱，五味三钱，半夏三钱，安桂二钱，远志二钱，甘草一钱，茯神五钱，潞党参一两，黄芪一两，苞米须一两。2剂。

编者按：一诊以附块配壁虎、蝼蛄、蜣螂等急攻，深入奇恒之腑，搜剔伏邪；二诊改以姜桂附温养安中，霞天胶、黄明胶添精，赋形质，攻补兼施。

案二　李某，男，50岁。1957年2月23日初诊。

据云医院诊断为鼻咽癌，项强目直，万分危险。宜与培元固本，防其变生不测。

云母石一两，潞党参一两，生黄芪一两，枣仁五钱，茯神五钱，磁石五钱，安桂一钱，筠姜一钱，甘草一钱，茅术三钱，当归身三钱。2剂。

1957年2月25日二诊：据云医院诊断为鼻咽癌，项强目直，万分危险，服前方后神识渐清。宜与疏理宣养，仍防变生不测。

云母石一两，潞党参一两，生黄芪一两，枣仁五钱，茯神五钱，麋胶一钱，安桂一钱，筠姜一钱，甘草一钱，当归身三钱，牛角腮三钱。2剂。

编者按：此案已经脑转移，侵犯中枢神经。鼻咽癌邪壅上焦，然而病在上者，以云母石、磁石等镇潜清脑；用姜、桂引火归原，疏理宣养。

案三　马某，男，55岁。1957年2月26日初诊。

据云医院诊断为胃恶性肿瘤，延至今日，形气皆脱，阴精不奉于外，阳精反降于内，大势已去，奈何？

白附块五钱，带皮苓五钱，生白术三钱，筠姜三钱，潞党参五钱，吴茱萸三钱，苍术五钱，乌梅五钱，甘草二钱，黄芪五钱，藿梗五钱。2剂。

外用：咸大附子一枚捣烂，生姜二两捣，大蒜一两去皮捣，和匀烘热，敷足底涌泉穴。

编者按：肿瘤晚期，形气皆脱，只得顾护胃气为要。故以附子为君，温补少阴肾阳；以潞党参、黄芪、生白术、筠姜、吴茱萸、苍术、甘草先建中，后理中，理手足太阴之气；生附片敷涌泉，以激荡神明，牵引厥阴之邪走少阳而出，以求合解。

案四　胡某，男，65岁，句容籍，老城隍庙。1957年3月18日初诊。

据云医院诊断为胃癌，日久不瘥，卧床亦已10余日，形瘦脉夺，万分危险。宜与温中疏养。

白附块五钱，黄附块五钱，人参须三钱，人参叶三钱，筠姜二钱，半夏四钱，茅术四钱，安桂二钱，橘络五钱，甘草二钱。2剂。

编者按：此案癌症晚期，多器官衰竭，已成脱证，只得重用姜、桂、附温阳救逆。

案五　刘某，男，60岁。1957年5月22日初诊。

经医院诊断为膀胱乳头癌，已经手术血止。近来大便泄泻，反吐酸水。中宫衰败，万分危险，当先培元。

黄附块五钱，白附块五钱，肉桂二钱，藿梗四钱，甘草二钱，带皮苓五钱。2剂。

5月24日二诊：经医院诊断为膀胱乳头癌，已经手术，服前方吐酸便泻均已减转，但气液两耗，仍有变生不测之虞。

白附块五钱，黄附块五钱，生白术五钱，筠姜二钱，潞党参五钱，乌梅三钱，肉桂二钱，茅术三钱，甘草二钱，麦冬三钱，石斛三钱。2剂。

编者按：大手术后泄泻，是元气渐脱，故此案开门见山，以桂附顾护胃气，藿梗、甘草、带皮苓缓建中元，培元固本，别无他法。

案六　陈某，男，35岁，盐城籍。1957年2月28日初诊。

据云医院诊断为胃癌，手术切除三分之二，于今转移各处，层出不穷，万分危险。

白附块五钱，带皮苓五钱，炙苏子五钱，陈皮三钱，半夏三钱，延胡三钱，安桂一钱，金铃一钱，甘草一钱，吴茱萸一钱，失笑散四钱。2剂。

编者按：此案肿瘤转移，邪盛正衰，正邪相争，故周身疼痛。此时仍有一丝正气，以温阳理气、止痛疏解为主。

案七　姜某，女，56岁。1957年4月9日初诊。

据云医院诊断为肺癌，痛不可忍，咳亦牵引，左背肿起一块，不红，万分危险。姑宜培元托化，仍防变生不测。

黄明胶四钱，鹿角粉五钱，牛角腮五钱，水蛭一钱，蜈蚣一钱，壁虎一钱，肉桂二钱，麻黄一钱，甘草一钱，乳没各四钱，白芥五钱，五味子一两。2剂。

编者按：此案处方由阳和汤化出，配水蛭、蜈蚣、壁虎等攻逐。牛角腮性温，引诸药入血分，功似鹿角。

4月11日二诊：据云医院诊断为肺癌，左背肿起一块，痛不可忍，万分危险，服前方稍好转，仍防变生不测。

黄明胶四钱，鹿角粉五钱，牛角腮五钱，壁虎二钱，虻虫二钱，白芥五钱，蝼蛄一钱，蜈蚣一钱，鼠妇一钱，乳没各四钱，甘草二钱，五味子一两。2剂。

4月13日三诊：据云医院诊断为肺癌，左背肿起一块，痛不可忍，万分危险。宜再疏养托化，仍防变生不测。

黄明胶五钱，鹿角粉五钱，牛角腮五钱，壁虎二钱，蟾皮二钱，白芥五钱，蜂房一钱，蝼蛄一钱，蜈蚣一钱，乳没各四钱，甘草二钱，五味子一两。2剂。

4月15日四诊：据云医院诊断为肺癌，左背肿起一块，痛不可忍，万分危险。宜再疏养托化，仍防变生不测。

黄明胶五钱，鹿角粉五钱，牛角腮五钱，潞党参五钱，黄芪五钱，当归五钱，桃仁三钱，水蛭一钱，虻虫一钱，白芥五钱，甘草三钱，五味子一两。2剂。

编者按：二诊、三诊更加重攻逐之品，用了虻虫、蟾皮、蝼蛄、鼠妇等。诸药温阳补血，搜剔伏邪，散寒通络，培元托化。

案八　林某，女，59岁。1958年6月12日。

据云医院诊断为胃癌，高突如馒头，痛不可忍，脉细，形赢。万分危险，宜与培元托化。

山甲珠三钱，两头尖五钱，五谷虫五钱，鹿角五钱，牛角腮五钱，象牙三钱，麻黄二钱，白芥三钱，甘草二钱，肉桂钱半，生大黄钱半，苞米须一两，熟地一两。2剂。

编者按：此案处方也是由阳和汤化出，山甲珠土性重，从艮土中搜剔邪气，枢转邪气从正化的少阳而出。从足少阴到足太阳出，是祛邪的捷径。

案九　沈某，女，57岁。1957年4月25日初诊。

经南昌某医院诊断为肾盂癌并转移至锁骨上淋巴结，胸腹膈胁胀痛。宜与培元托化，望其出险。

白附块三钱，荜澄茄三钱，鬼箭羽三钱，陈皮三钱，半夏三钱，鬼臼五钱，苍术三钱，吴茱萸三钱，枳实三钱，九香虫三钱，甘草一钱。3剂。

编者按：患者素体虚弱，只宜缓图，故以附子温阳补元，荜澄茄、鬼箭羽、鬼臼抗肿瘤，苍术、二陈建中理中，共奏培元托化，望其出险。

案十　盛某，男，47岁。1957年4月27日初诊。

据云医院诊断为鼻咽癌，万分危险，宜与培元固本、托化消结之剂，望其安全好转。

白附块五钱，甜苁蓉五钱，瓜蒌仁五钱，潞党参五钱，黄精五钱，牛角腮五钱，狼毒三钱，玛瑙三钱，白蔹三钱，黑芝麻五钱，蟹爪八只。2剂。

编者按：此案患者体质较强，故用毒性较大的狼毒攻逐，用蟹爪破血消积，附子温阳固元，扶正透邪。

案十一　李某，女，61岁，无锡籍，第六人民医院。1957年5月5日初诊。

据医院诊断为消化性溃疡恶性病变，胃癌，瘕痛难忍，逐日消瘦。宜与疏理温化，望其安全出险。

白附块五钱，黄附块五钱，荜澄茄五钱，良姜三钱，吴茱萸三钱，乌梅三钱，安桂一钱，黄连一钱，甘草一钱，山柰三钱，木通一钱。2剂。

5月6日二诊：服前两剂颇为好转，宜再温中疏化，望其安全出险。

白附块五钱，黄附块五钱，潞党参三钱，红蔻一钱，吴茱萸二钱，乌梅三钱，安桂一钱，黄连一钱，甘草一钱，良姜二钱，金铃子一钱。2剂。

5月7日三诊：据医院诊断为胃癌，昨因受寒，突然胸闷、呕吐、头痛，三焦失其升降之常。

黄附块五钱，白附块五钱，生卷朴三钱，白蔻三钱，吴茱萸三钱，半夏三钱，紫苏三钱，枳实三钱，甘草一钱，防风三钱，陈皮三钱，生姜三钱。2剂。

5月10日四诊：据医院诊断为胃癌，服前方后风寒已随表解，宜再标本并治，望其安全出险。

黄附块五钱，白附块五钱，生卷朴三钱，枣仁三钱，茯神五钱，陈皮三钱，砂仁四钱，豆蔻四钱，甘草一钱，藿梗五钱，吴茱萸三钱，枳实三钱。2剂。

5月16日五诊：据医院诊断为溃疡恶变胃癌，停药5日，今呕吐拒食，万分危险，法当急救胃元，望好转。

野山老山参钱半，生半夏一两，以蜂蜜一两，清水搅万遍，作甘澜水煎药。（卞按：大半夏汤作甘澜水）

编者按：此案元阳衰败，寒热错杂，变证丛生，刘民叔以姜桂附温阳为主，依次辛开苦降、理气止痛、疏风解表，以及大补元气，温中疏化，标本并治，望其安全出险。

案十二　何某，女，60岁。1957年4月25日初诊。

经邮电医院诊断为胃癌，远处转移，百日来，攻冲走窜，痛无定处，危险二字无可讳言。当先温中为主。

马蔺子三钱，川楝子三钱，莱菔子三钱，良姜三钱，吴茱萸三钱，乌梅二钱，香附三钱，香橼三钱，甘草一钱，枳实二钱，枳壳二钱。2剂。

4月27日二诊：经邮电医院诊断为胃癌，远处转移，攻冲走窜，痛无定处，万分危险，服前方尚平稳。宜与疏理安中，仍防变生不测。

黄附块五钱，白附块五钱，荜澄茄三钱，荜茇三钱，吴茱萸三钱，良姜三钱，肉桂一钱，苍术四钱，甘草一钱，半夏四钱。4剂。

4月29日三诊：经邮电医院诊断为胃癌，远处转移，万分危险，服前方次第平稳。宜再疏养安中，仍防变生不测。

黄附块五钱，白附块五钱，山茶花二钱，筠姜三钱，山柰三钱，荜茇三钱，吴茱萸三钱，良姜三钱，肉桂一钱，甘草一钱。2剂。

5月3日四诊：经邮电医院诊断为胃癌，远处转移，将近百日，服前3方次第减轻。宜再安中疏养，仍防变生不测。

黄附块五钱，白附块五钱，生白术四钱，筠姜三钱，吴茱萸三钱，乌梅三钱，肉桂一钱，大茴一钱，甘草一钱，高良姜三钱，荜茇五钱。2剂。

5月7日五诊：经邮电医院诊断为胃癌，远处转移，万分危险，服四方后渐渐平定。宜与安中疏养，仍防变生不测。

黄附块五钱，白附块五钱，高良姜三钱，筠姜三钱，吴茱萸三钱，半夏五钱，肉桂一钱，大茴一钱，甘草一钱，荜茇三钱，茅术五钱。4剂。

5月13日六诊：经邮电医院诊断为胃癌，远处转移，服前五方更加好转。宜与安中疏养，望其安全康吉。

黄附块五钱，白附块五钱，云母石五钱，筠姜三钱，吴茱萸三钱，乌梅三钱，肉桂二钱，良姜三钱，甘草二钱，茅术五钱，人参须一钱，钟乳石五钱。2剂。

5月16日七诊：经邮电医院诊断为胃癌，远处转移，万分危险，服药于今，次第消减。宜与安中疏养，望奏续功。

黄附块五钱，白附块五钱，钟乳石五钱，筠姜三钱，吴茱黄三钱，乌梅五钱，肉桂一钱，生大黄一钱，甘草一钱，珠儿参三钱，木通钱半。2剂。

5月30日八诊：服药于今，尚有余痛。

白附块五钱，黄附块五钱，车前子五钱，筠姜三钱，潞党参五钱，吴茱萸三钱，肉桂一钱，苍术三钱，甘草一钱，乌梅五钱，木通一钱，生大黄一钱。2剂。

编者按：此案胃癌，前后八诊，都以四逆汤为君药，逐步加大姜桂附的用量；合建中理中，疏养安中。同时运用良附丸等五运六气药物和云母石、钟乳石等温潜药物镇邪。处方用药，井然有序，并有疗效。

案十三　丁某，男，53岁。1958年6月14日初诊。

据云医院诊断为胃癌广泛转移，万分危险。今诊脉弦而细，细为血枯，弦为病实，痛而泛酸。宜主温中疏养。

白附块三钱，生白术五钱，陈皮白三钱，筠姜五钱，茅术五钱，半夏五钱，枣仁三钱，熟地五钱，茯苓三钱，石龙芮一两，苞米须一两，潞党参一两。2剂。

6月16日二诊：据云医院诊断为胃癌晚期转移，万分危险，服前方刀口渐安，泛酸亦减，内尚痛，脉犹弦细。宜再温养疏化。白附块三钱，黄芪皮四钱，生锦纹二钱，枣仁三钱，茅术五钱，乌梅五钱，筠姜五钱，熟地五钱，红曲五钱，石龙芮一两，苞米须一两，潞党参一两。2剂。

6月18日三诊：据云医院诊断为胃癌广泛转移，万分危险，服前方后将渐好转，今诊脉犹弦，舌犹浊。宜再疏理益养。

白附块三钱，生白芍五钱，罂粟壳五钱，枣仁三钱，茯神三钱，黄芪四钱，熟地五钱，蒲黄三钱，地榆五钱，石龙芮一两，苞米须一两，潞党参一两。2剂。

6月20日四诊：据云医院诊断为胃癌广泛转移，万分危险，服前方舌苔渐净。胃中渐渐肃化，法当疏理安中，仍防变。

白附块三钱，罂粟花五钱，生地榆五钱，茯神三钱，白芍五钱，乌梅五钱，熟地四钱，黄芪五钱，甘草二钱，潞党参一两，苞米须一两，桂圆荔枝红黑枣各五枚。2剂。

编者按：此案胃癌转移，脉弦而细。第一诊以辅助力状态加法夏建中理中；二诊更加黄芪补大气建中气，兼石龙芮抗癌防变，以防正邪相争太过；三诊用罂粟止癌痛、附子理中汤理气止痛，先图胃气，病缓后再抗邪。病情几经反复，无奈病重症恶，虽然方治对症，但终不能免。

扶阳医案分析

《鲁楼医案》摘选

　　《鲁楼医案》是刘民叔于20世纪50年代初行医的医案汇集，由刘民叔弟子李鼎根据原始诊疗记录和患者所提供的材料整理而成，内容翔实可靠。每例医案都先介绍之前西医诊治的情况，然后详述刘民叔的诊治过程。这种将中西医治疗过程与结果进行对照，完整叙述诊治经过的医案，特别癌症、肝腹水、血吸虫鼓胀腹水、脑出血等重症与绝症的诊治医案，非常难得，值得好好学习、借鉴。

　　之后，任启松、李玉宾编著《鲁楼医案诠释》，对医案进行诠释，其中不乏独到之处。我们特摘选其中的部分扶阳病案及诠释，以供学习、借鉴。另外，还选摘了刘民叔1957年、1958年的一些扶阳医案。

1. 胃癌溃血一案

夫子既于1946年治愈今静安寺长老持松胃病以后，一时佛教界前来求治者甚众。近有上海市嵩山区淡水路圣仙禅寺惠宗长老者，久病胃癌，至1951年6月3日突然溃裂，上呕血，下泄血。至6月8日出医院，昏迷沉睡，不省人事。由持松老法师暨胡厚甫、陈子和、刘瞻明、李玉良四居士电请夫子往救，夫子即偕唐书麟往焉。诊察甫毕，而医院所派输血5人亦随至。夫子曰："病革，输血无益，而反有害焉。不可。"持师曰："何谓也？"夫子曰："大凡血去多而无内病者，可以输血，如伤折金创产妇之属，此以元气未夺者宜也。而元气已夺，内病又甚者，不可以输血。何者？外血输入体内，必赖身中元气为之运行。今脉微欲绝，元气将脱；兼之身面浮肿，水气内甚。若再输入外血，则此若断若续之元气能载而与之俱运否？且今不事全体治疗，徒见失血而输血。病既未除，益其血必复失之。往复为之，血不能益，反损其气，势必不至耗尽元气不止。是何异夫齐寇资敌者乎？今此垂亡之元气，必当保留以行药力，不则殆矣。宜速与云南白药先行救急。度服药三日来苏，可庆也。"乃遣去输血者。后果如夫子言。钱士良医师之太夫人为惠宗法师之皈依弟子，侍于侧，言及输血事。惠师戚然曰："每输一次血，其痛苦有非言语所能形容者。"附持师等四人笺示经过："（上略）惠宗大师初病入院之经过，就鄙人等亲知亲见，一缕述之。溯自6月3日惠师以周甲之龄，忽患呕血。当时来势甚猛，虑有不测。急召救护车送入虹桥疗养院，住101室。

经内科西医诊断为胃癌出血，极端危险。住院凡 6 日，除注射止血剂外，前后共输血 5 次，但随输随吐，终不能止。延至第六日，势益危殆。西医云：开刀则心脏太弱，恐不能堪；不开刀亦无法挽救，数小时内即有生命危险。同人相顾愕然，不得已，舆回寺中。金以西医既已束手，不若改延中医。乃决议求治于我公，亦最后作万一之想耳。（下略）"

【初诊】1951 年 6 月 8 日

心腹内崩，血溢于上，并注于下，昏昏沉沉，不能与人言。面浮足肿，唇淡舌浊，脉微欲绝，肢缓不收。

方用：黄附块一两，干姜五钱，甘草二钱，灶心土三钱，干地黄五钱，阿胶三钱，白及三钱，花蕊石一两。

另用：云南白药救急，每 30 分钟服一分。

【二诊】6 月 9 日

血渐止。

方用：黄附块一两，干姜五钱，甘草二钱，灶心土三钱，干地黄五钱，阿胶四钱，潞党参五钱，花蕊石一两。

另用：云南白药，每 30 分钟服五厘。

【三诊】6 月 10 日

血全止。

方用：黄附块一两，干姜五钱，甘草二钱，灶心土三钱，干地黄五钱，阿胶四钱，潞党参五钱，花蕊石一两。

另用：云南白药，每 30 分钟服五厘。

【四诊】6月11日

言而微，移时乃复言，能啜薄粥少许。

方用：黄附块一两，干地黄五钱，灶心土五钱，干姜五钱，甘草二钱，阿胶四钱，潞党参五钱，茯苓五钱，阳起石五钱。

另用：云南白药，每40分钟服五厘。

【五诊】6月12日

舌上浊苔渐化。

方用：黄附块一两，干姜五钱，甘草二钱，干地黄五钱，阿胶四钱，潞党参五钱，阳起石五钱，茅山苍术二钱，肉桂一钱。

另用：云南白药，每50分钟服五厘。

【六诊】6月13日

大便仍黑，能啜厚粥，声渐壮，能续言。

方用：黄附块一两，干姜五钱，甘草二钱，干地黄五钱，阿胶四钱，潞党参五钱，阳起石五钱，茅山苍术二钱，肉桂一钱，防己二钱，茯苓皮一两。

另用：云南白药，每60分钟服五厘。

【七诊】6月14日

面浮渐消，足肿亦减。舌上浊苔化去一半。

方用：黄附块一两，干姜五钱，甘草二钱，干地黄五钱，阿胶四钱，党参五钱，黄芪五钱，苍术二钱，肉桂一钱，防己二钱，茯苓皮一两。

另用：云南白药，每60分钟服五厘。

【八诊】6月16日

胸脘安和，舌上无浊苔，面浮足肿都消。大便色黄，反觉秘结不滑。

方用：黄附块一两，干姜五钱，甘草二钱，干地黄五钱，阿胶四钱，潞党参五钱，黄芪五钱，茅山苍术二钱，肉桂一钱。

另用：云南白药，每90分钟服五厘。

【九诊】6月18日

移居树荫楼间，足可屈伸，尚难行步。宜啜粥，勿吃饭。

方用：黄附块一两，干姜五钱，甘草二钱，干地黄四钱，潞党参五钱，茯苓五钱，橘皮三钱，生白术五钱，肉桂一钱，鸡内金三钱。

另用：云南白药，每90分钟服五厘。

【十诊】6月20日

随时饥饿，欲倍饮食。

方用：黄附块一两，干姜三钱，甘草二钱，潞党参五钱，茯苓五钱，橘皮三钱，半夏三钱，生白术五钱，肉桂一钱。

另用：云南白药，每120分钟服五厘。

【十一诊】6月23日

宜闭窗，勿贪凉当风。节饮食。

方用：黄附块一两，干姜三钱，甘草二钱，茯苓五钱，橘皮三钱，半夏三钱，孔公孽五钱，肉桂一钱，厚朴一钱。

另用：云南白药，每120分钟服五厘。

【十二诊】6月26日

舌上水津四溢，不能自摄。胸满肠鸣自汗。

方用：黄附块一两，干姜三钱，甘草二钱，茯苓五钱，半夏四钱，泽泻四钱，砂仁五钱，蔻仁五钱，孔公孽五钱，肉桂一钱。

另用：云南白药，每120分钟服五厘。

【十三诊】6月28日

水湿渐化，舌津不溢。

方用：黄附块一两，干姜三钱，甘草二钱，茯苓五钱，泽泻四钱，砂仁五钱，蔻仁五钱，孔公孽五钱，肉桂一钱。

另用：云南白药，每120分钟服五厘。

【十四诊】6月30日

胸不满，肠和，汗止。

方用：黄附块一两，干姜三钱，甘草二钱，茯苓五钱，桂枝三钱，砂仁五钱，蔻仁五钱，生白术五钱，孔公孽五钱。

另用：云南白药，每120分钟服五厘。

【十五诊】7月3日

面目微浮。

方用：黄附块一两，生姜皮五钱，茯苓皮五钱，五加皮五钱，橘皮三钱，桂枝三钱，甘草二钱，杏仁三钱，孔公孽五钱，砂仁三钱，蔻仁三钱。

【十六诊】7月5日

出寝门，扶杖走于廊下，健步可期。

方用：黄附块一两，茯苓五钱，桂枝三钱，生白术五钱，孔公蘖五钱，砂仁三钱，蔻仁三钱，甘草二钱。

【十七诊】7月8日

方用：黄附块一两，茯苓五钱，桂枝三钱，生白术五钱，孔公蘖五钱，砂仁三钱，蔻仁三钱，藿香三钱，薏苡仁五钱，甘草二钱。

诠解：查色按脉，先别阴阳，谨熟阴阳，勿与众谋。是证昏迷沉睡，不省人事，脉微欲绝，身面浮肿，是少阴证，纵有他故，亦当先温，与通脉四逆汤，再量证加减，增损剂量。经云：急则治标，缓则治本。今呕血泻血已5日，血证急如星火，首当理其亡血。亡血，名为亡阴，实则亡阳，因其亡血中温气也。血之吐衄便溺，必因先瘀而不行，气无形难病，必因血瘀，血有质易病，必因气凝。肿瘤气郁，血随之瘀，郁极崩破，血溢胃家，上溢发为吐血，下泻发为便血。内伤亡血之病，无不由于虚寒，虚寒之原，无不由于中气之败。中土不枢，火浮水沉，此亡血之原也。土困木郁，风木疏泄，所以血流不止。治当暖水燥土，滋木清风，用黄土汤。亡血大证，谨守其阳，设当输血，阳当先行，因阳可煦阴。不然，病当温阳而输血用阴，必速其死也。亡血之创折、金伤、产妇、再障重症，亦莫不如此。此即先生所强调之元气也。是证，病在少阴，微阳一线，阳不能煦阴，故诊前屡次输血，痛创其阳而苦不堪言矣。一诊方分三部分：通脉四逆暖水土；白药、花蕊石、白及止血活血；黄土汤去黄芩、白术，去黄芩是因上无相火之热也，去白术之壅滞是因苔浊而中土急需流通也。二、三诊血溢渐止，故减白药去白及，增阿胶滋木，加党参益中气。三诊时血已全止，故三、四两诊保留灶心土，使其止血效果稳固以后，即去之。四诊：加茯苓燥土，加阳起石燥烈助命门元阳。阳起石，石质重镇，可助肺胃之降。此时温肾之药，如仙茅、补骨脂力恐不逮也，余如巴戟、杜仲、苁蓉、蒺藜性缓质润，恐误事也。五诊：浊苔渐化，加茅苍术运脾以化中焦之湿，肉桂一钱引入厥阴以祛血寒。六诊：加防己、茯苓皮。

七诊：更加黄芪助营卫以去水肿，七诊固之。

八诊：胸脘安和，浊苔已退，面浮足肿皆消，大便色黄，元阳已回，去防己、茯苓。九诊：诸症已退，此时宜力培中宫，以异功加内金补之，同时去阿胶之滋腻，去黄芪之助营卫。十诊：更用六君以培肺胃之气。同时去地黄之增脾湿。十一诊：可能有贪凉当风，饮食不化，故去四君，以二陈、厚朴，加孔公孽通降右路，务使流通，仍以四逆温下。十二诊：阴霾上干，见肠鸣、胸满；浮阳不摄，发为自汗；龙游水盛，现舌上水津四溢，不能自摄。仍以四逆温下，以苓、泽利水，同时以半夏、砂、蔻、孔公孽理降肺胃。十三诊：舌津不溢即去半夏。以四逆汤暖水土，苓、泽、肉桂泻利水湿，砂、蔻、公孽理降肺胃。十四诊：以附子暖水，干姜、白术、茯苓、甘草燥土，桂枝疏木，蔻、砂、孔公孽理降肺胃。或解释为附子、干姜暖水土，苓、桂、术、甘燥土去饮，砂、蔻、公孽理降肺胃。十五诊：阳气未为敛固，右路卫气不收，致面目微浮，以四皮、杏仁、砂、蔻、孔公孽敛降右路卫气，同时利水。仍以附子暖水，桂枝宜暂去。十六诊：仍以附子暖水，公孽、砂、蔻理降肺胃，术、苓、草补土，桂枝疏木。

十七诊：于上方更加苡仁利水燥土补中，藿香宣降肺胃之气。几个特点：①附子不变，且不用先煎。因证属少阴，水寒土湿，又因内伤出血，证属虚寒。亡血，名为亡阴，实为亡阳，故暖水回阳是其脊线。②干姜甘草汤用至第十四诊，停用指征是肠和、胸不满，寒水侮土已去，下无阴霾上干。转为砂、蔻、术、苓、草理降肺胃，益中气。③四逆以后，断壁残垣，有形之血难生，无形之气易长。故二诊之时即用潞党参，五、六诊加苍术，七、八诊更加黄芪，九、十诊添用生白术。④右路肺胃理降，关乎右路阳杀阴藏，故从五诊起即用苍术左旋，脾升交肺。十一诊用二陈，十二诊直至十七诊收工皆用砂、蔻、孔公孽。⑤十四诊即易肉桂，用桂枝走经络营卫，此为血分。⑥如此水寒土湿，上来一开始就大用生地、阿胶，生地助脾湿，阿胶滋腻碍胃，如此对少阴证、对水寒土湿仿佛不宜。且大出血因风木疏泄，大附子不久煎，又实助肝热，有加剧失血之虞。实际上，有是证则用是药，合用则无碍，这是仲景黄土汤的特点。仲景之肾气丸、桂枝芍药知母汤，皆附子、生地同用。⑦亡血元气不支者，应慎于大量输血，现代医家多不明其理。这是因为元阳亏虚，无力行血，血郁甚则离经改道，此时再输入新血，会瘀塞愈加，营气郁迫，血出愈速，而阳亡更甚。⑧本案求证遣方用药把握精准，体现出作者炉火纯青的伤寒功底。首回阳气，阳为脊线，阳回才能有命。次是中土，一再予以枢转补益，只有中土得藉，方可起死回生。再是右路阳杀阴藏，阳秘才能阴平。

诠解说：刘氏在认真、准确辨证的基础上，具体治疗却不受传统束缚，处方用药超越一般。如治僧人胃癌溃裂出血，脉微欲绝，辨为阳衰脾虚之证，依"急则治其标"之旨，以黄土汤加减治疗，重用附块30g。附子为辛温之品，医家多认为热药治癌忌用，而刘氏认定辨证，救阳非此莫属，自始至终重用附子。共十七诊，附子总量510g。若无有胆识者，不敢为此。同时，该病例首诊时，用云南白药，每30分钟0.3g；第2日血渐止，即改为每30分钟0.15g；三诊后逐渐减为每40分钟、每50分钟，直至每2小时0.15g，十五诊时才停服。云南白药为止血定痛的中成药，且有抗癌之效，刘氏嘱患者如此频服、长服，临床实为罕见。

2. 大脑炎一案

1953年4月4日上午9时左右，住在上海市新成区成都北路的李女士，抱其幼子前来求夫子诊治。夫子诊其脉瞥瞥如羹上肥，曰：此柔痉也。惟病久阳微，虚羸少气，且已昏迷不省人事，危险万分，当先从保元为入手之调治。

【初诊】1953年4月4日

方用：黄附块四钱，潞党参三钱，黄芪三钱，茯神三钱，酸枣仁二钱，生白术三钱，安南肉桂八分，广陈皮二钱，甘草一钱。

【二诊】4月6日

方用：黄附块四钱，潞党参三钱，黄芪三钱，茯神三钱，酸枣仁二钱，露蜂房一钱，蛇蜕二钱，蚱蝉二钱，干地黄三钱，甘草一钱。

【三诊】4月8日

方用：黄附块四钱，潞党参三钱，茯神三钱，露蜂房一钱，蛇蜕二钱，蚱蝉二钱，淡全蝎一钱，白僵蚕二钱，干地黄三钱，甘草一钱。

【四诊】4月11日

方用：黄附块四钱，潞党参三钱，茯神三钱，露蜂房二钱，蛇蜕二钱，蚱蝉二钱，淡全蝎二钱，白僵蚕二钱，干地黄三钱，龙胆草一钱，玄参三钱。

【五诊】4月13日

方用：黄附块四钱，潞党参三钱，露蜂房二钱，蛇蜕二钱，蚱蝉二钱，蝉花二钱，淡全蝎二钱，龙胆草一钱，玄参三钱，人参叶三钱，决明子四钱。

【六诊】4月15日

方用：黄附块四钱，潞党参三钱，露蜂房二钱，蛇蜕二钱，蝉花二钱，干地黄四钱，龙胆草一钱，人参叶三钱，决明子四钱，蒙花二钱，蕤核二钱。

【七诊】4月17日

方用：黄附块四钱，潞党参三钱，露蜂房二钱，蛇蜕二钱，蝉花三钱，干地黄四钱，龙胆草一钱，人参叶三钱，决明子三钱，蒙花二钱。

【八诊】4月18日

方用：黄附块四钱，潞党参三钱，当归头三钱，蛇蜕二钱，蝉花三钱，干地黄六钱，龙胆草二钱，人参叶三钱，云母石五钱，冬虫夏草一钱，决明子三钱。

【九诊】4月21日

黄附块四钱，潞党参三钱，当归头三钱，蚱蝉二钱，蝉花二钱，干地黄五钱，龙胆草二钱，人参叶四钱，苦参二钱，白敛二钱，冬虫夏草一钱。

【十诊】4月23日

方用：黄附块四钱，潞党参三钱，蝉花二钱，干地黄五钱，枸杞二钱，龙胆草二钱，人参叶四钱，苦参二钱，白敛二钱，冬虫夏草一钱，千年白一钱。

【十一诊】4月25日

方用：黄附块四钱，潞党参三钱，干地黄五钱，枸杞二钱，龙胆草二钱，人参叶三钱，冬虫夏草一钱，石钟乳四钱，菖蒲一钱，通草一钱，黄马铃一钱。

【十二诊】4月27日

方用：黄附块四钱，潞党参三钱，干地黄四钱，枸杞二钱，桑椹二钱，茯苓三钱，龙胆草一钱，冬虫夏草一钱，金丝草二钱，人参叶三钱。

上"柔痉"一案，计12方，共服药25剂。目复明，耳复听，口复咿呀欲语，精神复其活泼，四体复其行动，可算痊愈矣。侍诊者为蔡岫青，并将李女士所述病情笔记附后。

我儿张■■，3岁，于3月6日下午忽发寒热，7日上午即到南洋医院诊治，据医师诊断为小肺病，热度37.8℃，当配了药水。到9日又去诊治，寒热并未退轻，乃配一点青霉素药片给我，并拍X光照片。到11日又去诊治，寒热仍未退，服药片后要吐，医师乃打雷米风针（Remifon）。12日因病未好转，又去看医师，仍打雷米风。到13日上午可以看X光照片，据云："在照片看来，肺部有病。"在下午因病很重，沉沉昏睡，因再去看，据另一位吴医师说："这小孩可能是脑膜炎，要抽脊水……"因无房间，所以仍回家。吴医师关照，雷米风暂停，当晚一夜噪闹，头痛非常厉害。14日上午7时去挂急诊，开了二等房间，医师来看说要抽脊水，后来仍未抽，当天下午7时，我就出院，连夜去请董庭瑶中医师诊治。据云：为"慢惊"，尚未完全成功。遂开方，并叫我去买雷米风给他吃。当夜将药吃了一片半，15日并服中药，到下午2时，小孩牙齿咬紧，手足抽搐，病势更重。我马上到宏仁医院诊治。据医生诊断：可能是脑膜炎，须要抽脊水。抽好后，他说：是大脑炎。我又当日到康家桥去请一个医生挑惊，他也说：已经无救。我无可奈何回家了。当晚10时去请打浦桥吴桂亭针科医师来家诊治，他说：此孩眼光已散，病势沉重，已经无望。当即打了两针，并命服牛黄清心丸。

16日仍请吴医师来治，又打两针。我因不放心，又请西医宋杰来诊。宋医师说，我也无办法，还是到南洋医院诊治好。17日我又请吴医师来诊治，他亦不过打了两针，教用虾蟆同麝香覆按在肚皮上，一共用了4次。到21日因为无好转，我又到淮海路陈谟医师处诊治。他说此小孩已经没有希望，退还挂号金，不肯医治。我当天到天潼路去看陈永明医师，他用药命覆盖在脚上肚上，并未见效。到23日我又去复诊，他也说无办法，回绝了。陈医师并介绍到胶州路胶州热病医院去诊治。据医师说，此病无好办法，还是打雷米风及青霉素。我一面打针，一面到古北路去请一个医生挑惊，共挑了3天，也未有效。第4天，他又说用虾蟆麝香覆在肚上，就是这样拖延下去。我已经准备了小衣裳、鞋袜，以为他横竖不会好了。一直到4月4日，由成都北路65号王老太太介绍到刘民叔中医处求治。刘医师说，此小孩拖延日久，本元太虚，病属"柔痓"，万分危险。不过还有一线希望，我当尽力为之诊治，要看他的本元是不是能够支持得牢，如果能够支持的话，病尚可愈。当即开方命服两帖，到6日又去复诊，仍服两帖，病势渐渐好转。到8日三诊，仍服两帖，病更减轻，能作啼哭，惟双目全然无光。我因自看病以来，从无减轻，只有一天天加重，现在既然有了起色，就决意继续请刘医师诊治。双目也有重光可能，我心中也有了希望。从此专服中药。每隔一天去开方1次，不断医治。直到现在，双目已能视物，精神已好，非常活泼，每天能吃3碗粥及牛乳、饼干等食物，以后当能完全恢复健康了。

　　　　　成都北路四十七弄 4 号病家 ████████ 记

　　　　　　　　　　　　　　　　1953 年 4 月 23 日

　　诠解：此例是沪上西医"程咬金瓦岗三板斧，徐世绩少年行山东"的真实写照。突发寒热，与抗生素及雷米封，伤及幼子阳气，中阳不济，寒水侮土，致病及太阴、少阴。6 日下午发寒热，7 日上午就诊，与青霉素。服至 11 日，病未好转，注射雷米封。12 日病仍未好转，不思改变，仍然注射雷米封。到 13 日，病已很重，沉沉欲睡（但欲寐）。抽脑脊液后，"当晚一夜噪闹，头痛非常厉害"。此元阳上越，头痛如裂，表现躁无暂安时，病已十分危殆。14 日，西医仍要抽取脑脊液，当日连夜去看中医，云"慢惊"。已有些靠边，那上附子理中丸吧？不是，仍叫病孩服用已被西医当天就要求停掉的雷米封。到 15 日下午 2 时，小孩牙齿咬紧，手足抽搐，病势更重。此阳气拔根，木郁风动。当晚 10 时去请打浦桥吴桂亭针科医师来家诊治，他说："此孩眼光已散，病势沉重，已经无望。当即打了两针，并命服牛黄清心丸。"此时不用回阳之姜附，却用灭阳之牛黄清心，命服，以速其死，此辈当诛！病家愚昧，16 日、17 日仍请这位医师前来诊治，各打两针，于事无补，所出偏方，更是可笑。病家虽然愚昧，但求生本能驱使其仍不断求医，到 21 日因无好转，又去淮海路求医寻治被拒绝，去天潼路诸医折腾无效，第二天又被拒绝。此时希望全无，病家已备后事，"我因

223

自看病以来，从无减轻，只有一天天加重"。挨至 4 月 4 日，到刘民叔处医治。

想发病当初，就是一剂麻、桂、柴胡发汗即愈的事，却被搞成这样。

柔痓者，太阳病，风伤卫气，发热，汗出过多，伤其津血，致经脉失滋。复感风寒，筋脉挛缩，故颈项强急、头摇口噤、脊背反折。另外，水寒土湿或中阳衰败，致风木燥急，内外合邪，风动不已，筋脉不柔，亦似柔痓。

"惟病久阳微，虚羸少气，且已昏迷不省人事，诊其脉瞥瞥如羹上肥，危险万分，当先从保元为入手调治。"故益气回阳是其首务。方用参附汤贯其始终，3 岁小儿，附子用 12g 不先煎，一直用到痓愈，是其特点。

一诊：保元汤之参芪桂草辛甘发散，与附子一起驱其阴霾为阳。又以生白术、陈皮益中助之。枣仁、茯神养营安神，全无祛风、解痓、通络、清营等药味。2 剂。

二诊：渐渐好转，去生白术、陈皮之缓滞，去肉桂之暖血疏木。扶元元回，此时解痓为急。在参附暖水补土的基础上，专义向木。加生地凉营清乙木；加蜂房入肝，化坚破结；蛇蜕入肝，祛风发表；蚱蝉入肝，清热、息风、止抽搐。附子、生地同用。

三诊：病势好转，再去黄芪之甘，枣仁之缓。在专于入木方面，再加僵蚕、全蝎息风、通络、止痓。

四诊：病更减轻，能作啼哭，惟双目全然无光。加胆草入甲乙苦寒清热，加玄参清心经浮火，以收乙木之精。

五诊：好转，去茯神之原需安神，去僵蚕之清热止痉，去生地之清热凉营。此时意为清热凉营太过，因总为虚证，故加决明子清浮热明目，加人参叶苦寒清肺胃之热，蝉花甘寒气薄入肝脾，疏风、明目、止痉。

六诊：好转，去蚱蝉、玄参之清热，全蝎之通络止痉。加密蒙花清肺润燥，明目退翳；蕤核甘微温，入肝肺，明目退赤止泪。

七诊：去蕤核。

八诊：继续好转，去蜂房之化坚破结，去密蒙花之寒。加当归头养营血，云母石之清少阳甲木，加冬虫草之温肾益肺。

九诊：去蛇蜕之发表，决明子之明目。加蚱蝉之清热息风，加苦参之苦寒，清乙木利壬水；以白蔹易云母，清少阳上逆之火，泻厥阴下郁之热。

十诊：去当归之养血，去蚱蝉、胆草之寒。加枸杞润木，千年白之清肝利肺。

十一诊：去蝉花、苦参、白蔹、千年白之诸寒。加石钟乳入肺、脾、肾，温寒、去湿、降气；加菖蒲辛烈疏通，醒神除迷，开隧窍瘀阻，逐经络湿痹。加通草入肝、心、膀胱，行血脉，利水道，加黄马铃利水。

十二诊：双目已能视物，精神好转，非常活泼，每天能吃 3 碗粥及牛乳饼干等食物。去石钟乳、菖蒲、通草、黄马铃。加桑椹润木，金丝草清热利湿。以上每日 2 剂。

几个特点:

(1)一诊:惟病久阳微,虚羸少气,且已昏迷不省人事,此时回阳护正是其首务。故用参附回阳,辅以保元;佐以生白术,陈皮益中,枣仁、茯神安神。纵有痉、抽、惊厥、发热,亦在其次。两剂阳回,即转入息风、清热、解痉,是因木气未平,身难不已。同时可见,即使脉现真脏,只要救治及时,色脉合准,仍可起死回生,不要因症危而辞治。中医的使命是使我华夏子民众生普度,而不是那些建立在资本运作的基础上,以赚取最大利润为目的,治标不治本的所谓医学,甚至图了财还害了命。

(2)二诊加生地、蛇蜕、蜂房、蚱蝉,以凉营、发表、破坚结、清热息风止痉。二诊以后,回阳护正之味递减,去术、桂、陈皮,再去黄芪,再去茯神。但五诊以后即加人参叶、冬虫夏草、枸杞,从另一方面渐增,予以补益。平木方面,从三诊起,增僵蚕、全蝎;四诊再增龙胆草、玄参。随着木气的渐渐风息,五诊后去僵蚕,六诊后易蚱蝉为蝉花,递去蜂房,去蛇蜕,第十二诊仅留胆草3g。

(3)此例之柔痉,是因水寒中败。故治理风木,不用介类,更不用金石重镇以降阳明,这一点完全不同于眩晕与脑卒中。若使用重镇,则会使中气败陷,局面会变得更加不可收拾。

(4)此案的整体格局是,右路水寒土虚中败,左路乙木风盛躁动,甲木拔根,相火不降。因右路水寒土虚中败,故参附须臾不可离,然附子助肝热,附子少用又不济,故须用生地。

易生地后，又用胆草之苦寒，以障附子之热。左路风盛躁动，痉、抽、惊厥、相火在上的发热，用药只在左路，未降阳明，是因其中虚也。

（5）密蒙花、千年白、金丝草等味苦寒，临床宜慎。虫草当今价高，可换成普通温肾降气之味。蚱蝉与蝉花货源较少，亦可易味。

3. 亚急性细菌性心内膜炎一案

滕君，江都县丁沟区人，现住上海市闸北区共和新路光大里81号，为铁路管理局机务段工人。其妻王女士，病久且危，由周元椿医师介绍，乃求治于夫子。当于1955年5月2日半夜11时往救。

同济大学医学院附属同济医院病情证明书

患者姓名　王███　性别　女　年龄　41岁

住院号　42982

不规则发热4个月。入院经检查系黄金色葡萄状球菌所致之亚急性细菌性心内膜炎。经用青霉素、链霉素治疗无效，改用金霉素后，有好转趋势，但以消化道反应过重，不能再服。故请能协助购买金霉素注射剂，以利病情。

1955年4月22日

【初诊】1955年5月2日

寒热往来，数月不休。热时溲溺短涩，甚至癃闭。肤因之而胀，腹因之而满。寒时手足厥逆，甚至麻木，麻至胸中，则忽忽不知人。必汗出麻退而始苏。舌上无苔，脉象浮溢，若泛泛乎而有余。

方用：茯苓皮五钱，大腹皮五钱，生姜皮五钱，桑白皮五钱，天仙藤三钱，牵牛子三钱，葶苈三钱，商陆三钱，郁李仁三钱，桂枝二钱，槐枝二钱，梅枝二钱，柳枝二钱，桃枝二钱，李枝二钱，杏枝二钱，桑枝二钱。

【二诊】5月3日

服前方甚安吉。昨因深夜就近在任益和配药。无李枝、杏枝。今日连1剂。往老闸区胡庆余堂照原方配出，如昨法煎服。

【三诊】5月4日

麻木已退，不复昏迷；癃闭已利，不复肿满；寒热亦不复发。防其余疾未了，嘱其照原方再配两个半剂，分两天煎服。

【四诊】5月6日

今诊脉象沉迟，身凉自汗，与3日前如出两人。虽诸症皆已解除，而阳气式微，大有虚脱之虑，培元固本，又为当务之急焉。

方用：黄附块五钱，潞党参五钱，黄芪五钱，茯神四钱，枣仁三钱，干姜二钱，安南肉桂一钱，甘草一钱，生白术四钱，川花椒一钱。

【五诊】5月8日

服前方2剂，已稳定。

方用：黄附块五钱，潞党参五钱，黄芪五钱，茯神四钱，枣仁三钱，干姜二钱，安南肉桂一钱，甘草一钱，葡萄干四钱，大红枣7枚。

【六诊】5月10日

汗止身和。头尚微眩，心尚微悸。

方用：黄附块五钱，潞党参五钱，黄芪五钱，云母石四钱，干姜一钱，枸杞三钱，安南肉桂一钱，当归三钱，葡萄干四钱，大红枣7枚。

【七诊】5月12日

眠食渐安。

方用：黄附块五钱，潞党参五钱，黄芪五钱，当归三钱，云母石五钱，枸杞三钱，安南肉桂一钱，甘草一钱，葡萄干四钱，红枣7枚。

【八诊】5月14日

头不眩，心不悸。昨日吃精肉炖汤佐餐，颇安适。不能坐，更不能起立。嘱其节饮食，毋求饱。

方用：黄附块五钱，潞党参五钱，黄芪五钱，当归三钱，枸杞三钱，黄精四钱，安南肉桂一钱，甘草一钱，葡萄干四钱，红枣7枚。

【九诊】5月17日

略能坐，尚不能起立，音声渐壮。

方用：黄附块五钱，潞党参五钱，黄芪五钱，山药五钱，安南肉桂一钱，菟丝子四钱，龙须草三钱，黄精四钱，甘草一钱，葡萄干四钱，红枣 7 枚。

【十诊】5 月 20 日

方用：黄附块五钱，潞党参五钱，龙须草三钱，安南肉桂一钱，冬虫夏草一钱，甘草一钱，覆盆子四钱，菟丝子四钱，枸杞三钱，杜仲三钱，葡萄干四钱，红枣 7 枚。

【十一诊】5 月 22 日

昨日吃干饭，受寒邪，腹痛呕吐。

方用：生姜三钱，生卷朴三钱，麦芽三钱，神曲三钱，山楂三钱，山柰三钱，安南肉桂一钱，吴茱萸一钱，甘草一钱，龙须草三钱，茯苓三钱。

【十二诊】5 月 23 日

腹痛止，呕吐平。胸尚闷。

方用：生姜三钱，生卷朴三钱，陈皮二钱，半夏三钱，茯苓四钱，安南肉桂一钱，吴茱萸一钱，龙须草三钱，甘草一钱。

【十三诊】5 月 24 日

渐能纳食。

方用：生白术三钱，茯苓三钱，陈皮三钱，半夏三钱，白豆蔻二钱，砂仁三钱，藿香三钱，安南肉桂一钱，甘草一钱，红枣 4 枚。

【十四诊】5 月 26 日

方用：潞党参四钱，生白术三钱，茯苓三钱，黄芪三钱，陈皮三钱，半夏三钱，砂仁三钱，白豆蔻二钱，安南肉桂一钱，甘草一钱，红枣五枚。

【十五诊】5月28日

方用：潞党参四钱，生白术三钱，茯苓三钱，黄芪三钱，陈皮三钱，砂仁三钱，山药五钱，芡实五钱，甘草一钱，安南肉桂一钱，红枣六枚。

【十六诊】5月30日

已能起立，惟行动无力，东倒西歪耳。

方用：潞党参五钱，黄芪五钱，茯苓四钱，生白术三钱，莲子三钱，薏苡仁五钱，山药五钱，芡实四钱，安南肉桂一钱，甘草一钱，红枣七枚。

【十七诊】6月1日

方用：潞党参五钱，黄芪五钱，茯苓四钱，生白术三钱，山药五钱，莲子三钱，芡实三钱，砂仁三钱，菟丝子三钱，覆盆子三钱，安南肉桂一钱，冬虫夏草二钱，甘草一钱。

【十八诊】6月3日

小便不利，腹中微急。

方用：潞党参五钱，黄芪五钱，茯苓四钱，生白术三钱，车前子三钱，菟丝子三钱，覆盆子三钱，楮实子三钱，泽泻三钱，安南肉桂一钱，冬虫夏草二钱，甘草一钱。

【十九诊】6月5日

小便利，腹中和，胃纳正常。

方用：潞党参五钱，黄芪五钱，茯苓四钱，生白术四钱，菟丝子三钱，覆盆子三钱，楮实子三钱，砂仁三钱，安南肉桂一钱，冬虫夏草二钱，甘草一钱。

【二十诊】6月8日

方用：潞党参五钱，黄芪五钱，茯苓五钱，枣仁五钱，熟地黄五钱，菟丝子三钱，覆盆子三钱，楮实子三钱，砂仁三钱，安南肉桂一钱，冬虫夏草二钱，甘草一钱。

【二十一诊】6月12日

据滕君云：前日赴铁路医院检查，心内膜炎已痊愈。可否停药？夫子曰：今日所处方，连服5剂，停药可也。

方用：潞党参五钱，黄芪五钱，熟地黄五钱，山茱萸三钱，山药五钱，菟丝子三钱，覆盆子三钱，楮实子三钱，黄精五钱，葡萄干四钱，枸杞三钱，冬虫夏草二钱。

诠解："寒热往来，数月不休。热时溲溺短赤，甚至癃闭。肤因之而胀，腹因之而满。寒时手足厥逆，甚至麻木，麻至胸中，则忽忽不知人。必汗出麻退而始苏。舌上无苔，脉象浮溢，若泛泛乎而有余。"

寒热往来，此少阳证。手少阳三焦相火下陷，足少阳胆相火上逆。三焦相火陷于膀胱，致溲溺短赤，甚至癃闭。小水不利，致土湿木郁，故现腹满。土湿木郁，胃胆上逆，必致君相不降。君相不降，而致热灼心肺。灼于心，必烦乱心慌，此即所谓亚急性细菌性心内膜炎也。灼于肺，肺热持续宣散，使肺气不能凉肃下敛，致天一不能生水，也使小水乏源。内热外发，则发热。内热逼阴于外，待热势稍退，外为卫束，则又现恶寒。因土湿木郁，脾肾寒湿，阳气不足以温煦四肢，故寒时甚至手足厥逆。肺气不肃，皮肤为之胀。恶寒卫闭又致金郁。

营郁血行不利，加之金郁气行不开，故寒时收引，四肢出现麻木。麻甚逆手三阴内行，故甚至麻至胸中。必待汗出开其营郁卫闭，胃阳得发，汗出卫开营疏，营行肺得肃降，肢麻始能退。汗出热退，肺气得收，上逆之火得降，神明得清，人也可苏醒。麻退人苏之后，因决渎不利，内湿与下陷之热又渐渐聚集，又开始发热。君相在上，肺热肺宣不收，天一不能凉肃生水，故脉象浮溢，若泛泛乎而有余。舌上无苔，是因心液消耗。此证因相火不位而致小水不利，只要土湿木郁得不到解决，故仍是寒热往来以至数月不休。

本病大象是脾肾寒湿，相火不位，金郁不开，小水不利。

一至三诊：以桑皮、苓皮、大腹皮、生姜皮佐八枝，即桂、槐、梅、柳、桃、李、杏、桑，驱通经络之水。天仙藤化湿消肿，活血通络。葶苈子苦寒迅利，泻肺行气，决壅排痰。佐商陆酸苦涌泻，专于利水，功力迅急。郁李仁利水消肿，润肠通便。有四皮八枝、商陆、葶苈开金郁泻水，方意足矣。

四诊：麻木已退，不复昏迷，癃闭已利，不复肿满，寒热亦不复发。脉象沉迟，身凉自汗，与3日前如出两人，虽诸症皆已解除，而阳气式微大有虚脱之虑，培元固本，又为当务之急。故以椒、附、保元、干姜、白术、枣仁、茯神温阳，益中，安神以稳大势。

五诊：服前方2剂，已稳定，用桂附、黄芪暖水土，枣仁安神，葡萄干、大红枣益脾精。

六诊：汗止身和，头尚微眩，心尚微悸。以附子、干姜、党参温阳，补中益气；黄芪、当归、枸杞益气生血；葡萄干、红枣益脾精；云母石清甲木。

七诊：眠食渐安，上方去干姜一钱，加甘草一钱，加云母石到五钱。

八诊：头不眩，心不悸。昨日吃精肉炖汤佐餐，颇安适。不能坐，更不能起立。甲木已降，胃气已复，但水土困顿。以桂、附、党参、甘草温阳益气，黄芪、当归、枸杞、黄精、葡萄干、红枣益气养血。

九诊：略能坐，尚不能起立，音声渐壮，继续补益。以桂附温阳，参、芪、山药、甘草益气，葡萄干、红枣、黄精养血，菟丝子益肾，龙须草利水安神。

十诊：以桂、附、参、草温阳益气，葡萄干、红枣养血。枸杞子微苦，甘寒，入肝肾，滋木清风；杜仲、菟丝子、覆盆子温养肾元；龙须草利水，清热；虫草益肾补肺，止血化痰。

十一诊：昨日吃干饭，受寒邪，腹痛呕吐。以麦芽、神曲、山楂、厚朴、山奈、吴茱萸、生姜暖胃，推腑中之菀陈；苓甘燥土，龙须草利水安神；肉桂温营血，疏脏腑。

十二诊：腹痛止，呕吐平。胸尚闷，以二陈、厚朴、吴茱萸、生姜温降肺胃，肉桂温肾，龙须草利水。

十三诊：以藿香、砂仁、白蔻、白术、二陈、红枣、肉桂理降肺胃，补中温营。

十四诊、十五诊：以芪、桂、六君、砂、蔻、红枣力补中宫，肉桂温营。又加山药、芡实以助之。

十六诊到二十诊：以参、芪、术、苓、草、山药、苡仁、莲子、芡实、砂仁补益中土，以肉桂、菟丝子、楮实子、覆盆子、虫草、熟地益肾。

二十一诊：益气，补肾，养血。

编者按：末诊加熟地、山茱萸、枸杞、黄精敛阴收功。

4. 结核性腹膜炎一案

朱女士，年34岁，为池君之妻，住上海市北站区苏州北路520弄德安里53号。近病痛厥，于1953年1月31日，昏厥不复醒，其夫池君命人界之前来求治，其女尾随，载行载哭，抵诊所围而观者甚众。池君连呼曰："死定了，怎么办？"夫子诊其脉动而数，曰："动则为痛，弦则为实。"急命灌服大走马丸一粒，入腹后，雷鸣而苏。

【初诊】1953年1月31日

怒则气上，腹胀胸满，痛极昏迷不知人，喉中痰鸣，《素问》所谓"薄厥"也。目张不可以视，口开不可以语，脉动而弦，大便数日不行。当以温药下之。

方用：海南槟榔四钱，枣儿槟榔四钱，鸡心槟榔四钱，安南肉桂一钱，沉香一钱，甘遂一钱，吴茱萸一钱，菖蒲二钱，九香虫一钱，木香一钱，玄明粉二钱，生大黄二钱。

另用：大走马丸2粒，分二服。

【二诊】2月1日

大便行，不复厥。

方用：海南槟榔四钱，枣儿槟榔四钱，鸡心槟榔四钱，安南肉桂一钱，沉香一钱，枳实二钱，菖蒲二钱，九香虫一钱，木香一钱，玄明粉一钱，生大黄一钱。

另用：大走马丸1粒作一服。

【三诊】2月2日

大便溏薄。

方用：海南槟榔四钱，枣儿槟榔四钱，鸡心槟榔四钱，安南肉桂一钱，沉香一钱，山柰二钱，菖蒲二钱，九香虫一钱，木香一钱，佛手二钱，香橼二钱，生大黄一钱。

另用：大走马丸1粒分两服。

【四诊】2月4日

三焦渐和，九窍渐利，目睛活，音声出。

方用：海南槟榔三钱，枣儿槟榔三钱，鸡心槟榔三钱，安南肉桂一钱，沉香一钱，九香虫一钱，木香一钱，桔梗三钱，枳实三钱，大黄七分酒制。

【五诊】2月6日

方用：海南槟榔三钱，枣儿槟榔三钱，鸡心槟榔三钱，安南肉桂一钱，沉香一钱，九香虫一钱，木香一钱，香附子三钱，苏梗二钱，青皮二钱，大黄四分酒制。

【六诊】2月8日

方用：海南槟榔三钱，枣儿槟榔三钱，鸡心槟榔三钱，安南肉桂一钱，沉香一钱，九香虫一钱，木香一钱，香附子一钱，蜡梅花三钱。

【七诊】2月10日

因事微动怒，腹又胀痛，按之作水浪声，食难，眠难。

方用：海南槟榔四钱，枣儿槟榔四钱，鸡心槟榔四钱，安南肉桂一钱，甘遂一钱，大戟一钱，半夏二钱，枳实二钱，大黄二钱酒制，郁李仁四钱。

另用：海南槟榔（疑为大走马丸）1粒作一服。

【八诊】2月12日

方用：海南槟榔四钱，枣儿槟榔四钱，鸡心槟榔四钱，安南肉桂一钱，甘遂一钱，青皮二钱，延胡索三钱，枳实二钱，大黄二钱酒制，郁李仁四钱。

另用：大走马丸1粒作一服。

【九诊】2月14日

其里气，里血，里痰水，里饮食，诸癥瘕积聚，自是渐除。

方用：海南槟榔四钱，枣儿槟榔四钱，安南肉桂一钱，甘遂一钱，公丁香二钱，母丁香二钱，荜茇二钱，枳实二钱，大黄一钱，甘草一钱。

另用：大走马丸1粒分两服。

【十诊】2月16日

方用：海南槟榔四钱，枣儿槟榔四钱，鸡心槟榔三钱，安南肉桂一钱，甘遂一钱，公丁香二钱，母丁香二钱，枳实二钱，大黄六分，甘草六分。

【十一诊】2月19日

方用：海南槟榔三钱，枣儿槟榔三钱，鸡心槟榔三钱，安南肉桂一钱，大茴香二钱，小茴香二钱，橘核五钱，枳实二钱，大黄四分，甘草四分。

【十二诊】2月22日

病仅小腹坚满而已。

方用：海南槟榔三钱，枣儿槟榔三钱，鸡心槟榔三钱，安南肉桂一钱，大茴香二钱，小茴香二钱，橘核五钱，楂核五钱，楝核三钱，九香虫二钱。

【十三诊】2月25日

方用：海南槟榔三钱，枣儿槟榔三钱，鸡心槟榔三钱，安南肉桂一钱，淡肉苁蓉二钱，吴茱萸一钱，橘核五钱，楂核五钱，楝核三钱，荔枝核四钱，九香虫二钱。

【十四诊】3月1日

方用：枣儿槟榔三钱，鸡心槟榔三钱，安南肉桂一钱，淡肉苁蓉二钱，吴茱萸一钱，橘核五钱，楂核五钱，蜣螂二钱，九香虫二钱。

【十五诊】3月5日

大便正常，小腹柔和。

方用：枣儿槟榔四钱，淡肉苁蓉二钱，吴茱萸一钱，草果一钱，荜茇一钱，当归三钱，茯苓三钱，潞党参三钱，蜣螂一钱，九香虫一钱。

【十六诊】3月9日

方用：淡肉苁蓉二钱，当归三钱，潞党参三钱，茯苓三钱，陈皮三钱，制半夏三钱，砂仁二钱，芜荑二钱，蜣螂一钱，九香虫一钱。

【十七诊】3月13日

已能操作饮食，行动如常人。

方用：淡肉苁蓉二钱，当归三钱，潞党参三钱，茯苓三钱，枣仁三钱，枸杞二钱，黄附块四钱，芜黄一钱，蜣螂一钱，九香虫一钱。

朱病既愈，池君出示笔记经过一切，兹照录于后。

病人在1953年1月20日，初起时，觉得小腹部胀，而稍觉痛，至1月25日腹痛加剧，至市立第一人民医院挂急诊。急诊号码第269896号，由内科医师诊治，未能确定是何病证，后由妇科徐玉田医师诊断为结核性腹膜炎，恐已生水，须住院医治，并声称住院对病证并没有把握医好。当时因经济困难，未住院。延至当月27日，病人又胀痛，不能支持，再往该院挂急诊号，这次由妇科蔡桂茹医师诊治，也断定为结核性腹膜炎，表示无办法可医治。后经家属要求住院，该蔡医师表示家属既要申请住院，不妨试试看，并一再表示病人是没有医好的希望。住院手续办妥，即住该院三等病室，负责医师仍为徐玉田，住了3天，只吃些止痛药片，注射了止痛针，并抽了一次腹水去化验，徐医师也几次表示无办法。第3天下午，移住四等妇科病室，由蔡桂茹负责，也只是吃些止痛药片之类，还没有医治的方法。后经家属再三追问，方据蔡桂茹说：此病很少发生，本院的主任医师，表示最好能剖腹来研究一下，到底是何病。后来家属问他：动手术是否可以医好呢？蔡医师说：此病是没有办法治的，剖腹也并无希望，不过我们可以明了是何病证而已。家属听说动手术既无补于病证，即表示愿出院去，再想其他办法来医治。出院后第2天，病势转危，病人曾腹痛昏厥几次，急由友人介绍至老闸区南京东路保安坊内刘民叔中医师处去诊治，共吃了45帖中药，现已全部痊愈了。

我们经过了以上的事情，觉得于现在一般理论上，说西医比中医科学准确，可是事实上西医没有办法医治的病，中医医好了！这是什么原因呢？故特将事实记出，以供各界参考。

病人█████ 家属█████记 1953年4月1日

诠解：此病是外来洋医，盘踞我古老的神州大地，独占医疗之位，不能行救死扶伤之实的真实范例。不过当时的洋医生还算老实，明给患者说，不行！亦未让病家多花钱。治不了就是治不了，一不图财，二不害命，这一点在现在特别有现实意义。

是证怒则气上，腹胀胸满，痛极昏迷不知人，喉中痰鸣，《素问》所谓"薄厥"也。患者在1953年1月20日，初起时，觉得小腹部胀，而稍觉痛；至1月25日腹痛加剧，至市立第一人民医院挂急诊。未能确定是何病证，后诊断为结核性腹膜炎，延至当月27日，患者又胀痛，不能支持，再往该院挂急诊号，也断定为结核性腹膜炎，表示无办法可医治。后经家属要求住院，该院医师表示不妨试试看。并一再表示患者是没有医好的希望。剖腹也无希望，病家出钱，医院研究研究。住了3天，只有出院。第2天，即从发病起，已11日，病势转危，患者曾腹痛、昏厥几次，昏厥不复醒。目张不可以视，口开不可以语，脉动而弦，动而数，大便数日不行。此等急危重症竟被中医土著治好，实在是在情理之外，但真正了解中医的人却认为是在情理之中。现在中医因故已全部退出急诊领域，实在是民族之哀、华夏之殇。

脉动为疼，弦为实，数为热。大便多日不行，至腹胀、腹痛、胸满，痛极昏厥，浊阴大实上壅，至喉中痰鸣，目张不能视，口开不能语。急宜温药峻下，以大走马丸灌服。走马方以巴豆辛热，峻下开结；狼毒去积；杏仁开肺气，肺与大肠表里，以使肠积易去。1粒入腹后，雷鸣而苏。

一诊：以大走马丸2粒两服，辅以甘遂、槟榔、大黄、芒硝峻下，吴茱萸、沉香温行肝脾、温降肺胃，九香虫、木香消食温胃，菖蒲开窍醒神，肉桂降冲逆。

二诊：大便行，不复厥，以槟榔、大黄、芒硝、沉香、枳实、木香、通胃肠之腑。菖蒲开窍醒神，肉桂降冲逆。同服大走马丸1粒。

三诊：大便溏薄，浊阴下行，以大走马丸1粒两服，槟榔、大黄、沉香再泻胃肠之积滞，以山奈、木香、九香虫、佛手、香橼调肝脾，理降胃气。肉桂下冲逆，菖蒲开窍醒神。

四诊：三焦渐和，九窍渐利，目睛活，音声出。去大走马丸，以槟榔和少量酒大黄加枳实、沉香、木香、九香虫、桔梗开泻肺气，共降右路；肉桂下冲逆。

五诊：去桔梗、枳实，减酒大黄。加青皮、苏梗、香附理肝气。

六诊：以槟榔、沉香、木香、九香虫继续降胃肠之气，香附、梅花理肝气，肉桂下冲逆。

七诊：因事微动怒，腹又胀痛，按之作水浪声，食难、眠难。肝木郁而不疏，土湿聚而为水，胃气不降，相火不蛰，致难食、难眠。以大走马丸1粒，加槟榔、甘遂、大戟、大黄、枳实、半夏、肉桂、郁李仁共泻右路。

八诊：去大戟、半夏，加青皮、延胡索缓肝止痛。

九诊：其里气、里血、里痰水、里饮食、诸癥瘕积聚，自是渐除。以公母丁香、荜茇、肉桂温里，大黄、枳实、槟榔、甘遂、大走马丸1粒和甘草继续泻降右路。九诊、十诊皆是甘草、甘遂同用。

十诊：去大走马丸，去荜茇，加鸡心槟榔。

十一诊：去甘遂、丁香，减槟榔，减大黄、甘草。加大小茴香、橘核暖小腹。

十二诊：病仅小腹坚满而已，以槟榔、肉桂、大小茴香、九香虫、橘核、楂核、楝核暖小腹，破坚结。

十三诊：去大小茴香，加荔枝核、吴茱萸温肝气，肉苁蓉温养肾气。

十四诊：减槟榔，去楝核、荔枝核，加蜣螂搬运废物。

十五诊：大便正常，小腹柔和。以党参、茯苓、当归益气血，吴茱萸、草果、荜茇温中，九香虫温行消食，苁蓉温润肾气、行下焦，蜣螂继续搬运。

十六诊：以参、归、陈、夏、苓、砂仁、九香虫调气血，苁蓉温润肾气，蜣螂继续搬运，芜荑磨气血之积。

十七诊：已能操作饮食，行动如常人，以参、归、苓、枣仁、九香虫养气血，理脾胃。附子、苁蓉温肾气，枸杞润肝，芜荑、蜣螂去废，以为善后。

几个特点：

（1）推测此证可能是因生气，或持续添气不能解而会产生二便不利。渐次积累，腹胀、腹痛、胸满、痛极昏厥、喉中痰鸣，目张不能视，口开不能语。言为"薄厥"，好像不会那么迅速。薄厥："大怒，形气绝，血菀于上，使人薄厥。"（《素问》语）有大力爆发、速度很快、几近穿透之意，而本例是渐次积累而成。薄：义薄云天、东方已薄、喷薄欲出、王师已薄，有挟龙虎之势、已经靠近、几欲穿透之意。薄厥：浊阴上薄而致厥变，缘因发怒，是大怒，很快人就晕厥倒下。

（2）本例温荡泻腑，峻味重叠，不嫌其多。以大走马丸之巴豆、狼毒先行；加甘遂峻下逐水，加大黄、玄明粉涤腑，再加三种槟榔27g以助之，再加吴茱萸、九香虫、沉香苦降燥顺。非此重叠，不能回生。

（3）浊气上攻，中下全是湿寒，故本例荡涤用温，下加肉桂以暖血寒。便溏之后，穷寇续追，直至三焦渐和，九窍渐利，目睛活，音声出，去大走马丸、甘遂与玄明粉。仍用三种槟榔、枳实、大黄、沉香缓攻续下。直至"其里气、里血、里痰水、里饮食、诸癥瘕积聚自是渐除"；再至"病仅小腹坚满"；再至"大便正常，小腹柔和"，而攻下遂止。过程之中又加青皮、香附、延胡索破营分积聚。屡次而不畏峻烈，是"有故无殒，亦无殒"也。

（4）中下湿寒，在积聚渐除之后，未用干姜，也只在尾诊用附子12g。而是陆续使用吴茱萸、荜茇、草果、公母丁香、大小茴香与砂仁，更辅以橘、楂、楝、荔四核温行中焦，使积聚得化得下，不致大下之后，阳气亡脱，功亏一篑。

5. 渗出性肋膜炎一案

浙江省海丰县太平乡大唐村第二组农民陈君之妻夏女士，现年31岁。病单腹胀已久，夫妻相偕来沪，暂寓常熟区大木桥徐家汇路第914号。于1953年10月29日求治于南市九亩地青莲弄宝源里一号中医师黄宝成处。其方案云："单腹胀，肚现青筋，咳呛有时而呕，大小便俱少，肚脐已平，病不易治，先拟疏肝健脾除胀。酒芍三钱，生於术二钱，柴胡二钱，广皮二钱，川朴二钱，生鸡内金三钱，猪苓三钱，车前子三钱，炒莱菔子三钱，青皮二钱，绿萼梅二钱，杏仁二钱。"31日再诊，仍服原方，后于11月4日赴淮海中路990号虹桥疗养院经X光检查，其第054947号证明书诊断为"渗出性肋膜炎"，次日即求治于夫子。连处八方，凡半个月而痊愈。

【初诊】1953 年 11 月 5 日

大腹水胀，青筋努张，脐平不凹，势且突出。咳逆上气，胸满喘呕，脉沉弦而迟，当用温药下之。

方用：商陆五钱，甘遂二钱，大戟二钱，庵闾子四钱，鬼箭羽三钱，鬼臼五钱，狼毒二钱，枳实四钱，郁李仁五钱，原巴豆四钱，黄附块五钱。

【二诊】11 月 7 日

胀随泻减。

方用：商陆五钱，甘遂三钱，大戟三钱，庵闾子四钱，鬼箭羽三钱，鬼臼五钱，狼毒二钱，枣儿槟榔五钱，郁李仁五钱，原巴豆四钱，黄附块五钱。

【三诊】11 月 9 日

方用：商陆五钱，甘遂二钱，大戟三钱，庵闾子四钱，鬼箭羽三钱，葶苈四钱，狼毒二钱，厚朴三钱，郁李仁五钱，原巴豆四钱，黄附块五钱。

【四诊】11 月 11 日

方用：商陆五钱，甘遂二钱，大戟三钱，庵闾子四钱，鬼箭羽二钱，牵牛子五钱，狼毒二钱，蜣螂二钱，郁李仁五钱，原巴豆四钱，黄附块五钱。

【五诊】11 月 13 日

连日吐泻，诸症皆平。

方用：人参叶三钱，黄芪三钱，茯苓五钱，厚朴三钱，陈皮三钱，草果一钱，甘草一钱，黄附块五钱，安南肉桂一钱，生白术三钱。

【六诊】11月15日

饮食渐安。

方用：人参叶四钱，黄芪四钱，茯苓四钱，潞党参三钱，陈皮三钱，砂仁二钱，木香一钱，甘草一钱，黄附块五钱，安南肉桂一钱，生白术三钱。

【七诊】11月17日

方用：人参叶四钱，黄芪四钱，茯苓四钱，潞党参三钱，陈皮三钱，母丁香一钱，甘草一钱，黄附块五钱，安南肉桂一钱，生白术三钱，糯稻根五钱。

【八诊】11月19日

方用：人参叶四钱，黄芪四钱，茯苓四钱，潞党参三钱，陈皮三钱，红豆蔻三钱，草豆蔻三钱，白豆蔻二钱，甘草一钱，黄附块五钱，生白术三钱。

定于后日返乡。

诠解：

单腹胀，肚现青筋，咳呛有时而呕，大小便俱少，肚脐已平，诊时大腹水胀，青筋努张，脐平不凹，势且突出。咳逆上气，胸满喘呕，脉沉弦而迟。土湿木郁，不能疏泄，故而二便不利。肺胃上逆，肺逆咳呛，胃逆则吐。营郁不疏，青筋怒张。水不化气而积于下，渐次脐平不凹，势且突起。菀陈中满，糟粕充斥，宜开通闭塞，荡其腑秽，峻疏积水，兼破其癥瘕结聚坚积。

一诊：以甘遂、大戟、商陆峻下逐水。原巴豆峻温荡下，巴豆主伤寒温疟寒热，破癥瘕结聚坚积、流饮痰癖、大腹水胀，荡练五脏六腑，开通闭塞，利水谷道。附子暖脾肾，庵闾子破五脏瘀血、下腹中水气。鬼臼利水活血、消肿毒。狼毒逐水饮，破癥瘕。鬼箭羽破血，主癥瘕结块。枳实、郁李仁理气、利水、利腑气。

二至四诊：易枳实为槟榔、为厚朴，又为蜣螂；三至四：易鬼臼为葶苈子，又为牵牛。

五诊：连日吐泻，诸症皆平。以芪、术、桂、附益气温阳祛寒湿。苓、草、草果燥土。人参叶清金热，厚朴、陈皮理降肺胃之气。

六诊：以桂附温肾气，以党参、白术、茯苓、甘草、陈皮、木香、砂仁，即香砂六君去半夏补益中气。以黄芪、人参叶益营卫，清降卫气。

七诊：去木香、砂仁，加糯稻根、母丁香温中敛汗。

八诊：以附子温肾气，异功补中；黄芪益营卫，人参叶清降卫气；红蔻、草豆蔻温理中气；白蔻清芬，收降肺胃之气。

几个特点：

（1）本例治疗可分为上下两部分：一至四诊去实，商陆根、甘遂、大戟峻下逐水，巴豆、狼毒涤腑破结，鬼臼、鬼箭羽、蜣螂利水活血、破癥瘕积聚，枳实、槟榔、厚朴、郁李仁利腑气。五至八诊补虚，以香砂六君结构佐黄芪补中益气，桂附温肾气，人参叶、白蔻清降肺胃，糯稻根敛汗，陈皮、木香、砂仁理中气，母丁香、草豆蔻、红蔻温行中气。上半部泄而无补，下半部补调不泄。上半部甘遂、巴豆、鬼臼三路齐进，是皆峻利非常，一般医者不敢用也；下半部暖水补中，和风细雨，几近安慰。上雄下雌，上乾下坤，手段老辣，近乎神明，而效如桴鼓，令人钦佩。

（2）单腹胀去实，处方君臣之建，要有上述结构。观百年医案，皆单打独斗，且不知温行。或采用泻中加补，或峻药分量不济，或视巴豆、鬼臼、狼毒如虎，或缓后不能长期忌咸，皆是不知理法，药性研读不精，所以疗效每每令人沮丧。补虚部分，补中虚，暖水土，未及左路。泻后重建，尚任重道远。

6. 日本住血吸虫症并发肝硬变一案

谢某，男性，年39岁，江苏省盐城县人。现住浦东凌家木桥142号。兹先录其出示之仁济医院诊断报告于后。

姓名：谢███，企业名称：海员工会第五装卸区，住院号数：3629。

临时诊断：日本住血吸虫症，有并发肝硬变。在住院期内，曾以吐酒石酸锑钾治疗，有反应，故建议先行治疗肝硬变，休息3个月以后，再行治疗日本住血吸虫。

以上报告之病情，只以目前诊断而说，不能负责未来之病变。

1953年6月13日　医师钱贻兰

【初诊】1953 年 6 月 20 日

水积于腹,胀满如抱瓮,癥结坚痛,上引左胁。膝胫疼酸拘急,难于屈伸。脉沉而紧,舌淡无苔。

方用:黄附块五钱,安南肉桂一钱,甘遂二钱,大戟三钱,原巴豆五钱,蜀椒一钱,芫荑三钱,枳实二钱,鳖甲五钱,茯苓五钱,独活三钱。

【二诊】6 月 22 日

服前方 2 剂,癥结痛缓,膝胫略安。

方用:黄附块五钱,安南肉桂一钱,甘遂二钱,大戟三钱,蜀椒一钱,芫荑三钱,枳实二钱,鳖甲五钱,原巴豆五钱,独活三钱。

【三诊】6 月 24 日

胀随泻减,颇思饮食。

方用:黄附块五钱,安南肉桂一钱,甘遂二钱,大戟三钱,蜀椒一钱,芫荑三钱,枳实三钱,鳖甲五钱,鸡内金三钱,原巴豆五钱。

【四诊】6 月 26 日

方用:黄附块五钱,安南肉桂一钱,甘遂二钱,大戟三钱,芫荑三钱,槟榔四钱,鳖甲五钱,鸡内金三钱,原巴豆五钱,榧子三钱,郁李仁四钱。

【五诊】6 月 28 日

方用:黄附块五钱,安南肉桂一钱,甘遂二钱,大戟三钱,芫荑三钱,槟榔五钱,鳖甲五钱,原巴豆五钱,榧子三钱,郁李仁四钱。

【六诊】6月30日

连日畅泻，大腹已平，膝胫已伸。

方用：黄附块五钱，安南肉桂一钱，甘遂二钱，大戟三钱，芫莄三钱，鳖甲五钱，原巴豆五钱，郁李仁四钱，鬼臼四钱，狼毒二钱。

【七诊】7月3日

左腹癥结，渐渐消减，胸胁已和。

方用：黄附块五钱，安南肉桂一钱，甘遂二钱，大戟三钱，芫莄三钱，鳖甲五钱，原巴豆四钱，郁李仁四钱，雷丸二钱，狼毒二钱。

【八诊】7月9日

癥虽消小，厥根未拔。

方用：黄附块五钱，安南肉桂一钱，甘遂二钱，大戟二钱，芫花一钱，鳖甲五钱，原巴豆三钱，郁李仁四钱，蜣螂二钱，红枣四枚。

【九诊】7月15日

癥结更消，赢瘦少气。

方用：黄附块五钱，安南肉桂一钱，潞党参四钱，黄芪四钱，茯苓四钱，蜣螂二钱，鳖甲五钱，枳实二钱，厚朴三钱，红枣六枚。

【十诊】7月21日

癥结全消，虚赢渐复。

方用：黄附块五钱，安南肉桂一钱，潞党参四钱，黄芪四钱，鬼臼五钱，山药四钱，蜣螂二钱，鳖甲五钱，枸杞三钱，葡萄干四钱，红枣六枚。

【十一诊】7月27日

方用：潞党参五钱，黄芪五钱，生白术三钱，甘草一钱，安南肉桂一钱，山药四钱，蜣螂二钱，雷丸二钱，蜀椒三钱，葡萄干四钱，红枣六枚。

【十二诊】8月7日

潞党参五钱，黄芪五钱，生白术三钱，甘草一钱，安南肉桂一钱，冬虫夏草一钱，蜣螂二钱，雷丸二钱，鬼臼五钱，葡萄干四钱，红枣六枚。

【十三诊】8月17日

据本人云：我已痊愈，可以勿药。夫子曰：须再服12剂。

方用：潞党参五钱，黄芪五钱，生白术三钱，甘草一钱，蜣螂二钱，芫荑三钱，雷丸二钱，蜀椒二钱，鬼臼五钱，葡萄干四钱，红枣六枚。

编者按：鼓胀病是中医四大疑难症"风、痨、鼓、膈"之一。早至隋代巢元方就指出了沼泽地带的水中有"水毒"（溪毒）等结聚于内，可致腹内生虫而成"水蛊"。初期虫邪蛊毒经由皮毛侵入，中期引起脏腑器官受损。由于肝为藏血之脏，脾有统血之功，蛊毒虫邪裹于血中，随血而藏于肝，侵于脾，导致肝脾受损。末期由于水裹气结血凝。

蛊毒虫邪沉积于肝脾，使气机郁滞，经隧阻涩，久之积聚痞块由此而生。蛊胀末期，由于"气、血、水"互结，水裹气结血凝，阴毒盛而元阳衰，以致危候。

本案体现出刘民叔"利法"治水的特点，温法、利法的极致运用，温阳、利水、杀虫随证而施。

7. 虫积单腹蛊胀一案

丁某之子，年 10 岁，江苏崇明岛南四郊镇人。久病鼓胀，3 年来百治不瘥。近因其大伯寓上海市老闸区福建中路壶中天茶楼，患大腹水胀，屡服重剂巴豆而瘥。乃嘱其子来沪就诊，寓虹口区闵行路 178 弄 29 号袁宅。

【初诊】1951 年 11 月 13 日

腹皮绷急，面目萎黄，颧下白团如癞风，时腹剧痛难忍，心嘈嗜食。

方用：生白术五钱，茯苓五钱，蜣螂三钱，芜荑三钱，鹤虱三钱，安桂一钱，吴茱萸一钱，花椒一钱，干姜一钱，乌梅五枚，甘草一钱，雄黄精三钱，雌黄精三钱。

【二诊】11 月 14 日

方用：生白术五钱，茯苓五钱，蜣螂三钱，芜荑三钱，鹤虱三钱，吴茱萸一钱，花椒一钱，安桂一钱，干姜一钱，大乌梅五枚，甘草一钱，雷丸一钱，雄黄精三钱，雌黄精三钱。

【三诊】11 月 15 日

方用：生白术五钱，茯苓五钱，蜣螂三钱，芜荑三钱，鹤虱三钱，吴茱萸一钱，花椒一钱，安桂一钱，干姜一钱，白芍药三钱，甘草一钱，大乌梅五枚，雄黄精三钱，雌黄精三钱。

【四诊】11 月 16 日

腹痛全止，胀亦渐消。

方用：生白术五钱，茯苓五钱，蜣螂三钱，芜荑三钱，鹤虱三钱，安桂一钱，干姜一钱，甘草一钱，雄黄精三钱，雌黄精三钱，乌梅五枚，大红枣五枚。

【五诊】11 月 17 日

方用：生白术五钱，茯苓五钱，蜣螂三钱，芜荑三钱，安桂一钱，吴茱萸一钱，雄黄精三钱，雌黄精三钱，厚朴二钱，乌梅五枚，红枣五枚。

【六诊】11 月 19 日

方用：生白术五钱，茯苓五钱，蜣螂三钱，雄黄精二钱，雌黄精二钱，安桂一钱，吴茱萸一钱，厚朴二钱，炒麦芽三钱，甘草一钱，生姜三钱，红枣五枚，乌梅三枚。

【七诊】2 月 12 日

病已痊愈。

方用：生白术五钱，茯苓五钱，蜣螂三钱，安桂一钱，黄芪四钱，陈皮三钱，砂仁三钱，鸡内金三钱，甘草一钱，乌梅三枚，生姜三钱，红枣五枚。

【八诊】2 月 29 日

明晨返乡。方用：生白术五钱，茯苓五钱，蜣螂三钱，安桂一钱，黄芪五钱，榧子肉三钱，甘草一钱，乌梅五枚，生姜三钱，红枣十枚。

赠福儿散一料，依法常服，调理善后。方载于师著《辛未重订时疫感解论》铅印本。

诠解：

腹皮绷急，面目萎黄，颏下白团如癜风，时腹剧痛难忍，心嘈嗜食，是典型的虫积之症。仿乌梅丸意，以干姜、白术、茯苓、甘草、红枣燥土补中。花椒、肉桂暖水，吴茱萸苦燥、理降肝胃之气。乌梅、芍药安蛔，螵蛸吐故，二黄、芜黄、鹤虱、雷丸、榧子杀虫。以后诸诊续添黄芪、陈皮、砂仁、生姜、内金、炒麦芽，专注调补中土。

未用乌梅丸之黄连、黄柏，是无心、胃热以及己土湿热；未用附子、细辛是无下寒。

8. 肺癌一案

上海市嵩山区延安中路725号，沪光电影院职员陶君，江苏川沙人，事母至孝。其母张某，病肺癌，屡经诊疗，皆隐匿不以闻。盖陶母习闻癌为不治之绝症也。

上海文艺工会电影院分会职工保健站诊断书：张某，年56岁，女性。全身症状良好。由1952年10月至1954年7月之间，每月二三次至站中医治。除经常有些咳嗽、体温正常外，有时关节酸疼。听诊右肺，除有时有轻度支气管音外，全身症状甚为良好。每次服药（Brownmixt）后咳嗽一般性愈好。于1954年7月26日，痰中略有极少量之血丝，体温37.5℃，听诊右肺上部呼吸音减低，嘱透视。但因其本人身体甚好，亦无有何不舒适之处，并服药后咳嗽及血丝均转好，又因其本人自认为年龄已老，而未愿透视。8月来过3次，除体温在

37.3～37.5℃外，听诊右上肺部呼吸音著减低。但其他一切均良好，如无病状。但因听诊有异状，故嘱其子必与其透视。结果于1954年9月透视及摄片结果，为右肺上部呈一般性实质阴影，下端边缘清晰，余肺呈弥漫性钙化斑点，纤维增殖性阴影，心影正常。诊断为右肺新生物可能。但患者之全身症状甚为良好，饮食、精神等亦好，咳嗽亦好，痰中亦无血丝。嘱即转第一医学院外科学院胸外科施行支气管镜检查，以供进一步研究。检查结果为癌症，而即入院施行手术治疗。

照录陶某笔记：

病情的初刻，患者经常的咳嗽多痰，体质日见消瘦。经保健站诊疗服药数次，未见好转。后遵医嘱摄了X光片，经保健站视察研究，告知病情，可能为肺上患瘤或癌，建议本人往第一医学院求治。1954年9月17日在上海第一医学院外科学院门诊时，曾进行透视，照医生嘱咐，在当天下午摄了X光片，并预约在22日看门诊（片已摄成）。医生向患者了解了一些情况，次日患者进行了支气管镜观察。在24日看门诊时，医生声称：根据以上观察材料，肯定患者患的是肺癌，且很严重，非用开刀手术割除，无其他办法。而且此症开刀也并不能保证一定能割除。本人在此绝无仅有的办法下，决定在该院动手术。10月7日下午进行手术，1时30分入手术室，至5时，未见医生开刀将癌块取出。患者出手术室后，医生即与本人谈话：开刀的手续已完全做好，右背上肋骨取除一条，唯肺上癌不能割除，缘此癌已发展到淋巴腺上血管旁，系属无法医治症（绝症）。医生又对我说：待患者精神稍好转后，只能在家去养养。经向医生了解患者发展的情况。医生说：此症发展下去，患者很痛苦，会出现气喘、头脚臁肿等现象，而且要继续 6 个月的生命恐也不能。后于 10 月 18 日，我负着绝望的心情，伴着母亲出院。过了一些日子，经友人朱██介绍，其笺条云："听说你老太太患着癌症，兹据友人传，南京路虹庙间壁保安坊，即 486 弄 19 号，有一很著名的中医师刘民叔，对这一类的病很有把握，不妨一试。门诊一万元，要清晨先去挂号，迟了挂不到，因每日限制 40 号。"于 10 月 28 日求医于刘民叔先生。此刻患者的情况是：舌干口腻，右脚浮肿，气喘吐痰不爽。经刘医师诊治 5 次，服药 10 帖后，以上病情很显著地好转了。脚肿消失，气平口爽，事实在我的眼前，不由提高了我对中医刘医师的信任。继续治疗，在第一阶段共服药 28 帖后，患者精神有了很大程度的恢复。至此刘医师告我云：患者可停止 3 星期的诊治服药，在冬至前 5 天，再继续治疗。第二阶段共又服药 35 帖。前后两个阶段服了 63 帖药。刘医师细心诊脉后，明确地告诉我：患者的肺癌已痊愈，并停止了医药。同意本人待气候暖和，给患者透视 X 光以借科学的证明。目前虽由于经济关系未曾摄片，然患者出院后已 9 个月，没有像第一医学院医生所说的那样可怕，而是精神及其他都正常。为了发扬祖国宝贵的医药遗产，就草率地说了此癌疾被中医治愈的情况。

供读者参阅。

　　　　　　　　　　1955 年 7 月 9 日　　陶███摘录

【初诊】1954 年 10 月 28 日

咳逆上气，口干舌焦，吐痰时痛引右胸，尤以刀疤为甚。自开刀后，脑右侧麻木酸楚，头难直竖，右脚浮肿。诊其脉阴阳俱紧，望其舌白胎而中剥。处进退青龙汤。

　　方用：桂枝三钱，麻黄一钱，细辛一钱，干姜二钱，五味子四钱，茯苓四钱，甘草二钱，白芍药三钱。服 2 剂。第 1 剂内加黄附块三钱，第 2 剂加生石膏四钱。

【二诊】10 月 30 日

服前方颇安适。口舌稍润，咳逆上气稍缓。

　　方用：桂枝三钱，麻黄一钱，细辛一钱，干姜二钱，五味子五钱，茯苓四钱，甘草二钱，西瓜翠三钱。服 2 剂。第 1 剂内加黄附块三钱，第 2 剂加生石膏四钱。

【三诊】11 月 1 日

咳逆更缓，刀疤不复剧疼。

　　方用：桂枝三钱，麻黄一钱，细辛一钱，干姜二钱，五味子五钱，赤豆五钱，甘草二钱，西瓜翠三钱。服 2 剂。第 1 剂加黄附块三钱，第 2 剂加生石膏四钱。

【四诊】11 月 3 日

脚肿始消。

　　方用：桂枝三钱，麻黄一钱，细辛一钱，干姜二钱，五味

子五钱，赤豆五钱，甘草二钱，丝瓜络三钱，橘络二钱。服 2
剂。第 1 剂加黄附块三钱，第 2 剂加生石膏四钱。

【五诊】11 月 5 日

脚肿消，口中和。

方用：桂枝三钱，当归三钱，陈皮三钱，茯苓三钱，半夏
三钱，干姜二钱，五味子五钱，甘草二钱，旋覆花三钱。服 2
剂。第 1 剂加黄附块三钱，第 2 剂加生石膏四钱。

【六诊】11 月 7 日

头项始和，脉不紧，舌仍剥。

方用：潞党参四钱，熟地黄四钱，当归四钱，龟板四钱，
牡蛎四钱，玛瑙四钱，西瓜翠五钱，橄榄核五钱，金丝草三钱，
千年红二钱，千年白二钱，白及五钱。服 3 剂。

【七诊】11 月 10 日

方用：潞党参四钱，熟地黄四钱，当归四钱，玛瑙四钱，
玳瑁二钱，西瓜翠五钱，橄榄核五钱，白及五钱，枣仁三钱，
千年红二钱，千年白二钱，石龙芮五钱。服 3 剂。

【八诊】11 月 13 日

眠食均安。

方用：潞党参四钱，熟地黄五钱，黄精五钱，玛瑙四钱，
珊瑚二钱，玳瑁二钱，西瓜翠五钱，橄榄核五钱，老秋蝉二钱，
石龙芮五钱，白及四钱，红梅花三钱。服 3 剂。

【九诊】11 月 16 日

方用：潞党参五钱，熟地黄五钱，黄精五钱，玛瑙四钱，

珊瑚三钱，西瓜翠五钱，橄榄核五钱，石龙芮五钱，白及四钱，红梅花三钱，红梅枝三钱。服3剂。

【十诊】 11月19日

头能直竖，左右顾。

方用：潞党参五钱，熟地黄五钱，黄精五钱，白及五钱，玛瑙四钱，珊瑚三钱，西瓜翠五钱，橄榄核五钱，石龙芮五钱，千年白二钱，千年红二钱。服3剂。

【十一诊】 11月22日

后脑右侧有时尚觉酸楚。

方用：潞党参五钱，熟地黄五钱，黄精五钱，白及五钱，玛瑙四钱，珊瑚三钱，老秋蝉二钱，珍珠母五钱，西瓜翠五钱，石龙芮五钱，千年白二钱，千年红二钱。服3剂。

夫子曰：据公元1952年4月，上海市国药商业同业公会编印之《丸散膏丹配制法》第16页载大菟丝子丸方，内有石龙芮一两，注云："即水芹菜。"依此可知自来药家，皆以石龙芮为水芹菜之传统药名。按芹为勤之省体字，《神农古本草经》下品菜部第二种云："水勤味甘平，主女子赤沃，止血，养精，保血脉，益气，令人肥健嗜食。"余尝用以治癌治肿有效。虽与《本经》中品草部第二十一种同名，但名同而物异。彼为鲁果能，味苦平属关节药；此为水芹，味甘平属血脉药也。是不可以不辨。夫同物异名，同名异物，在《本经》固有前例可援。如上品草部姑昏一名冬葵子，与中品菜部第一种冬葵子同名。又如《本经》中品草部第十五种知母为沈燔之本名，而上品草部沙参则又一名知母也。今药店仅于配置丸散时购置水芹，而饮片部门多不购置，当兹水芹上市，正宜节令，本市各区药店普遍备售。其法甚便，将水芹去青叶根须，但留茎白晒干即得。（节录 1954 年 12 月呈上海市卫生局中药管理处书）

【十二诊】12 月 17 日

有时尚咳，咳则背筋被其牵引，作拘急挛痛状，睡眠不安，痰腻不爽，漏下赤白沃。

方用：潞党参五钱，当归五钱，天门冬五钱，玉竹五钱，黄精五钱，枸杞五钱，玳瑁二钱，珊瑚二钱，玛瑙三钱，熟地黄五钱，西瓜翠五钱，石龙芮五钱，乌贼骨五钱，龟板五钱，牡蛎五钱，狗脊五钱，萆薢三钱，千年白三钱，千年红三钱，五味子二钱，白及五钱。服 5 剂。

【十三诊】12 月 22 日

咳时仅左背不和。

方用：潞党参五钱，熟地黄五钱，当归身五钱，天冬五钱，玉竹五钱，黄精五钱，枸杞子五钱，玳瑁二钱，珊瑚二钱，玛瑙二钱，茯神三钱，酸枣仁三钱，西瓜翠五钱，石龙芮五钱，黑脂麻五钱，象皮三钱，白及五钱，鹿筋三钱，千年白三钱，千年红二钱，五味子三钱。

【十四诊】12 月 27 日

漏下止。

方用：潞党参五钱，熟地黄五钱，当归五钱，天冬五钱，玉竹五钱，黄精五钱，枸杞五钱，熟地黄五钱（无中生有注：

重复，疑为排版错误），象皮三钱，象牙三钱，杜仲三钱，黑脂麻五钱，西瓜翠五钱，石龙芮五钱，鹿筋五钱，白及三钱，五味子三钱，葡萄干四钱，黑枣、桂圆、荔枝各五枚。

【十五诊】1955 年 1 月 1 日

后脑右侧麻木酸楚已向愈也。

方用：潞党参五钱，熟地黄五钱，黑脂麻五钱，当归身五钱，天门冬五钱，玉竹五钱，黄精五钱，石龙芮五钱，象皮三钱，象牙三钱，杜仲三钱，白及五钱，鹿筋三钱，虎骨（狗骨代）三钱，阿胶三钱，五味子三钱，葡萄干四钱，黑枣、桂圆、荔枝各五枚。

【十六诊】1 月 6 日

睡眠安，痰嗽平，刀疤不复痛矣。

方用：潞党参五钱，熟地黄五钱，黑脂麻五钱，当归身五钱，天门冬五钱，玉竹五钱，黄精五钱，石龙芮五钱，白及五钱，象皮三钱，鹿筋三钱，鹿角胶二钱，麋角胶二钱，五味子三钱，何首乌五钱，菟丝子三钱，覆盆子三钱，葡萄干四钱，黑枣、桂圆、荔枝各五枚。

【十七诊】1 月 11 日

方用：潞党参五钱，熟地黄五钱，黑脂麻五钱，当归身五钱，天门冬五钱，玉竹五钱，黄精五钱，石龙芮五钱，象皮三钱，鹿筋三钱，鹿角胶二钱，麋角胶二钱，何首乌五钱，白及五钱，宝珠茶花三钱，枸杞子三钱，续断三钱，葡萄干四钱，黑枣、桂圆、荔枝各五枚。

【十八诊】1月16日

肺癌已经痊愈，刀疤亦极安适。

方用：潞党参五钱，黄芪五钱，熟地黄五钱，枸杞三钱，当归身三钱，何首乌五钱，杜仲三钱，阿胶三钱，桑螵蛸三钱，老象皮三钱，石龙芮五钱，千年白三钱，老秋蝉二钱，西瓜翠五钱，白及四钱，宝珠茶花三钱，荷花三钱，葡萄干四钱，黑枣、桂圆、荔枝各五枚。

诠解：

（1）西医治疗

西医检查结论：摄片结果为右肺上部呈一般性实质阴影，下端边缘清晰，余肺呈弥漫性钙化斑点，纤维增殖性阴影，心影正常。诊断为右肺新生物可能。

入院前患者情况：患者之全身症状甚为良好，饮食、精神亦好，咳嗽亦好，痰中亦无血丝。

手术过程：医生声称，根据以上观察材料，患者肯定患的是肺癌，且很严重，非用开刀手术割除，无其他办法。而且此证开刀也不能保证一定能割除。本人在绝无仅有的办法下，决定在该院动手术。10月7日下午，进行手术，1时30分入手术室，至5时，未见医生开刀将癌块取出。患者出手术室后，医生即与本人谈话：开刀的手续已经完全做好，右背上肋骨取除一条，唯肺上癌不能割除，缘此癌已发展到淋巴腺上血管旁，系属无法医治症（绝症）。医生又对我说：待患者精神好转后，只能在家养养。经向医生了解患者发展的情况，医生说：此症发展下去，患者很痛苦，会出现气喘、头脚臃肿等现象，而且要继续 6 个月的生命恐怕也不能。

西医结论：生命存活期最长 6 个月。出院回家，待毙。

（2）刘民叔先生中医接手治疗

一诊：咳逆上气，口干舌焦，吐痰时痛引右胸，尤以刀疤为甚。自开刀后，脑右侧麻木酸楚，头难直竖，右脚浮肿。诊其脉阴阳俱紧，望其舌白苔而中剥。上述疼痛、麻木酸楚、头难直竖是术后营气不和；右脚浮肿是下寒，水不能化气；口干舌焦、舌苔中剥是君火不降而伤阴。上部营气不舒，故寸紧；下寒右脚浮肿，故尺紧。处进退小青龙汤。初诊处方用仲景小青龙汤去半夏，加茯苓，交替加入附子与石膏。加入附子暖肾水，引右路君相之火归原，因吸入肝与肾；加入生石膏清金以敛降肺气，因呼出心与肺。

二诊：服前方颇安适，口舌稍润，咳逆上气稍缓。上方加西瓜翠衣加强清金，金不清则胃气不能收降。

三诊：咳逆更缓，刀疤不复剧痛。上方再加赤小豆利水清热。

四诊：脚肿始消，去西瓜翠衣，加丝瓜络、橘络走络。

五诊：脚肿消，口中和，去麻黄。方以二陈加干姜、五味子、旋覆花燥湿化痰，降收肺气；以当归、桂枝疏木和营。以上二至五诊均 2 剂，第 1 剂加附子暖水，第 2 剂加生石膏清降肺气。

六诊：头项始和，脉不紧，舌仍剥。以潞党参益肺胃之气，熟地黄、当归养营；龟板入肾，咸寒入阴泻火；牡蛎咸微寒，入心肾，清金泄热，降胆消痞，软坚散结，秘精敛神；玛瑙辛平入肺，降肺气；西瓜翠衣清金除烦，利水通淋；橄榄核酸涩平，入肺经，降逆气，生津止烦渴；白及敛肺止咳，消肿散瘀；金丝草、千年红、千年白清降肺气。

七诊：药用潞党参、熟地黄、当归、玛瑙、玳瑁、西瓜翠衣、橄榄核、白及、枣仁、千年红、千年白、石龙芮，服3剂。较上方去龟板、牡蛎、金丝草，加玳瑁、枣仁、石龙芮。

八诊：眠食均安，以党参补中气，黄精补脾精。西瓜翠衣、石龙芮、秋蝉清金；白及敛肺止血，消肿散瘀。橄榄核，酸涩平，入肺经，降逆气，生津止烦渴。熟地、红梅花调营。玛瑙、珊瑚、玳瑁清降金水。

九诊：去玳瑁、秋蝉，加红梅枝通络。

十诊：头能直竖，左右顾。于九诊方中加千年红、千年白清肺金。

十一诊：后脑右侧有时尚觉酸楚，上方去橄榄核，加珍珠母清降肺金。

十二诊：有时尚咳，咳则背筋被其牵引，作拘急挛痛状，睡眠不安，痰腻不爽，漏下赤白沃。方以党参补中气，黄精补脾精，当归、枸杞、狗脊、熟地养肝血，西瓜翠衣、天冬、玉竹、千年红、千年白、石龙芮清降肺胃，玛瑙、珊瑚、玳瑁、龟板、牡蛎、萆薢、白及、五味子降收金水以止赤白沃漏下。

十三诊：上方去龟板、牡蛎、萆薢、狗脊、乌贼骨，加鹿筋益肾，黑芝麻养血，象皮收涩。

十四诊：漏下止，上方去玛瑙、珊瑚、玳瑁、千年红、千年白，加杜仲益肾，葡萄干、黑枣、桂圆、荔枝补中益气，象牙收涩。

十五诊：后脑右侧麻木酸楚已向愈也，上方去西瓜翠衣、枸杞，加阿胶、虎骨（狗骨代）补肝肾。

十六诊：睡眠安，痰嗽平，刀疤不复痛矣。上方去阿胶、虎骨（狗骨代）、象牙、杜仲；加首乌、菟丝子、鹿角胶、麋角胶、覆盆子补肝血，益肾精。

十七诊：去菟丝子、覆盆子、五味子，加续断、枸杞、茶花调营。

十八诊：肺癌已经痊愈，刀疤亦极安适。以黄芪、党参、葡萄干、黑枣、桂圆、荔枝补中气，以当归、首乌、熟地、枸杞、阿胶、荷花、秋蝉调营分，以西瓜翠衣、石龙芮、茶花、千年白、白及清降敛收肺金，以杜仲、桑螵蛸、象皮温养肾气并收涩。

几个特点：

（1）肺癌，机械地讲，因为肿块造成局部换气不利，进而式微，形成阻塞，临床众多患者临终之时是被憋死的。因此，宣发、肃降肺气，是治疗肺癌的首务。吸入肝与肾，或有吸不归根；呼出心与肺，或有营郁卫闭。甲逆碍胃，肺胃不降，君相之火在上，治要清甲凉金、化痰饮、润清敛降肺胃之气。土为金母，中气不足，会肺气不足；中土不枢，会火浮水沉。乙木郁陷，法当调营息风；精元流散，治要敛藏归肾。现在的无用教条太多，要坚决去之。本案例无惊天动地的药味，而肺癌竟获痊愈。

（2）进退小青龙汤，去半夏，加茯苓，是因为上燥中湿。加附子暖肾水，是吸入肝与肾；加石膏是口干舌焦、苔白中剥，合麻黄清宣肺金，是呼出心与肺。以黄附块、生石膏为进退；枣用黑枣，而不用红枣，有归肾之意。小青龙汤中各味的用量亦甚为考究，桂枝三钱，麻黄一钱，细辛一钱，干姜二钱，五味子五钱，甘草二钱，麻黄量小，五味子量大，而干姜量不大。

（3）至五诊，脚肿消，口中和，即由小青龙汤转为益气养血，清降肺胃。后又加珊瑚、玛瑙、橄榄核，方剂完全变化。

9. 食道中部癌一案

中华红十字会中医师陈某，活人既多，积劳成病，虚羸少气，怔忡失眠，乃就商于夫子。夫子嘱其多服鹿角胶、麋角胶，未及两月而病瘳，百日后，体壮胜于往昔。其长姊之夫徐君，现年60岁，江苏靖江人，业料器。久病噎膈，于1953年9月30日赴上海市立第一人民医院诊断，其市一医证第004134号医务证明书云："住院经检查，与X光证明，为食道中部癌肿。外科会诊，同意进行手术治疗。因胸腔外科无床，要求出院等待病床，此证。"徐君闻进行手术，须先取去肋骨两条，因而大惧。后由陈某夫妇来所代求夫子尽心图治，凡两月余而愈。

【初诊】1953年10月2日

食不能入，强入则涎沫汹涌，必随臭浊浓痰呕出而后稍安，胸次痞坚，按之痛，羸瘦，短气声涩，舌上白苔厚腻。制络石汤与服。

方用：络石藤五钱，生半夏三钱，生南星三钱，花蕊石五钱，石钟乳五钱，刺蒺藜三钱，芜荑二钱，白蔹三钱，安南肉桂一钱，甘草一钱。

【二诊】10月4日

据云：服前方第1剂，十分不安；服第2剂后，吐浊痰，甚安适。

方用：络石藤五钱，生半夏三钱，生南星三钱，花蕊石五钱，石钟乳五钱，刺蒺藜三钱，芜荑二钱，雌黄二钱，安南肉桂一钱，甘草一钱。

【三诊】10月6日

据云：连日涌吐恶涎浊痰，胸次渐开。

方用：络石藤五钱，生半夏三钱，生南星三钱，花蕊石五钱，刺蒺藜三钱，藜芦二钱，芜荑二钱，雌黄二钱，安南肉桂一钱，甘草一钱。

【四诊】10月8日

据云：自觉食道左侧渐安，略能啜粥饮粥，饮随左侧而下，但不能多啜，仅两三口而已。

方用：络石藤五钱，生半夏三钱，生南星三钱，花蕊石五钱，刺蒺藜三钱，藜芦二钱，芜荑二钱，马蔺子二钱，肉桂一钱，甘草一钱。

【五诊】10月10日

据云：自觉食道左侧渐利，粥饮入胃，不复吐出，但痰涎仍多。

方用：络石藤五钱，生半夏三钱，生南星三钱，刺蒺藜三钱，藜芦二钱，马蔺子三钱，芫荑二钱，虎头蕉二钱，肉桂一钱，甘草一钱。

【六诊】10月12日

据云：粥饮从左侧而下则可；若从右侧不但不能入胃，入亦必吐出。

方用：络石藤五钱，生半夏三钱，生南星三钱，刺蒺藜三钱，藜芦二钱，芫荑二钱，马蔺子二钱，鬼臼四钱，牵牛子三钱，肉桂一钱，甘草一钱。

【七诊】10月14日

据云：食道右侧，水饮可下。

方用：络石藤五钱，生半夏三钱，生南星三钱，刺蒺藜五钱，藜芦二钱，芫荑二钱，雌黄二钱，鬼箭羽二钱，鬼臼四钱，肉桂一钱，甘草一钱。

【八诊】10月16日

据云：自觉食道左侧畅利，右亦渐安，薄粥可从中道而下。

方用：络石藤五钱，生半夏三钱，生南星三钱，刺蒺藜五钱，藜芦二钱，雌黄二钱，虎头蕉二钱，芫荑二钱，鬼箭羽二钱，肉桂一钱，甘草一钱。

【九诊】10月18日

据云：薄粥可从中道畅下。

方用：络石藤五钱，生半夏三钱，生南星三钱，刺蒺藜五钱，藜芦二钱，雌黄二钱，芜荑三钱，肉桂一钱，甘草一钱。

【十诊】10月20日

据云：啜粥则多涩多痰，改食饼干、蛋糕，殊甚安适。

方用：络石藤五钱，生半夏三钱，生南星三钱，刺蒺藜五钱，藜芦二钱，芜荑三钱，生白术三钱，茯苓五钱，肉桂一钱，甘草一钱。

【十一诊】10月22日

据云：饼干、蛋糕自由食入，畅行无阻。

方用：络石藤五钱，生半夏三钱，生南星三钱，刺蒺藜五钱，藜芦二钱，芜荑二钱（据蔡同德堂云：奉上海市卫生局通知，芜荑自今日起全市药店一律停售），虎头蕉二钱，鬼箭羽二钱，雌黄二钱，石钟乳五钱。

【十二诊】10月24日

据云：痰涩少，但口仍干，舌仍燥，不能饮白开水，饮则吐酸。

方用：络石藤五钱，生半夏三钱，生南星三钱，刺蒺藜五钱，藜芦二钱，燕窝二钱，九香虫二钱，鬼箭羽三钱，鬼臼五钱，石钟乳五钱。

【十三诊】10月27日

据云：口干舌燥，饮吃水果。

方用：络石藤五钱，生半夏三钱，生南星三钱，刺蒺藜五钱，藜芦二钱，虎头蕉二钱，燕窝二钱，鬼箭羽三钱，鬼臼五钱，九香虫二钱。

【十四诊】11月1日

据云：痰涎又多，不能吃水果，吃则吐酸。

方用：络石藤五钱，生半夏三钱，生南星三钱，刺蒺藜五钱，藜芦二钱，鬼箭羽二钱，鬼臼五钱，蚱蝉三钱，射干二钱，吴茱萸二钱，荜茇二钱。

【十五诊】11月5日

据云：痰涎大减，声音渐出。

方用：络石藤五钱，生半夏三钱，生南星三钱，刺蒺藜五钱，藜芦二钱，鬼箭羽二钱，蚱蝉二钱，马蔺子三钱，虎头蕉二钱，石钟乳五钱，吴茱萸一钱。

【十六诊】11月9日

据云：饮食入口，从左下极畅利，从中下亦安适，从右下则尚微梗且痰涎即因之以上逆。

方用：络石藤五钱，生半夏三钱，生南星三钱，刺蒺藜五钱，藜芦二钱，牵牛子三钱，旋覆花三钱，海蛰一两，石钟乳五钱，吴茱萸一钱。

【十七诊】11月13日

据云：近二三日，腹泻三四次，且又呕矣。痰吐酸水，口仍干，舌仍燥。

方用：络石藤五钱，生半夏三钱，生南星三钱，刺蒺藜五

钱，藜芦二钱，茯苓四钱，生白术四钱，生姜四钱，公丁香二
钱，吴茱萸二钱，安南肉桂一钱，甘草一钱。

【十八诊】 11 月 17 日

据云：泻既止，吐亦平，口舌仍干燥。

方用：络石藤五钱，生半夏三钱，生南星三钱，刺蒺藜五
钱，藜芦二钱，茯苓赤白各五钱，公丁香二钱，生姜四钱，吴
茱萸二钱，肉桂一钱，甘草一钱。

【十九诊】 11 月 21 日

据云：饮食日增，精神日振，可以吃鸡皮，不能吃鸡肉。

方用：络石藤五钱，生半夏三钱，生南星三钱，陈皮三钱，
茯苓赤白各五钱，公丁香二钱，生姜四钱，吴茱萸二钱，肉桂
一钱，甘草一钱。

【二十诊】 11 月 25 日

据云：口干舌燥，迄今乃除。

方用：络石藤五钱，生半夏三钱，生南星三钱，茯苓赤白
各四钱，砂仁三钱，蔻仁三钱，苍术三钱，吴茱萸二钱，生姜
四钱，肉桂一钱，甘草一钱。

【二十一诊】 11 月 29 日

据云：饮食睡眠行动，几如常人。

方用：络石藤五钱，生半夏三钱，生南星三钱，茯苓赤白
各四钱，砂仁三钱，蔻仁三钱，苍术三钱，鸡内金三钱，吴茱
萸二钱，肉桂一钱，甘草一钱。

【二十二诊】12 月 4 日

徐君云："我已痊愈？"夫子曰："未。"

方用：络石藤五钱，生半夏三钱，生南星三钱，茯苓赤白各四钱，砂仁三钱，蔻仁三钱，苍术三钱，生白术三钱，肉桂一钱，甘草一钱。

【二十三诊】12 月 12 日

徐君要求停药。夫子曰："不可，病根尚未断也。节饮食，勿气恼，莫使复发，发则难治，慎之慎之。"

方用：络石藤五钱，生半夏三钱，生南星三钱，潞党参三钱，生白术三钱，茯苓四钱，黄芪三钱，鸡内金三钱，安南肉桂一钱，甘草一钱。

以后由陈志云医师接续调治。

诠解：

一诊：食不能入，强入则涎沫汹涌，必随臭浊浓痰呕出而后稍安，胸次痞坚、按之痛，羸瘦，短气声涩，舌上白苔厚腻，制络石汤与服。以络石藤主口干舌燥，痛肿不消，喉舌肿，水浆不下。生半夏、生南星豁痰开结，刺蒺藜、白蔹清甲木，石钟乳、花蕊石重坠下痰、活血温肾，芜荑磨气积血症，甘草和中，肉桂暖水木。

二诊：服前方第 1 剂，十分不安；服第 2 剂后，吐浊痰，甚安适。去白蔹，加雌黄消阴毒、破癥块。

三诊：连日涌吐恶涎浊痰，胸次渐开。去钟乳石，加藜芦。藜芦入肺胃，苦寒毒烈，涌吐胸膈之痰涎。

四诊：自觉食道左侧渐安，略能啜粥饮粥，饮随左侧而下，但不能多啜，仅两三口而已。去雌黄之攻破，加马蔺子清降肺胃之热。

五诊：自觉食道左侧渐利，粥饮入胃，不复吐出，但痰涎仍多。去花蕊石，加虎头蕉清热。

六诊：粥饮从左侧而下则可，若从右侧不但不能入胃，既入亦必吐出。去虎头蕉，加鬼臼利水活血，牵牛利水。

七诊：食道右侧，水饮可下，去牵牛、马蔺子，加雌黄、鬼箭羽攻坚破结、利水活血。

八诊：自觉食道左侧畅利，右亦渐安，薄粥可从中道而下。去鬼臼，加虎头蕉清热破结祛秽。

九诊：薄粥可从中道畅下。去虎头蕉之清热、鬼箭羽之迅利。

十诊：啜粥则多涎多痰，改食饼干、蛋糕，殊甚安适。加白术、茯苓补中气，利水湿。

十一诊：饼干、蛋糕自由食入，畅行无阻。方以络石藤主水浆不下，生半夏、生南星豁痰破结。刺蒺藜清甲木，藜芦涌痰涎，芜荑磨气积血症，虎头蕉破结祛秽，鬼箭羽活血破结，雌黄破阴结、化痰，石钟乳除脾肾寒湿、下气。

十二诊：痰涎少，但口仍干，舌仍燥，不能饮白开水，饮则吐酸。去雌黄之开破，芜荑之消坚磨积，虎头蕉之寒凉；加鬼臼之利水活血，九香虫温降胃气，燕窝补中气回虚损。

十三诊：口干舌燥，欲饮，吃水果解口燥。上方去石钟乳，加虎头蕉清热。

十四诊：痰涎又多，不能吃水果，吃则吐酸。除生半夏、生南星、络石藤、刺蒺藜、藜芦一直使用之外，用鬼臼、鬼箭羽破结，另加射干、吴茱萸、荜茇、蚱蝉清金、清降右路。

十五诊：痰涎大减，声音渐出。除生半夏、生南星、络石藤、刺蒺藜、藜芦一直使用之外，用吴茱萸温降、鬼箭羽破结、石钟乳降下，另加蚱蝉、虎头蕉、马蔺子清降肺胃之热。

十六诊：饮食入胃，从左下极畅利，从中下亦安适，从右下则尚微梗且痰涎因之以上逆。上方去鬼箭羽、马蔺子、蚱蝉、虎头蕉，加旋覆花理降肺胃之气，牵牛、海蜇利水。

十七诊：近二三日，腹泻三四次，且又呕矣。痰吐酸水，口仍干，舌仍燥。除生半夏、生南星、络石藤、刺蒺藜、藜芦一直使用之外，用茯苓、白术、甘草补中益气，吴茱萸、生姜、母丁香、肉桂降中下寒逆，温疏乙木之气。

十八诊：泻既止，吐亦平，口舌仍干燥。除生半夏、生南星、络石藤、刺蒺藜、藜芦一直使用之外，再用吴茱萸、生姜、丁香、肉桂止呕泻、温寒祛湿、降逆气，以甘草加赤白茯苓燥土。

十九诊：饮食日增，精神日振，可以吃鸡皮，不能吃鸡肉。继续使用生半夏、生南星、络石藤破结下痰，吴茱萸、生姜、丁香、陈皮、赤白茯苓、甘草温中补土、燥湿利水、降肺胃之气，肉桂暖营疏木。

二十诊：口干舌燥，迄今乃除。上方去丁香、陈皮，加砂仁、白蔻仁、苍术以加强燥湿运脾。

二十一诊：饮食、睡眠、行动几如常人。上方去生姜，加鸡内金消食。

二十二诊：徐君云："我已痊愈？"夫子曰："未。"上方去内金、吴茱萸，加白术补中益气。

二十三诊："病根尚未断也，节饮食，勿气恼，莫使复发，发则难治，慎之慎之。"仍用生半夏、生南星、络石藤，以四君加黄芪、内金补中气、肉桂暖营疏木为收尾。

10. 寒咳案一

蔡某，男，54岁，万宜坊56号。

1956年11月19日一诊：陈寒入肺，咳逆上气，得时而剧，有时而安。若不将陈寒除去，而欲奏平喘止咳之功，诚嘎嘎乎难矣。

白附块三钱，姜半夏四钱，炙苏子三钱，款冬三钱，陈皮三钱，杏仁三钱，麻黄一钱，细辛一钱，甘草一钱，桂尖二钱，橘络二钱。2剂。

11月21日二诊：服前方后渐有好转之意，特病久根深，未易即拔耳，宜再温肃上焦。

白附块三钱，蜡梅花三钱，光杏仁三钱，筠姜三钱，五味子五钱，陈皮三钱，麻黄二钱，桂枝三钱，甘草二钱，橘络三钱，细辛二钱。2剂。

11月23日三诊：服前方已渐减轻，宜与温肃上焦，望其安全康复，忌厚味烟酒。

白附块三钱，钟乳石五钱，天竺黄二钱，旋覆花三钱，紫菀五钱，杏仁三钱，麻黄二钱，桂枝三钱，甘草二钱，干姜三钱，细辛二钱。2剂。

11月26日四诊：陈寒入肺，咳嗽气急，腹中雷鸣，服前方后次第减轻。宜再温中疏养，望其安全康复。

白附块三钱，钟乳石五钱，光杏仁三钱，干姜三钱，细辛二钱，五味子五钱，麻黄二钱，桂枝三钱，甘草二钱，安桂一钱，海石三钱。2剂。

11月29日五诊：陈寒入肺，咳嗽气急，服前四方后都渐解除。宜再疏理宣养，得能疏理中宫，以求续效。

白附块三钱，钟乳石五钱，白茯苓三钱，干姜三钱，陈皮三钱，半夏三钱，安桂一钱，山柰一钱，甘草一钱，草果三钱，草豆蔻三钱。3剂。

12月5日六诊：服前方后病渐解除，元气渐复。宜与疏理宣养，以求续功。

白附块三钱，姜半夏三钱，天南星三钱，旋覆花三钱，款冬五钱，紫菀三钱，安桂一钱，细辛一钱，甘草一钱，干姜二钱，五味三钱。2剂。

12月8日七诊：服前方次第减轻。宜与疏理宣养，望克奏续治之功。

白附块三钱，人参叶三钱，钟乳石五钱，干姜二钱，五味三钱，半夏三钱，安桂一钱，细辛一钱，甘草一钱，紫苏梗、叶、子各二钱。3剂。

12月11日八诊：陈寒入肺，于今渐散，但元气不足，阳微难以煦化，宜与疏理宣中，以除其解而未了之余疾。

白附块三钱，茯苓皮五钱，带皮苓五钱，干姜二钱，五味子三钱，白前一钱，安桂一钱，桂尖一钱，甘草二钱，鹅管石四钱，白豆蔻二钱。3剂。

12月14日九诊：陈寒入肺，服药于今，解散未了，以其阳气尚微故也。宜与疏理宣养，望其安然早日康复。

白附块三钱，茯苓皮五钱，带皮苓五钱，干姜三钱，五味三钱，白芍二钱，安桂一钱，百部二钱，甘草二钱，白石英五钱，蜡梅花二钱。3剂。

12月26日十诊：残余陈寒尚未净尽，体力渐增，面容渐发。宜与标本并治，望其早复康健。

白附块三钱，钟乳石五钱，淫羊藿三钱，潞党参五钱，巴戟天五钱，五味三钱，安桂一钱，干姜一钱，甘草一钱，冬虫草二钱，萸肉二钱。3剂。

1957年1月8日十一诊：一回相见一回好，以其病渐退而正渐复也。仍需宁静思虑以养神，寡言语以养气。

白附块三钱，凌霄花三钱，谷精珠三钱，草果二钱，潞党参五钱，枸杞五钱，砂仁二钱，虫草二钱，菟丝三钱，王不留行三钱，十大功劳三钱。3剂。

1月11日十二诊：大体已经解决，但尚不能烦劳，头晕脑鸣。宜与培元固本，望早康复。

白附块三钱，生白术三钱，谷精珠三钱，潞党参五钱，茯神三钱，覆盆子三钱，砂仁三钱，虫草二钱，菟丝三钱，王不留行三钱，十大功劳三钱。4剂。

1月15日十三诊：连日疲劳，顿觉脱力，以其大病之后力不从心故也。宜与培元固本，以求续功。

白附块三钱，生白术三钱，甜苁蓉五钱，砂仁三钱，潞党参五钱，陈皮三钱，草果三钱，半夏三钱，甘草一钱，虫草二钱，荷花三钱。4剂。

1月20日十四诊：精力渐振，体力渐复，正宜强力进取，望其克奏续治之功，忌生冷。

白附块三钱，生白术三钱，千年白二钱，潞党参五钱，陈皮三钱，虫草二钱，草果三钱，半夏三钱，萱草二钱，何首乌五钱，合欢花二钱。4剂。

1月23日十五诊：病后已得渐复，但犹觉虚损，依然无力。宜再培元固本，以求续功。

白附块三钱，巴戟天三钱，石楠叶三钱，枣仁三钱，潞党参五钱，虫草二钱，草果三钱，茯苓三钱，合欢三钱，砂仁二钱，葡萄干三钱。4剂。

2月21日十六诊：形神日渐康复，诸恙均已解除。宜再疏理宣养，望其早日恢复旧观。

太子参三钱，珠儿参三钱，人参叶三钱，菊花三钱，枯芩三钱，黑栀三钱，黄精五钱，枸杞三钱，甘草一钱，枇杷叶三钱，连翘三钱。4剂。

2月25日十七诊：病后体亏，一时难以恢复，但较之上次又好转多也。宜再培元固本。

太子参三钱，人参叶三钱，珠儿参三钱，枸杞三钱，黄精五钱，玉竹五钱，白芍三钱，白薇三钱，子芩三钱，枇杷叶三钱，藿梗三钱。4剂。

编者按：《素问·咳论》有"帝曰：肺之令人咳，何也？岐伯曰：五脏六腑皆令人咳，非独肺也。皮毛者，肺之合也，皮毛先受邪气，邪气以从其合也。其寒饮食入胃，从肺脉上至于肺，则肺寒，肺寒则外内合邪，因而客之，则为肺咳。五脏各以其时受病，非其时各传以与之。人与天地相参，故五脏各以治时，感于寒则受病，微则为咳，甚则为泄为痛。乘秋则肺先受邪，乘春则肝先受之，乘夏则心先受之，乘至阴则脾先受之，乘冬则肾先受之"。此证咳喘延时已久，应为肺寒肾咳。

郑钦安《医法圆通·内伤虚损忌发散也》云："凡内伤之人，多半咳嗽，由清阳不升，浊阴不降，闭塞清道而成。只宜辛甘化阳之品，荡去阴邪，清升浊降，咳嗽自已。昧者不识，称为陈寒入肺，纯用一派搜寒宣散之品，每每酿成脱证。不知病既内伤，正虚无疑，而更用此宣散，则一线之正气，又为大伤，岂能久延时刻，而不脱绝者乎。"刘民叔、郑钦安于内伤咳嗽见识相合，只用辛温散寒、降气固元之品，每诊必用附片温补坎阳、驱散内寒，寒去则咳止，而不用疏风清热之品如桑叶、菊花、金银花、连翘、竹叶、荆芥、防风、紫苏等。

11. 寒咳案二

童某，男，56岁，四川籍，蒲西公寓53室。

1958 年 1 月 10 日一诊：陈寒久留于肺，气郁而不宣，兹又感冒，内外合病，头痛咳嗽气喘，乍冷乍热。宜主温阳宣散。

白附块一两，辣干姜一两，五味子一两，款冬花五钱，甜杏五钱，厚朴二钱，细辛三钱，甘草二钱，炙苏子一两，苞米须一两（卞按：姜、附、五味子各一两）。2 剂。

1 月 13 日二诊：陈寒入肺，根深蒂固，新感风寒，内外合病。服前方喘嗽减，痰饮未清，舌苔尤厚。宜与温阳煦化。

白附块一两，辣干姜一两，味子一两，覆花钱半，半夏五钱，海石五钱，桂枝五钱，细辛三钱，甘草二钱，陈皮四钱，苞米须一两，炙苏子一两。2 剂。

1 月 17 日三诊：寒痰壅塞，咳逆上气，服前三方，次第解除，余者化燥，以其痰驱而津伤故也。今宜加滋化之品（卞按：此温阳法，别开生面）。

白附子一两，辣干姜一两，五味子一两，桑叶三钱，天冬五钱，玉竹五钱，黄精五钱，细辛三钱，甘草三钱，苏子一两，冬瓜子一两，苞米须一两。2 剂。

编者按：此案乃内伤兼外感咳嗽，太阳少阴兼病，故以麻黄、附子、细辛入足少阴肾经，温补肾阳，宣肺散寒；五味子养五脏，益五气，敛肺散寒，使肺化源有用；又加桑叶、苏子等清宣散寒之品。第三诊较细，郑钦安称陈寒入肺即是"心肺阳衰，而内寒自生也"，并说"因肝胆之阳不足，不能收束其水，挟雷龙（指阴气也）而水泛于上，直干清道而作……"治疗当"扶其阳而咳嗽自止……"

12. 恶寒案

陈某，女，45 岁，广东籍，凤阳路 228 弄 17 号。

1958 年 3 月 9 日：外强中干，不耐稍劳，劳即气短而急，谈话多则咽喉梗塞，虽经夏日，亦极恶寒，四肢必着棉毛，脉象沉微。宜主温中扶阳。

白附块五钱，黄附块五钱，生白术五钱，干姜三钱，白芍五钱，茅术三钱，茯苓五钱，五味三钱，甘草二钱，桂枝尖一两，苞米须一两，石龙芮一两。2 剂。

编者按："身寒极"分真寒、假寒，临床真寒一大半，假寒一小半；真寒姜桂附，假寒四逆散。此案强调脉象沉微，则是真寒，并非气郁寒迫，故从真武汤意。真武汤原为"太阳病汗出不解"，此时为通督脉，太阳寒水不降。咽喉梗塞是诸阴络不畅，阴寒上聚，少阴寒极，津不上承，故重用黄、白附片温暖肾阳，驱寒破阴。用药兼有通利，取"温阳宜利小便"之意。

13. 血性渗出性肋膜炎案

祝某，女，62 岁，宁波籍第二人民医院 113 室 2 床。

1957 年 2 月 6 日一诊：经医院诊断为血性渗出性肋膜炎。咳逆上气，胸痛难忍，右胁侧肿块疼痛，万分危险。宜主渗化分消。

人参叶三钱，太子参二钱，珠儿参二钱，蔻仁三钱，潞党参三钱，白丑五钱，李仁五钱，甘遂二钱，葶苈五钱，橘络五钱，软竹银柴胡各一钱。2 剂。

2 月 8 日二诊：咳逆上气，不能平卧，右胁肿块疼痛难忍，万分危险。宜与疏化分消。

人参叶三钱，太子参三钱，珠儿参三钱，潞党参五钱，甘遂三钱，商陆四钱，李仁五钱，葶苈五钱，甘草二钱，白附块五钱，五味一两。2剂。

卞嵩京按：甘遂甘草同用，太子参、甘遂、商陆、李仁、葶苈为一方。

2月12日三诊：服前三方颇稳定，防变。

白附块一两，带皮苓一两，葶苈子一两，苏子三钱，芥子三钱，橘络五钱，安桂二钱，干姜三钱，吴茱萸二钱，鹅管石五钱，红枣六枚。2剂。

编者按：本病属中医"咳嗽""悬饮""胁痛"范畴，治疗用攻逐水饮之法，病急故用峻药。一是病人年高中气虚，二是用白丑、李仁、甘遂、葶苈等峻药又伤正气，所以用人参叶、太子参、珠儿参、潞党参补元气、固护正气又不至壅滞，将血分之邪引入气分，故三诊用葶苈子、苏子、芥子、橘络逐饮化痰，从气分而解。民叔先生虚则扶阳，实则攻逐，用药奇特，思路新颖，重症顽疾，手到擒来。

14. 泄泻案

李某，男，59岁，华山路1120弄4号。（李某，沪上闻人，饶有资财）

1956年11月24日一诊：脾阳式微，不能为胃行其津液，既不能运化于中，又不能吸收于外，顺流而下，夺肛而出。宜与温中摄养。

黄附块五钱，白附块五钱，生白术三钱，潞党参五钱，黄芪五钱，茅术三钱，筠姜三钱，良姜三钱，甘草二钱，升麻二钱。2剂。

11月27日二诊：服前方当效即效，小便多，大便渐实。寒湿颇随三焦煦化，望其努力服药，早日康复。

黄附块五钱，白附块五钱，带皮苓五钱，潞党参五钱，黄芪五钱，升麻二钱，安桂二钱，茅术四钱，甘草二钱，茯苓皮五钱。2剂。

12月1日三诊：服前方后，大便颇能控制，喉舌糜疳，牙痛。宜与温中，再图引火归原之功，望其安全早日出险。

黄附块五钱，白附块五钱，生白术五钱，潞党参五钱，黄芪五钱，山药五钱，安桂一钱，黄连一钱，甘草一钱，枣仁三钱，茯神三钱。3剂。

12月6日四诊：服前方二便渐能控制，咳嗽，牙痛，舌糜喉痛。宜再温养肃化，望其克奏续功，安全出险。

黄附块五钱，白附块五钱，生白术五钱，潞党参五钱，枯芩三钱，山药五钱，安桂一钱，黄连一钱，甘草一钱，南瓜蒂五钱，苞米须五钱。3剂。

12月12日五诊：诸症皆瘥，二便渐制，唯大便未调。宜再培元固本，望其安全出险。

黄附块五钱，白附块五钱，生白术五钱，潞党参五钱，黄芪五钱，茅术五钱，安桂一钱，花椒一钱，甘草一钱，禹余粮五钱，牡蛎一两。3剂。

12月15日六诊：小便正常，大便失控，咳引肠澼，嚏亦便出。宜与疏理宣中，望其早复康吉。

白附块五钱，茅术五钱，带皮苓五钱，潞党参五钱，黄芪五钱，紫菀四钱，安桂一钱，细辛一钱，甘草一钱，五味钱半，款冬四钱。2剂。

12月18日七诊：服前方咳嗽渐缓，二便渐固。宜再温肃三焦，望其安全，早日康复。

白附块五钱，茅术五钱，带皮苓五钱，干姜三钱，潞党参五钱，安桂一钱，细辛一钱，甘草一钱，款冬五钱，虫草二钱。3剂。

12月21日八诊：偶尔起床，居然有力，但持之不久，为可撼耳。宜与培元固本，望其安全出险。

白附块五钱，生茅术五钱，带皮苓五钱，筠姜五钱，潞党参五钱，巴戟三钱，安桂一钱，虫草一钱，黄附块一两，淫羊藿三钱。3剂。

12月24日九诊：今日下床，步履颇健。肝主筋，肾主骨，宜再护培肝肾，望其克奏续治之功。

白附块五钱，生白术三钱，巴戟天三钱，潞党参五钱，茅术三钱，川膝二钱，安桂二钱，五味二钱，甘草二钱，淫羊藿二钱，冬虫草二钱。3剂。

1957年1月5日十诊：大便固，乃又下血，但无妨也，以其与内脏不相关。姑当再壮益本元，望其早日康复。

桑寄生五钱，石楠藤三钱，川牛膝五钱，潞党参五钱，虫草二钱，五味三钱，款冬五钱，紫菀三钱，甘草一钱，黄白附块各一两。3剂。

1月20日十一诊：大便既实，腑已不虚，消化传导尚未恢复正常。宜再温中疏化，望康复。

狗肾胶一钱，鹿肾胶一钱，麋角胶一钱，虎骨（狗骨代）胶一钱，苁蓉五钱，石楠三钱，茅术三钱，虫草二钱，白石英五钱，黄白附块各一两。3剂。

1月25日十二诊：孔子所慎者三疾。其一也，大病初愈，其后调理，尤为当前之急。爰以培元固本之品为剂。

狗肾胶一钱，鹿肾胶一钱，麋角胶一钱，肉蔻三钱，茅术三钱，枸杞五钱，虫草二钱，仙茅二钱，甘草二钱，甜苁蓉五钱，稆豆五钱，白附块一两。3剂。

3月25日十三诊：去岁一场大病，迄今尚未复原，以内体不壮、肠胃健欠故也。宜与温中疏养以为调治。

黄附块一两，带皮苓一两，干姜二钱，山柰三钱，肉桂二钱，甘草二钱，生白术五钱，苍术三钱，黑豆五钱，苞米须五钱。2剂。

3月29日十四诊：法治同上，略。

4月25日十五诊：气郁不舒，肝木因而横逆，攻窜走冲。法宜疏理安中，望其早复康吉。

荜澄茄三钱，天仙藤三钱，广木香三钱，良姜三钱，吴茱萸三钱，山柰三钱，青皮三钱，枳实三钱，金铃三钱，甘草一钱，黄附块一两。3剂。

6月21日十六诊：两度忧郁引发胃病，肝气乘之，土受木克，溃疡出血，饮食易吐，中宫蔽败。宜与温化，望其安全出险。

珠儿参五钱，生白术五钱，带皮苓五钱，干姜三钱，茅术三钱，半夏三钱，肉桂二钱，陈皮三钱，甘草二钱，黄附块一两。2剂。

6月25日十七诊：服前方大大好转。病既渐去，正亦渐复，宜主温中健脾，疏理安肠。

倭硫黄二钱，珠儿参三钱，生白术五钱，干姜五钱，潞党参五钱，荜茇三钱，肉桂二钱，麦芽五钱，甘草二钱，黄附块一两。2剂。

卞嵩京按：参、术、桂、附、硫黄。

6月27日十八诊：溃疡出血，肠澼未清，宜与疏理利养之品，望其克奏续治之功，忌生冷。

荜澄茄三钱，生白术五钱，山楂核三钱，荜茇三钱，潞党参五钱，干姜四钱，肉桂一钱，朴花一钱，甘草一钱，黄附块一两。2剂。

6月29日十九诊：肠胃陈积消而未了，宜与疏理利导，培元益养，望其克奏续治之功。

潞党参五钱，生白术五钱，带皮苓五钱，枣仁三钱，蕤核三钱，黄芪五钱，肉桂二钱，干姜五钱，甘草二钱，黄附块一两。2剂。

7月2日二十诊：服前方后肠胃渐和，惟久病之后本元大伤，宜与前方内加入厚益之品。

潞党参五钱，金石斛四钱，生白术五钱，黄芪五钱，麦冬五钱，陈皮三钱，肉桂一钱，筠姜一钱，甘草一钱，黄白附块各五钱，乌梅三钱。2剂。

（见麦、斛、梅等阴药即加大附桂量，维持动态平衡。）

7月5日二十一诊：服药于今，病去而正渐安，惟气分壅滞不舒。宜疏理益养，望其克奏标本并治之功。

潞党参五钱，生白术五钱，广木香二钱，黄芪五钱，麦冬五钱，陈皮三钱，肉桂一钱，五味一钱，甘草一钱，黄白附块各五钱，香附二钱。3剂。

7月10日二十二诊：诸恙皆瘥，本元亦渐来复，宜再疏理益养，望其克奏续治之功，忌一切生冷瓜果。

潞党参五钱，生白术五钱，广木香二钱，黄芪五钱，麦芽五钱，玉竹五钱，肉桂一钱，五味一钱，甘草一钱，黄白附块各五钱，石斛三钱。3剂。

7月16日二十三诊：寡言养气，寡思虑以养神，大病之后，尤宜注意及此。久药厌药亦人之常情，可每2日服1剂。

潞党参五钱，生白术五钱，夜交藤五钱，远志一钱，麦冬五钱，玉竹五钱，肉桂一钱，白芍三钱，甘草一钱，黄白附块各五钱，天麻钱半。3剂。

编者按：这是一则名人名医的完整医案，没有任何修饰或者事后的整理，非常难得，弥足珍贵。

脾主运化水谷精微，化生气血，为后天之本；肾藏先天之精，是生命之本原，为先天之本。先天温养激发后天，后天补充培育先天，则脾肾健旺充盛，身体方能健康。脾阳虚日久，波及肾阳，导致脾、肾阳气均不足。本案即是脾虚失约、肾火式微将绝的一重症，刘民叔以温中疏养、引火归原立法，用药精微，如抽丝剥茧，最终克此重症。

孔子所谓"三疾"，分别为狂（狂妄）、矜（矜持）和愚（愚昧），出自《论语·阳货》。

黄附块，即江油附子，当时刘民叔专程让人由成都空运到沪，质好价高。

15. 十二指肠溃疡出血案

金某，男，64岁，永福路253号。

1956年11月24日一诊：据云医院诊断为十二指肠溃疡，出血甚多，眩晕汗仆，脉微而细，气液大亏。宗阳生阴长之法调治，望其安全出险。

黄附块五钱，潞党参五钱，生茅术五钱，炮姜五钱，当归五钱，黄芪五钱，枣仁三钱，茯神三钱，甘草二钱，云母石五钱，草豆蔻三钱。3剂。

11月27日二诊：服前方已好转，宜再温阳，望其克奏阳生阴长之功。

黄附块五钱，生白术五钱，潞党参五钱，草豆蔻五钱，黄芪五钱，当归五钱，安桂一钱，苍术五钱，甘草二钱，炮姜五钱，云母石五钱。2剂。

12月11日三诊：据云医院诊断为十二指肠溃疡，出血过多，胸胁满，心荡寐少，梦魇眩晕，服前四方渐渐好转。

黄附块五钱，生白术五钱，潞党参五钱，杜仲五钱，茅术四钱，狗脊五钱，安桂一钱，干姜一钱，甘草一钱，巴戟三钱，吴茱萸一钱。3剂。

编者按：十二指肠溃疡大出血之后，脉微而细，已是脱证，首需扶阳固脱，故用人参四逆扶阳固脱，炮姜温中止血散寒，云母石重镇收敛浮散之元阳，使之不妄动。末诊仍然扶阳固脱为主，加杜仲、狗脊、安桂、巴戟补肾填精而促阳生阴长。

16. 胃及十二指肠溃疡案

俞某，男，57岁，绍兴籍西康路337弄80号。

1958年3月24日一诊：据医院诊断为胃下垂、胃小弯恶性溃疡、十二指肠溃疡、肝硬化，肝脾肿胀剧痛难忍，宜主因势疏化，望其安全出险。

白附块五钱，生卷朴三钱，带皮苓五钱，鸡内金五钱，吴茱萸三钱，乌梅五钱，桔梗三钱，枳实三钱，制大黄三钱，大腹皮子各一两，苞米须一两，石龙芮一两。2剂。

3月2日二诊：服前方病势已减，宜再温利疏化，望安全出险。

白附块五钱，生卷朴三钱，带皮苓五钱，地榆三钱，白芍五钱，乌梅五钱，鸡内金五钱，桔梗三钱，制大黄三钱，大腹皮子各一两，苞米须一两，枸橘李一两。2剂。

3月28日三诊：今诊胃痛已平，肝脾未消，宜再培元托化，望其早日安全脱险。

白附块五钱，生地榆三钱，制锦纹三钱，归身二钱，白芍五钱，乌梅五钱，佛手三钱，桔梗三钱，延胡索三钱，大腹皮子各一两，苞米须一两，枸橘李一两。2剂。

4月1日四诊：服前数方，痛虽止，但胀未消，宜再因势利导。

白附块五钱，原巴豆三钱，生锦纹三钱，归身三钱，地榆五钱，乌梅五钱，香橼五钱，白芍三钱，枳壳三钱，大腹皮子各一两，苞米须一两，枸橘李一两。2剂。

4月3日五诊：服药以来，痛胀都减，宜再疏养利导，仍防变。

白附块五钱，生白芍五钱，冬瓜子五钱，地榆五钱，枳壳三钱，乌梅五钱，麦芽五钱，楂炭三钱，熟大黄三钱，大腹皮子各一两，苞米须一两，枸橘李一两。2剂。

4月5日六诊：服前八方尚为平稳，仍吐泻黑液汁水，防变。

白附块五钱，生地榆五钱，制锦纹二钱，苍术五钱，吴茱萸三钱，乌梅五钱，桔梗三钱，枳壳三钱，鸡内金五钱，大腹皮子各一两，苞米须一两，枸橘李一两。2剂。

编者按：胃病久羁，基础疾病又有肝硬化、腹水肿胀，形成三阴病证候。刘民叔11天6诊，以附片为君药，直达坎中，驱散阴霾；以茯苓、厚朴、枳实为臣药，行驶中焦；大黄、大腹皮为佐药，宽肠泻浊，使邪区正安；吴茱萸为使药，引附片入厥阴而止痛。处处顾护肝脾肾阳气。肾者主水之脏，司二便，补肾健脾，降气利湿，乃本案之法则。患者体质尚可，脉象不弱，顽固之敌必待精兵勇将，导水利湿即是温阳也。

17. 臀痛而泻案

赵某，男，50岁，余姚籍，西康路1282弄8号。

1957年1月22日一诊：环跳作痛，时而趋臀骹，下及胫跟，每剧必泻，泻止痛和，脉象濡涩，卧床不起，万分危险。宜主温法，望其好转。

白附块五钱，制川乌五钱，鬼箭羽五钱，当归五钱，松节五钱，羌活五钱，熟地五钱，川牛膝五钱，甘草二钱，黄明胶五钱，苞米须一两，石龙芮一两。2剂。

1月24日二诊：服前方后尚为平稳，痛势虽减，臀仍麻木。宜再温经疏理，宣中活络。万分危险，忌酒。

白附块五钱，制川乌五钱，平地木五钱，当归五钱，苍术三钱，松节五钱，羌活五钱，黄柏五钱，甘草二钱，龟板一两，熟地一两，苞米须一两，石龙芮一两。2剂。

1月27日三诊：风寒湿痹，日久不瘥，环跳穴通，下肢痿躄，不能坐，不能行，万分危险。宜主疏化宣养，望其安全康吉。

白附块五钱，制川乌五钱，黄明胶五钱，羌活五钱，苍术五钱，川牛膝五钱，当归一两，熟地一两，黄精一两，木瓜一两，苞米须一两，石龙芮一两。2剂。

1月30日四诊：服前方后胃呆、肠泻渐渐好转，但体力日削，万分危险。

白附块五钱，制川乌五钱，麒麟竭二钱，乳香五钱，没药五钱，川牛膝五钱，潞党参一两，黄芪一两，天冬一两，熟地一两，苞米须一两，石龙芮一两。2剂。

2月1日五诊：风寒湿痹，由环跳移臀骸，胫跟痛不可忍，服前方后肠泻、胃呆均已好转。宜再培元托化，仍在危险中。

白附块五钱，制川乌五钱，麒麟竭二钱，虎头蕉三钱，龙须草三钱，马鞭草四钱，龟板五钱，乳香五钱，没药五钱，天冬一两，熟地一两，黄芪一两，苞米须一两。2剂。

2月4日六诊：前方渐渐好转，忌生冷。

白附块一两，黄附块五钱，马鞭草五钱，海金沙五钱，龙须五钱，益元散五钱，车前五钱，木通三钱，白芍五钱，天冬一两，熟地一两，黄芪一两，苞米须一两。2剂。

卞按：此等寒热补利并用，于《千金》中可见。

2月6日七诊：风寒湿痹，由环跳移臀骸，坚硬如石，痛不可忍，肠澼肛胀，卧床已久，万分危险。宜与疏利活络。

白附块五钱，黄附块五钱，络石藤五钱，当归五钱，川芎三钱，羌活三钱，水蛭三钱，虻虫三钱，木瓜五钱，王不留行一两，苞米须一两，天仙藤一两。2剂。

2月8日八诊：证治与七诊似，略。

2月11日九诊：服前方后尚为平稳，环跳臀骸坚硬如石，肠澼肛胀，小便短赤。宜再疏理培益，望其转危为安，安全出险。

白附块五钱，黄附块五钱，山甲珠五钱，当归五钱，川芎五钱，淡蝎三钱，水蛭三钱，虻虫三钱，蛴螬三钱，王不留行一两，苞米须一两，天仙藤一两。2剂。

2月13日十诊：病势已渐渐好转，环跳臀骶痛颇缓和，唯硬块坚结如石，肛门坠胀。宜于疏理宣中，望其安全出险，勿恶化。

白附块五钱，黄附块五钱，山甲珠五钱，水蛭三钱，虻虫三钱，壁虎二钱，蝼蛄二钱，王不留行一两，苞米须一两，天仙藤一两。2剂。

2月15日十一诊：病久不愈，营卫两伤，环跳臀骶痛不可忍。根深蒂固，万分危险，服前方后渐好转。宜于标本并治，望奏续功。

黄附块五钱，白附块五钱，山甲珠五钱，当归五钱，桃仁三钱，苏木三钱，蕲蛇三钱，水蛭一钱，虻虫一钱，王不留行一两，苞米须一两，天仙藤一两。2剂。

2月20日十二诊：昨前感冒，又发寒热，新旧合病，万分危险。宜主表里两解，克奏续功。

白附块五钱，黄附块五钱，威灵仙五钱，防风三钱，羌活三钱，木瓜五钱，当归五钱，川芎三钱，甘草二钱，王不留行一两，苞米须一两，马鞭草一两。2剂。

编者按：本案初诊即以"万分危险"一句，可见病重。一般患者到刘民叔处就诊多是已无他法。此案西医诊断不明，根据病情演变和用药规律来判断，多是恶性病变，或是结核，或至少是克罗恩病后期。"环跳作痛，时而趋臀骶，下及胫跟"此为标，"每剧必泻，泻止痛和，脉象濡涩"此乃为本。据其使用乌附法则，一般病已深陷奇经八脉，病邪胶结难透，故以乌附大法为框架。此案与"肾着"腰痛不同，同为寒湿阳虚，而本案要复杂得多。据其脉证，先确立治疗大法，"宜主温经"。一诊、二诊、三诊以补元气为主，涩肠止泻固元为辅，兼以活血疏化、温经止痛。三诊后胃呆、肠澼好转。四诊、五诊、六诊补元气为主，温经活血次之，并随症加减。七诊时病情出现反复，但正气有所恢复，似是玄冥反应。方中加入大量破血逐瘀化瘀之品，如蕲蛇、水蛭、虻虫，一鼓作气，透邪外达。

《伤寒论》太阴病提纲："太阴之为病，腹满而吐，食不下，自利益甚，时腹自痛。若下之，必胸中结硬。"本案已然是奇经八脉证，深入厥阴，阴阳格拒了。症情错杂，病重厥深，不用下法，但用利法。

18. 身痛案

仲某，男，35岁，南通籍，陕西北路47弄12号。

1957年4月7日一诊：经云肝主筋，肾主骨。肝肾两亏，筋骨俱病，掣痛难忍，不能转侧，不能屈伸，万分危险。宜主温养，望其克奏续治之功。

狗肾胶三钱，麋角胶二钱，甜苁蓉五钱，当归五钱，独活五钱，巴戟五钱，肉桂二钱，乳香三钱，没药三钱，生白术五钱，甘草二钱。2剂。

4月9日二诊：服前方2剂，拘挛掣痛均以减轻关节肿，足丫痒，邪势有外出之象。宜再温经活络，尚未出险。

白附块五钱，甜苁蓉五钱，巴戟天五钱，当归五钱，首乌五钱，川膝五钱，肉桂二钱，乳香五钱，甘草二钱，狗肾胶三钱，麋角胶二钱。2剂。

4月11日三诊：两方服后，痛势虽减，筋犹拘挛，关节肿不能立。宜与疏理温经，望其转危于安，安全出险。

白附块五钱，黄附块五钱，狗肾胶二钱，麋角胶二钱，木瓜五钱，巴戟五钱，桂尖五钱，苁蓉五钱，甘草三钱，钻地风五钱，何首乌一两。3剂。

4月14日四诊：近二三日肿虽减，筋挛掣痛又剧，不能转侧，不能屈伸，不能立，万分危险。宜再温经活络，望安静休养。

白附块五钱，制川乌五钱，虎头蕉三钱，麋胶二钱，虎骨（狗骨代）三钱，苍术四钱，木瓜五钱，黄柏五钱，灵仙五钱，苡仁、豆卷、赤豆各二两。3剂。

编者按：35岁年龄，肝肾两亏，必病久迁延。中医病名为"肾痹""大偻""脊强""背偻"等。《素问·生气通天论》云："阳气者，精则养神，柔则养筋。开阖不得，寒气从之，乃生大偻。"其症状与脊柱结核或强直性脊柱炎的临床表现相类似，都与肾相关，肝肾两亏是本，拘挛掣痛是标。因筋骨俱病，一诊即确定以温养为主法，以狗肾胶、麋角胶、木瓜、巴戟、苁蓉补肾填精为君药，当归、独活、巴戟、乳香、没药活血行血为臣药，肉桂温行为佐。二诊以后，就以附片或者乌附法为君，补坎中一阳。驱寒外出次之。此案肝肾阴亏于内，必有虚阳浮越于外。首诊即用胶类，也是因肝肾阳虚，导致虚阳外越，故用胶类收涩、温养，体现了刘民叔温潜法的用药思路。

19. 中风（中经络）

李某，男，71岁，嘉兴籍，绍兴路2号。

1957年5月3日一诊：少阴之脉索于舌本。少阴者，肾也，舌短而缩，肾气内虚，可知人之有肾，如树之有根，内夺而厥，形为音痱。法当培元固本。

鹿肾胶一钱，狗肾胶一钱，麋角胶一钱，枣仁三钱，潞党参三钱，茯神三钱，枸杞三钱，萸肉三钱，黄精五钱，云母石一两，钟乳石一两。2剂。

5月6日二诊：服前方颇安吉，面赤转淡，舌短渐和。宜再前方内加入利络之品，望奏续功。

鹿肾胶一钱，狗肾胶一钱，生龟板四钱，秋蝉一钱，淡蝎三钱，女贞四钱，黄精三钱，枸杞三钱，旱莲三钱，云母石一两，磁石一两。2剂。

5月10日三诊：面赤渐退，舌尚微短。宜再培元固本，望其早日康复。忌一切烟酒香脆。

鹿肾胶一钱，狗肾胶一钱，老秋蝉一钱，天冬五钱，玉竹五钱，黄精五钱，麦冬五钱，女贞三钱，淡蝎三钱，云母石一两，苞米须一两。2剂。

5月13日四诊：连服三方，渐渐恢复正常，惟清窍尚未全利，宜再标本并治，以求续功。

鹿肾胶一钱，狗肾胶一钱，虎骨（狗骨代）胶一钱，菊花三钱，天冬五钱，枸杞三钱，覆盆子三钱，楮实三钱，菟丝子三钱，云母石一两，苞米须一两。2剂。

5月17日五诊：屡服鹿狗虎胶，居然克奏捷功。所谓中风，不过如此而愈。但口苦贫血，乃阴虚火旺所致，宜渐清解。

益元散五钱，鲜茅根五钱，荷叶蒂五钱，黄菊三钱，白芍三钱，楮实三钱，荷花三钱，藕节三钱，莲须二钱，云母石一两，苞米须一两。2剂。

7月16日六诊：面赤、舌赤非正常也，防其暴发，诸饮食中含有刺激性者，当谢绝之。

益元散五钱，大麦冬五钱，干荷花三钱，枣仁三钱，子芩三钱，桑叶二钱，黄菊三钱，枇杷叶三钱，云母石一两，苞米须一两。3剂。

编者按：刘民叔又一温潜法案例。此案恐为中风之脑溢血者，刘民叔青年时期治愈蜀中大儒廖季平之脑溢血，使用了抵挡汤方，遣方简赅，亦正亦奇，一举成名，就是依此思路。本案中风中经络，本属于足少阴肾经中邪，肾元不足，以天地人三才封髓丹之意，以鹿角胶入地户，狗肾胶行天门，党参补中焦，云母石、钟乳石镇邪敛阳，其思路就是潜阳归原。用药得当，则带病延年，处方失误，则一命呜呼。医途即是险途。《孟子》曰："大匠诲人，必以规矩，学者亦必以规矩。"能教人以规矩，不能使人以巧。

20. 肝阳上扰证案

王某，女，47岁，苏州籍，四川北路2208弄16号。

1958年11月17日一诊：肝阳上扰，乍发乍休，上实则下不足，法当清上而盖下，务使阳潜安定。忌气恼。

云母石一两，陈铁落一两，寒水石一两，苞米须一两，代赭石一两，桑叶三钱，菊花三钱，玛瑙三钱，龟板三钱，鳖甲三钱，牡蛎三钱，磁石五钱。2剂。

1959年1月27日二诊：服药于今肝阳渐平，肾家尚未调和，消化传导都失正常，宜再滋阴宣养，务使心脑安和，克奏进取之功。

云母石、陈铁落、寒水石各一两，桑叶三钱，菊花三钱，柏子仁三钱，玛瑙三钱，珊瑚三钱，玉竹五钱，山柰三钱，荜芨三钱，苞米须一两，石龙芮一两。

编者按：《素问·五常政大论》云"无盛盛，无虚虚，无遗人天殃，绝人长命"。此案似实、似虚、似阳盛，民叔谨守虚实之戒，以元气归位为正。肝阳上扰、虚阳上浮患者，就诊两次，以温潜为大法，一诊服药2剂，即安和两月。云母石、陈铁落、寒水石、代赭石、玛瑙、龟板、鳖甲、牡蛎、磁石一派沉降，使元阳即刻下潜海底，阳潜则神安。二诊因肝阳已平，但其根本是肾水不足，心肾不交，故除了用寒凉沉降之品外，以桑叶、菊花、柏子仁、玉竹滋阴，共奏滋阴清火、交通心肾之功，使心脑安和。

21. 中风案一

陈某，男，60岁，河南籍，重庆北路293界弄10号。

1957年1月27日一诊：半身不遂，神志不清，言謇胸闷，泛恶气短，痰鸣。久病不瘥，于今为烈，万分危险。宜主温中和络防变。

黄附块五钱，白附块五钱，带皮苓五钱，羌活三钱，防己三钱，半夏三钱，细辛一钱，生大黄一钱，甘草一钱，潞党参一两，黄芪一两，苡仁一两，苞米须一两。2剂。

1月29日二诊：服前方后，病势渐有好转之意，神志渐清，痰鸣渐平，尚未出险。宜主温中和络，仍防变生不测。

黄附块五钱，白附块五钱，威灵仙五钱，桂尖三钱，羌活三钱，秦艽三钱，细辛一钱，生大黄一钱，甘草一钱，黄芪一两，潞党参一两，苞米须一两，石龙骨一两。2剂。

22. 中风案二

冯某，男，71岁，青浦籍，人民路1006弄37号。

1958年4月3日：《金匮》曰"脉微而数，中风使然"。唇缓流涎，不能出门已7个月，于兹宜主芪附汤，固守卫气，以风尚未经脏故也。大方家酌正。

生黄芪四两，白附块一两。左药两味，水煎2小时，分温两服。2剂。

卞按：芪附汤大剂。

编者按：《金匮要略·中风历节病脉证并治》云"夫风之为病，当半身不遂，或但臂不遂者，此为痹。脉微而数，中风使然"，并附有四方并脉证，即"侯氏黑散治大风，四肢烦重，心中恶寒不足者""风引汤除热瘫痫""防己地黄汤治病如狂状，妄行，独语不休，无寒热，其脉浮"和"头风摩散方"[大附子一枚（炮），盐等分为散]。中风有中经络和中脏腑，中脏腑又分为中脏和中腑。此案因卫阳不固，容易感冒，故喜安静而不能出门。阳主轻、阴主重,阳主动、阴主静,脉证合参,阳虚无疑矣。此案病机恐太阳外证迁延7个月不除,如此日久,算是罕见,已延及少阴。应拟《金匮要略》"头风摩散方"去盐,加量黄芪。附片大壮水主,温暖少阴,用黄芪引坎水上升于艮山,与土相接,循经由艮而震、由震而巽、由巽而离,使中风而枯萎的经络得坎水的滋润;加盐则泉水循经灌溉,复归于肾,纳经络之气归于肾,循环不绝。处方简洁,温阳以散寒,补气以活血,自是深有玄机。

23. 噎膈呕吐案

方某,男,67岁,静安里8号。

1957年12月24日一诊:噎膈之为病,食道阻塞,痰涎壅滞,上者不能下,外者不能入。宜与温中疏化,望其安全出险。

钟乳石五钱,滴乳石五钱,蝼蛄虫一钱,筠姜二钱,吴茱萸三钱,乌梅三钱,安桂二钱,黄连一钱,甘草一钱,胡黄连一钱。2剂。

12月26日二诊:服上方已不吐,但舌苔浊厚,宜进一步求食道宣畅,但非易耳。宜疏理利养,以观后效,望其安全出险。

钟乳石五钱,滴乳石五钱,寒水石五钱,筠姜二钱,黄芩三钱,乌药四钱,安桂一钱,吴茱萸三钱,甘草一钱,花椒二钱,黄连一钱。2剂。

卞按:化辛开苦降为辛温开苦寒降,故有芩连寒水石并用也。

12月28日三诊：吐虽止，食犹难下，半磅牛奶须分两次吃。病久正虚，气微音低，宜与疏理益养，望其转危为安。

白附块三钱，潞党参五钱，带皮苓五钱，筠姜二钱，白术三钱，黄芪五钱，安桂一钱，五味一钱，甘草一钱，花椒一钱，生卷朴一钱。2剂。

编者按：风痨鼓膈，非易治耳。仲景《金匮要略·呕吐哕下利病脉证并治》云："朝食暮吐，暮食朝吐，此名胃反。""胃反呕吐者，大半夏汤主之。"刘民叔认为，此为三阴证，多为厥阴证。吴茱萸、黄连入厥阴，引寒气散于少阴、太阴；又以肉桂、厚朴宽肠散邪，使中宫运转，后天可用，外者可入。即以辛开苦降，也就是潜阳平逆、引火归原为大法。

王叔和《脉经》序："伤寒有承气之戒，呕呃发下焦之问。"本例噎膈呕吐，不独中焦受病，已累及下焦，致肾阳式微，元气虚衰，冲脉上逆，即如此说。

据笔者统计，温病学家叶天士在《临证指南医案》中，应用温阳法治疗噎膈反胃者达23人次之多，可见即使是温病大家，也并非一味清凉。医之高者，并无定派。所以卫气营血辨证，并不局限于温病，超过六经厥阴病进入脏腑病和奇经八脉病者，都是血分病，治病次第应该逐步枢转至营、气、卫分而解。此病人是刘民叔将噎膈病阴阳隔拒之血分病逐步枢转到营分，再入气分，从阳明而解的思路。

24. 鼓胀案

卞某，男，30岁，山东籍，上方花园12号甲。

1958 年 5 月 10 日一诊：鼓胀已久，水气交阻，时坚时软、时胀时减。脉象弦沉，沉为在里，弦为在里实。法当因势利导，望其安全出险。

半边莲五钱，平地木五钱，广木香三钱，甘遂三钱，商陆四钱，大戟三钱，李仁五钱，枳实三钱，牵牛五钱，大腹皮子各一两，苞米须一两，葶苈子一两。1 剂。

5 月 11 日二诊：鼓胀已久，水气交阻，服前方逆气渐缓，胀满渐松。宜与因势利导，望其克奏续治之功。忌咸味荤油生冷酒。

半边莲五钱，生卷朴五钱，平地木五钱，甘遂五钱，橘络三钱，枳实五钱，李仁五钱，牵牛五钱，鬼臼五钱，大腹皮子各一两，苞米须一两，葶苈子一两。1 剂。

5 月 12 日三诊：鼓胀已久，都由气阻水溢，气攻于上，水肿于外，形寒发热，口焦舌干。宜与前方内加入两和营卫之品。

广木香五钱，生卷朴五钱，平地木五钱，甘遂三钱，大戟二钱，佛手四钱，李仁五钱，葶苈五钱，香橼五钱，桂尖一两，枸橘李一两，苞米须一两。1 剂。

5 月 13 日四诊：鼓胀已久，气窜不能如经，攻痛，吐绿水，下绿便，起于肝胆，乱于三焦，痛苦不能须臾忍。宜主疏理安养，望其康吉出险。忌咸味。（卞按：真武汤）

白附块一两，带皮苓一两，生杭芍一两，於术三钱，冬术三钱，陈皮三钱，肉桂一钱，筠姜一钱，吴茱萸一钱，薏苡仁一两。1 剂。

5 月 14 日五诊：鼓胀已久，水气交阻，厥逆于上，肿胀于

下，窜气乱攻，如狼之奔，如豚之突，痛苦万状，不能须臾忍。今好转，可出险，安眠静养为第一。（卞按：回阳）

白附块一两，生杭芍一两，带皮苓一两，於术三钱，冬术二钱，茅术二钱，肉桂一钱，筠姜一钱，吴茱萸一钱，生谷芽一两，苞米须一两。1剂。

5月15日六诊：服前方更好转，厥气既缓，肿胀亦轻，通则不痛，痛则不通，腹作胀痛，欲其通也，而未能通，需得畅便乃可。

白附块一两，生杭芍一两，带皮苓一两，冬术五钱，佛手四钱，苞米须五钱，肉桂一钱，良姜一钱，吴茱萸一钱，大腹皮子各一两。1剂。

5月16日七诊：今天下了一大堆，一切一切都安定，但肠中腐秽蕴蓄不少，宜再因势利导。晨重暮轻，当助正以逐邪。

白附块一两，生杭芍一两，带皮苓一两，冬术五钱，朴花三钱，苞米须五钱，肉桂一钱，吴茱萸一钱，良姜一钱，通天草一钱，大腹皮子各一两。1剂。

5月17日八诊：症情稳定，略。

5月18日九诊：今日既胀且痛，腹中腐秽欲去不得，当与疏理利导，望其畅泻。此为当务之急，望其安全出险。

白附块一两，生杭芍一两，茯苓皮一两，枣槟三钱，生大黄三钱，茵陈五钱，肉桂一钱，筠姜一钱，两头尖四钱，苞米须一两。1剂。

5月18日十诊（早晚两诊）：今晚9时，大便异常恶臭，口泛清水，大汗气急。法当因势再导之，望其安全出险，早复康吉。

白附块一两，杭芍一两，益元散一两，枣槟三钱，生大黄三钱，制大黄三钱，肉桂一钱，筠姜一钱，吴茱萸一钱，两头尖一两，苞米须一两，加服。1剂。

5月19日十一诊：证治同上，略。

5月20日十二诊：心慌平，战栗止，汗不复出，口不溢水，腹围由110cm减至95cm。宜主标本并治，望其安全出险。

白附块一两，生黄芪一两，带皮苓一两，白蔻三钱，砂仁三钱，半夏五钱，肉桂一钱，筠姜一钱，吴茱萸一钱，稻根一两，苞米须一两。1剂。

5月21日十三诊：腹中尚有恶物伺机而动，思想紧张，胀痛连续不已。宜与疏理利导，以求近功，望早日安定。

益元散一两，生杭芍一两，京葫芦一两，枣仁三钱，茯神三钱，芒硝三钱，白蔻三钱，生大黄三钱，制大黄三钱，两头尖四钱，苞米须一两，稻根一两。1剂。

5月22日十四诊：腹中尚有恶物伺机而动，昨得大便，乃渐好转。宜再疏理利导，望其克奏续治之功，早日平定。

益元散一两，生杭芍一两，京葫芦一两，枣仁三钱，茯神三钱，白蔹三钱，白蔻三钱，生大黄三钱，白丑五钱，两头尖四钱，苞米须一两，稻根一两。1剂。

5月23日十五诊：恶物内阻，腹水不泄，腹胀如瓮，心躁神浮。宜主分利三焦，务希心情安静，否则病进难退矣。

带皮苓一两，生杭芍一两，京葫芦一两，黑丑五钱，白丑五钱，枳壳三钱，生大黄二钱，熟大黄二钱，枳实三钱，大腹皮子各一两，苞米须一两，葶苈一两。1剂。

5月24日十六诊：连次得泄，惜其泄而不畅，小便不利，据云便出如甜面酱，溺出如五加皮酒，以三焦决渎未能复其正常。

白附块一两，生杭芍一两，京葫芦一两，甘遂四钱，商陆四钱，泻叶五钱，黑丑五钱，枳实四钱，生大黄二钱，李仁一两，苞米须一两，葶苈一两。1剂。

5月25日十七诊：连连吐血，以其胀力压迫故也。大小便不通，万分危险，防其内闭而外脱，姑再利导，望转康吉。

白附块一两，带皮苓一两，京葫芦一两，白蔻三钱，陈皮四钱，木通三钱，黑丑五钱，芒硝三钱，生大黄五钱，李仁一两，苞米须一两，葶苈一两。1剂。

编者按：鼓胀重症病案至此而止。根据案中病情发展判断，患者很可能是肝癌晚期，最终恐门静脉破裂出血而亡故。刘民叔诊治历时半月共17诊，病恶症重，"腹中恶物，一直伺机而动"，最后终以邪胜而正败，回天无力。但其一日一诊，因元气久亏，水气交阻，邪实沉于里，故以益元散、四逆汤温肾暖脾，使气机上升下降，化源运化相协和；以京葫芦、木通、黑丑、芒硝、生大黄、李仁、牵牛、甘遂、大腹皮等逐秽利水；以厚朴、平地木、玉米须等因势利导，扶阳固元，急则治标，留人治病，思路清晰，条理清楚，有胆有识，体现了一位临床大师的风范。全案未做任何修饰，值得学习、借鉴。

附：刘民叔临证常用罕僻药物简介

刘民叔临证常用药物中有不少是罕僻药，现临床上已很少使用。为方便大家了解刘民叔用药的思路，特选择其中部分罕僻药物，辑录历代本草记述加以简单介绍。由于中药同名异药者很多，一药多名也很常见，这里介绍的药物与刘民叔临证所用药物是否完全相同，还请读者明鉴。

1. 孔公蘖（niè，与蘖通）

此为钟乳石中间稍细部分或有中空者。

《本经》曰："味辛，温。主伤食不化，邪结气，恶疮疽瘘痔，利九窍，下乳汁。"《本草纲目》曰："孔窍空通，附垂于石，如木之芽蘖，故曰孔空蘖，而俗讹为孔公尔。""以姜石、通石二石推之，则似附石生而粗者，为殷蘖；接殷蘖而生，以渐空通者，为孔公蘖；接孔公蘖而生者，为钟乳。当从苏恭之说为优。盖殷蘖如人之乳根，孔公蘖如乳房，钟乳如乳头也。"

2. 庵闾子

此为菊科植物菴闾的果实。

《本经》曰："味苦，微寒。主五脏瘀血，腹中水气，胪胀留热，风寒湿痹，身体诸痛。"《本草纲目》曰："菴，草屋也；闾，里门也。此草乃蒿属，老茎可以盖覆菴闾，故以名之。"

3. 鬼臼（木馒头）

据刘民叔弟子李鼎按语，刘民叔所用"鬼臼"实即药店之"鬼球"，俗称"鬼馒头""木馒头"。

此为桑科植物薜荔的果实。以其果实轻虚如泡膨出，形如馒头而得名。又称"鬼馒头"，以其"不花而实"也。

《生草药性备要》曰："味淡，性寒。通行经血，煲食下乳，消肿毒；洗疳疗痔，理跌打。"《本经逢原》曰："治一切风癣恶疮，为利水活血、通乳要药。"

4. 卷柏

此为卷柏的全草。

细叶似柏而卷曲，故名。其生命力较强，干燥时向内方卷曲，一旦遇潮，枝叶很快复苏展开，故常茂不死。《本经》名"万岁"，言其耐久也，又有"九死还魂草"之称。

《本经》曰："味辛，温。主五脏邪气，女子阴中寒热痛，癥瘕，血闭绝子，久服轻身，和颜色。"

5. 牛角腮

此为黄牛角中的骨质角髓，又名牛角胎、牛角笋。说文："腮，角中骨也。"包孕角内，故谓之胎。形似竹笋，故称牛角笋。

《别录》曰："味苦，无毒。"《本经》曰："下闭血，瘀血疼痛，女人带下血。"

刘民叔取其28星宿牛宿用药，属金。

6. 千年红、千年白

此又名千日红、千日白。为千日红的花序或全草。

《花镜》曰："千日红，本高二三尺，茎淡紫色，枝叶婆娑，夏开深紫色花，千瓣细碎，圆整如球，生于枝梢，至冬，叶虽萎而花不蔫……子生瓣内，最细而黑。"花常紫红色，有时淡紫色或白色，故有千日红、千日白之分。

《广西中药志》曰："甘，平。凉血消肿，止痉咳，治百日咳，外治疮疡肿痛。民间治月经不调。全株：煲水外洗，治跌打、疮疖。"

7. 红娘子

此为蝉科动物黑翅红娘子、短翅红娘子、褐翅红娘子的全体。

《四川中药志》曰："性平，味苦，有小毒。活血行瘀，消癥散结。治瘰疬结核，利尿通淋，疗疯犬咬伤。"

8. 线鱼胶

此为石首鱼科动物大黄鱼、小黄鱼或鲟科动物中华鲟、鳇鱼等的鱼鳔。又名鱼胶，切成线条状的称为线鱼胶。

《本草纲目》曰："甘，平，无毒。鳔，止折伤血出不止；鳔胶，烧存性，治妇人难产，产后风搐，破伤风痉，止呕血，散瘀血，消肿毒。"

《本草求原》曰："养筋脉，定手战，固精。"

9. 金丝草

此为禾本科植物金丝草的全草，其草茎纤细，色金黄，故名。

《本草纲目》曰："苦，寒，无毒。主治吐血，咳血，衄血，下血，瘴气，解诸药毒，疗痈疽疔肿恶疮，凉血散热。"

另有通经草（银粉背蕨）、虎耳草等亦名金丝草，其性味、功用相近。

10. 菱白子

此为禾本科植物菰的果实。菰白生水中，叶似茅叶而长，江南水泽边皆有之。菰白子长约 10mm，长纺锤形，两端渐尖，外表面棕褐色，断面中央白色，边缘淡棕色，质硬而脆，气微味淡。

《本草纲目》曰："甘，冷，无毒。解烦热，调肠胃。"

11. 续随子

此即千金子，为大戟科植物续随子的种子。

《开宝本草》曰："辛温，有毒。"

《蜀本草》曰："治积聚痰饮，不下食，呕逆及腹内诸疾。"《日华子本草》曰："宣一切宿滞，治肺气水气，敷一切恶疮疥癣。"《本草蒙筌》曰："逐水，散气。"

12. 瘪竹

此为淡竹及苦竹等枯死的幼竹茎秆。

《本草拾遗》曰："味咸，平。主哕气呕逆，小儿吐乳，大人吐食反胃，辟疟。"

13. 芜荑

此为榆科植物大果榆果实的加工品。

《本经》曰："味辛，平，无毒。主五内邪气，散皮肤骨节中淫淫温行毒，去三虫，化食……"

14. 天仙藤

此为马兜铃和北马兜铃的茎叶。

《本草图经》曰："味苦，温，微毒。"《本草纲目》曰："流气活血，治心腹痛。"《本草正义》曰："宣通经隧，导达郁滞，疏肝行气，止心胃痛。"

15. 楮实子

此为桑科植物构树的果实。

《名医别录》曰："味甘，寒，无毒。主阴痿，水肿，益气，充肌肤，明目，久服不饥不老，轻身。"

16. 海南槟榔、枣儿槟榔、鸡心槟榔

槟榔，形状不同，名称各异，功用近似。

17. 山柰

此为姜科植物山柰的根茎。

《本草汇言》曰："味辛，甘，性温。治停食不化，一切寒中诸证。"

18. 石南藤

此为胡椒科植物石南藤的茎叶或全株。

《本草拾遗》曰："气味辛烈。"《开宝本草》曰："味辛，温，无毒。主风血，补衰老，起阳，强腰脚，除痹，变白，逐冷气，排风邪。"

19. 鼠妇

此为潮虫科动物鼠妇或卷甲虫科动物普通卷甲虫的全体，多栖于朽木、腐叶或石块下，喜阴暗潮湿环境。

《本经》曰："味酸，温。主气癃不得小便，妇人月闭血瘕，痫，痉，寒热，利水道。"

20. 金蝉花

此即蝉花，为麦角菌科大蝉草的子座与所寄生的虫体形成的复合体，虫体表面棕黄色，头部丛聚孢梗束，状若花冠，故名金蝉花。

《证类本草》曰："味甘寒，无毒。主小儿天吊，惊痫，瘈疭，夜啼，心悸。"

21. 川蓼子

此即水红花子，为蓼科植物荭蓼的果实。

《名医别录》曰："味咸，微寒，无毒。主消渴，去热，明目，益气。"《滇南本草》曰："破血，治小儿痞块积聚，消年深日久坚积，疗妇人石瘕症。"

22. 谷精珠

此即谷精草，为谷精草带花茎的头状花序。

《滇南本草》曰："味微苦。为清热明目之品。退翳膜，散火热，疗疮疥。"

23. 雌黄

此为硫化物类雌黄矿石。

《本经》曰："味辛，平。主恶疮，头秃，痂疥，杀毒虫虱，身痒，邪气诸毒。"

24. 马蔺子

此为马蔺的种子。

《本经》曰："味甘、平。主皮肤寒热，胃中热气，风寒湿痹，坚筋骨，令人嗜食，久服轻身。"

25. 虎头蕉

此为美人蕉的根或茎。

《生草药性备要》曰："味涩，性寒。治胎衣不下，取汁熬热服，又利小水，根能退热毒，敷大疮。"

26. 黑穭豆

此即黑小豆，为豆科植物野大豆的种子。穭，禾自生，非人工种植，为野生豆类，故名穭豆。色黑而小。

《本草纲目》曰："甘温，无毒。"《纲目拾遗》曰："壮筋骨，止盗汗，补肾活血，明目益精。煮汁服，解乌附丹石药毒。"

27. 狼毒

此为瑞香科植物瑞香狼毒的根。

《本经》曰："味辛、平。主咳逆上气，破积聚，饮食，寒热，水气，恶疮，鼠瘘，疽蚀，蛊毒，杀飞鸟走兽。"《别录》曰："有大毒。疗胁下积癖。"

28. 莨菪子

此为茄科植物莨菪、小天仙子的成熟种子。

《本经》曰："味苦，寒。主齿痛出虫，肉痹拘急，使人健行。久服轻身，走及奔马，强志益力。"《别录》曰："甘，有毒。疗癫狂，风痫，颠倒拘挛。"

刘民叔扶阳文摘

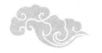

一、诊余读书记（重视元气）（节选自《鲁楼残简》）

地气上为云，天气下为雨，循环之理然也。是以饮入于胃，游溢精气，开发于上，所谓云矣。经言上焦如雾，又言精化为气者是也。通调水道，下输膀胱，所谓雨矣。经言下焦如渎，又言浊阴出下窍者是也。固知三焦官能，所以有上中下之异也。

……

地食人以五味，故五味入口藏于胃，化其精微，滋养形骸。经言味归形，又言形食味者是也。不及则饥，太过则饱，过犹不及，饥饱皆极伤形，故经又言味伤形也。形伤则气亦所不免，所以又有气伤于味之说。故摄生者，当以节饮食为第一要义。

经言五味入胃，各归所喜。苦先入心，辛先入肺，甘先入脾，酸先入肝，咸先入肾。然多食苦则皮槁而毛拔，多食辛则筋急而爪枯，多食甘则骨痛而发落，多食酸则肉胝皱而唇揭，多食咸则脉凝泣而色变。大抵脏有偏胜，气必偏绝，所谓久而增气，物化之常，气增而久，夭之由也。是以戒厚味，尤为摄生之要则。

形不足者，温之以气；精不足者，补之以味，资生之理然也。是以鼻通天，天食人以五气，食入则皮肤充腠理，肥而形得温矣。然气敛则化为精。经言气归精，又言气生形者是也。口通地，地食人以五味，味入则津液滋，营卫流而精得补矣。然精生则化为气，经言形归气，又言精化气者是也。精气互生，形精互资，故摄生者，当知节欲养精，寡言养气也。

《列子·汤问》篇："南国之人，祝发而裸；北国之人，褐巾而裘。"气候不同，喜好亦异。所谓善好者，济之、养之之谓也。冬裘就暖以济阴寒，夏葛求凉以济阳热，济之即所以养之。故经言春夏养阳，秋冬养阴，若就暖太过则阴失潜藏，求凉太过则阳反抑伏。故经又言毋伤岁气，毋伐天和。盖养身者，宜切佩之。

经言彼春之暖，为夏之暑；彼秋之忿，为冬之怒。夫暖为暑之渐，暑为暖之极。二十八脉长一十六丈二尺，一日一夜五十营计算，则老幼肥瘦，脉度当有短长矣。苟拘乎此，诚执死法以量活人也。

二、自觉觉人语（节选自《鲁楼残简》）

惜精

精字从米，谓精生于谷也。日食三餐生精几何？况有眼、耳、鼻、舌、身、意种种耗用，则身中存精又有几何？纵欲者，泄精以图片时之欢，吾不知其是诚何心也。夫阳虚者，泄精则伤阳，阳伤则寒；阴虚者，泄精则伤阴，阴伤则热。热则化燥，寒则化湿，百病之成，悉由乎此。考精之为精也，外而护卫，内而充营。病邪莫之能侵。欣欣向荣，生生不息，少之时发育骨肉，壮之时填益脑髓。《素问·上古天真论》云："肾者，主水。受五脏六腑之精而藏之，故五脏盛乃能泄。"所以纵欲泄精无不内伤五脏。《灵枢·本神》篇云："五脏主藏精者也，不可伤，伤则失守而阴虚。阴虚则无气，无气则死矣。"伤身之事不一，而好色者必危，男女纵欲两败俱伤。《褚氏遗书·精血》篇云："合男子多则沥枯虚人。"诲淫男女卜昼卜夜，其亦稍知惜精也乎？

节欲

精者，生之本也。精藏则刚，精泄则弱，观于阴茎可知矣。然藏于精者，茎不常举，所谓深藏若虚也；不藏精者，茎易勃发，所谓有得则用也。逼欲固非绝欲，亦不尽善，必也，节乎？

《中庸》云："发而皆中节谓之和。"夫女子经期一月一行，所以男女交媾亦当定为一月一度，此为生理自然之暗示，不可违越，否则而欲尽终其天年者鲜矣。

遗精

精何以遗？遗于梦也。梦何以成？成于思也。考"思"古作"息"，从心从囟，囟即脑也。谓发于心而志于脑也。谚云"日有所思，夜有所梦"是也，夫思则动其念而摇其精，梦则遗其精而成其念。所以遗精未有不因于梦者，久则积习成惯，虽无梦影亦自滑遗，故非心如死灰，斩绝淫念，虽有灵药亦奚，以为妇女梦遗亦同此例。

交时

女子月经以时而下，至已净时必再过一周日又有一二滴，至此一二滴后乃为真净。当此时也，子宫之口向下而张，子宫之温较前而暖，春情发动，此其时矣。求子者不必卜昼卜夜，即于此时交媾，一索而得男，正意中事耳。过此妙时，渐难如愿也。但求子者，必须含精一月，蓄锐以待。

氤氲

袁了凡曰："天地生物必有氤氲之时，万物化生必有乐育之时。如猫犬至微，将受妊也，其雌必狂呼而奔跳，以氤氲乐育之气触之，而不能自止耳，此天然之节候，生化之真机也。"张钟奇曰：《丹经》云：'一月止有一日一时，抵有一时，凡妇人一月经行一度，必有一日氤氲之候，于一时辰间，气蒸而热，昏而闷，有欲交接不可忍之状，此的候也。当其情欲浓动之时，子宫内有如莲花蕊者，不拘经净几日自然挺出，阴中如莲蕊初开.'内人洗下体,以手探之自知也,但含羞不肯言耳,男子预密告之,令其自言,一举即中矣。"

按了凡以象征、钟奇以形求,言而有据,信而有征,洵为妙谛也。苟能在月经甫净,立时交媾,何至于气蒸而热,昏而闷,有欲交接不可忍之状乎?更何有雌猫、雌犬狂呼奔跳不能自止者乎?我故曰:了凡、钟奇之说,皆落乎下秉矣。

阴痿

阴,阴茎也。阴痿,谓阴茎痿而不举,或称阳痿,误也。痿与萎通,在草曰萎,在人曰痿,皆具枯义,但各有所属而已。夫阴茎胡为枯痿?病也。视彼草木其弃萎萎,唯精气之滋,斯得欣欣以向荣。人之阴茎何独不然?藏精者刚强,泄精者柔弱,过泄者枯痿,此为定理,亦势所必然者。揆诸生理自然,盖示人以不可复泄耳,固非病也。所以阴痿不必求治。苟能绝欲藏精以俟其复,复则痿愈,愈则再举,举且伟男矣。不然而求诸治焉,无论内服外敷,舍用春药,奚由速效?当其甫愈,淫念未绝,又必蠢蠢欲动,竭泽而渔,不惜孤注一掷,揠苗助长,其愚不可及也。寄语若辈,曷各省诸?

少壮老

由少而壮以精盛也,由壮而老以精衰也。精不足者,形易坏而先老;藏于精者,可却老而全形。所以壮而不藏同乎老矣,老而知藏同乎壮矣。壮而同老,求子维艰;老而同壮,生子亦易。盖老男少女,强弱判矣;赢男壮女,盛衰分矣。然老男知重理智,苟能出奇制胜,则生子必清而易寿;赢男徒逞淫欲,纵能以寡击众，则生子必浊而易夭。古者男子三十而娶，女子二十而嫁，证之经义，固为立业成家而言。然理智胜过淫欲，未必其微旨也。

长寿

三百六十岁为上寿，二百四十岁为中寿，一百二十岁为初寿，所谓耄耋期颐者犹未及。夫初寿也，果何修而能享诸上寿乎？考道家修炼，首重筑基。筑基者，藏精勿泄，谓筑命功之基也。命者何？气是也。炼气之法，于子前午后盘膝端坐，两目内视，湛若止水，未来不想，既往不想，心不生灭，气不出入，调息良久，注想丹田，守气勿散，才觉丹田气动，即将鼻息紧闭，下腹微协，以意气通尾闾，尾闾通即将谷道轻提，舌柱上腭用意升提，徐徐运上泥丸，泥丸气达，是谓还精补脑。少焉化为甘露，从鹊桥而下，即将舌放自然，会厌开通，用意轻轻送归元海，此为一度。如此三百六十为一周，天行之日久，自然气机流转，长生不老。若中年习之，可臻耄耋，期颐以跻初寿之龄；若童而习之，精进不已，则上寿遐龄，固可操左券矣。

补脂

精宜深藏，不宜外泄，否则易成虚劳之疾。凡男女耗精过甚者，可用补脂常服，功能转弱为强。

方用：胡桃仁八两（连皮生研），黑芝麻八两（生研），小黑豆二两（炒研），鲜猪油二两（煎取净脂）。

将黑豆、芝麻、胡桃诸品纳入油脂内，用箸搅匀，俟冷定后移置阴静处。每日晨起，取一匙置开水内，加鸡蛋二三枚，白砂糖不拘多少同煮，以代点心，日日服食，功效极大。有痔疮者，加柿饼四两细切；素患便溏者，黑芝麻微炒；胸闷气郁者，加金椿饼二两细切。凡青年淫欲过度，身体羸弱，头晕目眩，耳鸣心悸，腰肢懒，皆可制服，并宜老年人，勿以为寻常品而轻视之也。

附子焦牛肉

附子形同芋艿，原非奇异之物，产于吾蜀。蜀人固多以为食品也，风俗习尚。凡觉身重，即用附子和牛肉清焦佐餐，不但适品充肠，确有预防风痹痿厥之功效。服之日久，轻身健行，倍益气力。若不久焦，则必发麻而已。江浙闽粤，地卑近海，易病寒湿之疾。欲预防者，可常焦食法，用牛肉半斤，生附子一枚，生姜一两，同焦六时，勿放盐。不能淡食者，加盐少许亦可，附子亦可细嚼而食之。若已患瘫痪拘挛酸痛者，久服必验，不食牛肉羊鸡亦得。

三、论伤寒发热，不可用清凉退热之理（节选自《鲁楼残简》）

寒伤于人，理应病冷，乃人之伤于寒也，不但不病冷，而且反病热，则此热者果何为而发乎？夫人体非机械，若以机械之理喻之，则非医药中事矣。须知，人者负阴而抱阳，阳生则阴长。所谓阴者质也，阳者气也，质以寓气，气以运质。故人之生也，全赖乎气。气之在表者，有营有卫，营行脉中，卫行脉外。唯卫者，卫于皮毛之外，有若藩篱墙垣之固也。伤于寒者，即卫气失其固，乃寒也得以乘其虚，故伤寒之初，只觉形寒畏冷，而不即发热。必经过相当之时间，其热乃发，则此发热者，正元阳奋发，卫气振作，斯为抵抗力之表现。所以《素问·热病》篇在"人之伤于寒也，则为病热"两句之下，特续申之曰"热虽盛不死"为则。治伤寒者，无论其发热到如何高度，但察其兼有恶风、恶寒、头痛、身痛、脉浮、苔薄诸症，便不可用凉药撤热，更不可用冰罨退热。所以然者，以其热为表热，即所谓"热虽盛不死"之热也。不然而以凉药撤热，或以冰罨退热，是不啻若自撤退其抵抗力，而与以病邪遏伏或内陷之机会？故凡伤寒发热之属于表证者，务必用辛温升散，如生姜、葱白、桂枝、麻黄之属，俾收助热出汗之效，未有不一服而愈者。若其人卫阳衰馁，脉气微弱，尤非重用附子不足以胜克敌之任。

四、中风论略（节选《鲁楼残简》）

《素问·上古天真论》云："上古圣人之教下也，皆谓之虚邪贼风避之有时。""避之者"谓避虚邪贼风，由外中人也，所以《灵枢·九宫八风》篇云："圣人避风如避矢石。"《金匮要略》云："客气邪风，中人多死。"中风名病，此其义也。《金匮》又云："人禀五常，因风气而生长，风气虽能生万物，亦能害万物，如水能浮舟，亦能覆舟。若五脏元真通畅，人即安和。""人能慎养，不令邪风干忤经络，适中经络，未流传腑脏即医治之，四肢才觉重滞，即导引、吐纳、针灸、膏摩，勿令九窍闭塞。"所惜者《金匮》之于中风，但启其端，弗竟其说，且未出一方治，若侯氏黑散、风引汤等又想为后人所附，非《金匮》所原有。致令中风一门，群言淆乱，安得折中于圣，以定方治于一乎！《阴阳应象大论》云："邪风之至，疾如风雨。故善治者，治皮毛，其次治肌肤，其次治筋脉，其次治六腑，其次治五脏。治五脏者，半死半生也！"其尤甚者，则《灵枢·五色》篇云："大气入于脏腑者，不病而卒死矣。"《千金翼方》云："得风之时，则依此次第疗之，不可违越，若不依此，当失机要，性命必危。"《外台秘要》能知此义，观其以深，师桂枝汤、麻黄汤，冠于中风及诸风方一十四首之首，乃浅治风中皮毛肌肤之法也。又以卒中风方七首，次于其后，乃深治风中筋脉腑脏之法也。巢氏《病源》以后，诸家述风不下数十百种之多，大抵皆《素问·风论》："风中五脏六腑之俞，亦为脏腑之风，各入其门户所中，则为偏风。"盖皆善行而数变之杂风也。考孙真人《千金方》第八卷云："诸急卒病，多是风，初得轻微，人所不悟，宜速与续命汤。"谓初得急卒病，尚轻微，切勿游移，速服续命汤为当务之急也。其后连载九续命汤主治，多为风中五脏之半死生证。观其小续命汤第一方，主治云："卒中风，欲死，身体缓急，口目不正，舌强不能言，奄奄忽忽，神情闷乱。"又小续命汤第二方主治云："中风，冒昧不知痛处，拘急不得转侧，四肢缓急，遗失便利。"又大续命汤第二方主治云："大风经脏，奄忽不能言，四肢垂曳，皮肉痛痒不自知。"又西州续命汤主治云："中风入脏，身体不知自收，口不能言，冒昧不识人，拘急，背痛不得转侧。"细绎诸续命方主治，固无所谓六经形证也。乃后世竟倡依六经见证加减治之之说。一若续命诸方仅能浅治中风之表证，而不能深及大风经脏之危证者，开人自为托之弊，致令中风危证，百不一救。噫！始作俑者，其无后乎。

至于续命所主，奄忽不能言，冒昧不识人，固有近于厥则暴死之厥也。然厥为内逆病，在血脉；风为外中病，在神机。神机为神气出入游行之道路，西说谓之神经。虽厥逆亦有涉及神经者，而血脉则为其大本也；中风亦有涉及血脉者，而神经则为其大本也。后人以厥为内风，则名已不正，又有以厥为外风，则言更不顺矣！风之与厥，判然两途，然常有会逢其适，并发中风厥逆为风厥者。须知，厥与风异，正以其无中风之口目不正、舌强不能言、拘急、背痛不得转侧诸证也。

《灵枢·寿夭刚柔》篇云："病在阳者，命曰风病。"《五色》篇云："病生于阳者，先治其外。"《素问·至真要大论》云："从外至内者，治其外。"既为由外中人之风，汗而发之，乃正治也。所以续命九方皆宗《神农本草》之"麻黄，味苦温，主中风""发表出汗"，以为主药。西州续命方后且明著汗出则愈之效，故《千金》贼风第三所载之依源麻黄续命汤则径以麻黄题名矣，此为三代秦汉历圣相传之大法。西晋隋唐经师相授之验方，复幼而学之，长而行之，用以图治，治无不愈，愈无不全，惟此十方之中，人参一品，最遗后患。察用人参者，凡七方之多，岂中风卒病之必用人参哉？征之《伤寒论》桂枝可以配人参，柴胡亦可以配人参，惟麻黄不可以配人参，以桂枝、柴胡非必汗之方，而麻黄则为发汗之药，凡病之必须发汗者，断无配用人参之例，然则既以麻黄为主之诸续命汤，主治急卒中风，其不应配用人参，理自显然。乃检《千金方》竟以小续命汤之有人参者，为诸续命方之冠；而以大续命汤之无人参者，殿于其后。不知大续命汤实为宗经之方，而孙真人忽之也。又检小续命汤所附之校注，凡《小品》《千金翼》、深师《古今录验》救急延年俱未舍去人参，此为习焉，不察之故。晋唐诸师，一间未达，固不仅孙真人一人已也。

试询曾病中风之家，凡久患手擘不能上头，足躄不能履地者，不是未服麻黄发汗，即是早服人参补益。夫始病为急卒之中风，未传为经年累月之痿躄，然何以有未传痿躄之后患？则以始治之医，谋之不藏也。是故风与痿异，乃始传未传而已，若风之与痹，则《灵枢·寿夭刚柔》篇云："病在阳，命曰风病；在阴，命曰痹。阴阳俱病，命曰风痹。"《邪夭脏腑病形》篇云："阴之与阳，异名同类。"故风痹之不同者几希。

又考《千金》续命十方有用附子者，有用石膏者，有附子、石膏同用者，是则《素问·风论》所谓"风之伤人也，或为寒热，或为热中，或为寒中"也。

至于治积热风方，及地黄煎、荆沥汤等，乃中风门之别证，续命方之变治，即后世俗称之类中风也。金元以后，标新立异，倡发因气因火因痰之说，不揣其本，而齐其末，古代精义丧失殆尽。近又有著类中秘旨者，以厥病为类中，舍经义徇俗名，其失也不过名不正而言不顺耳。其后又有用治愈热厥之验方，借以阐发类中秘旨者，不辨真假，不析疑似，竟至题名为《中风斠诠》，力阐续命诸方，斥为不复适于用，抑孰知中风之本在神经，与厥逆之本在血脉者不同。所以《素问·调经论》云："肌肉蠕动，命曰微风。"《千金方》于"目时动，口唇动，偏㖞"诸症，皆须宜服小续命汤，摩神明白膏。又于卒然体痉直如死，皆宜服小续命汤二三剂试检。汉唐之间，诸家治风，如排风、防风、八风等皆不越出续命范围，此其故，盖可不言而喻矣。乃《中风斠诠》既混风痹痿厥于不分，复淆内外上下于不别，则其失也，岂仅指鹿为马，行将正治中风之法泯没无遗，不度德，不量力，不自知。其方效论错之非，工于责人，拙于省己，是以君子深惜其未能取法乎上也。

或问预防中风，则《金匮要略》有云："房室勿令竭之，服食节其冷热苦酸辛甘，不遗形体有衰，病则无由入其腠理。"此言慎房室以固先天，节服食以培后天。《上古天真论》："精神内守，病安从来？"摄生之士，其勉之哉！

五、古方释义举例（节选自《鲁楼残简》）

附子汤（《圣济总录》）

治柔风，筋骨缓弱不能行立方。

附子（炮裂去皮、脐）一两

上一味㕮咀，如麻豆，以水五升，绿豆五合同煮，至三升，绞去滓。每服半盏，细细饮之，空心、日午、临卧服。

（复）按：成坚志云"有人服附子酒者，头肿如斗，唇裂血流，急求绿豆、黑豆各数合，嚼食，并煎汤饮之，乃解"。此人者质壮，以有火热蕴伏，误服附子酒，如火益热，升腾莫制，其势然也。不然者，设用于对证之寒湿痼疾，尚有头肿如斗、唇裂血流之变乎? 后世本草不实事求是，但作危言自骇骇人，使当用者亦不敢用，医学不古，此其症结也。夫绿豆而为善解附子毒性之药，则《圣济》附子汤用附子一两，绿豆五合，同煮，去滓，细细饮之，岂不互为中和而失其药效也耶? 不偏之谓中，用中之谓和，人而中和，无病可言；药而中和，无效可言。故药者，未有不性味偏驳者也。偏驳为毒，故毒者，所以补偏救弊者也。当其补偏救弊，不觉其毒，用适其反，其毒乃见。然则《圣济》此方并附子、绿豆而用者，乃为各取其补偏救弊之长而非取其互为中和之用也明矣! 观其主治"柔风，筋骨缓弱，不能行立"。所谓柔风者，四肢不能收，里急不能仰也。夫风何云柔? 兼湿故柔也。《伤寒论》云："湿痹之候，但当利其小便。"绿豆固主利小便者也。《千金方》中著有明文，所以本方之用绿豆，乃取其利小便以辅助附子之不及，不是取其解热毒以中和附子之偏性。若训以《至真要大论》"逆者，正治；从者，反治"，已觉隔膜；再以"寒热温凉，反从其病"为训，则更失之远也。须知，附子、绿豆各有专长，用其专长乃有特效，固非如后世相反而相成之遁辞所可拟议者矣。(复)倡是说非好辩也,谓予不信,可引《本草纲目》附载朱氏集《验方之十种·水气一则》作为(复)说之佐证。其方云:"用绿豆二合半,大附子一只,去皮脐,切作两片,水三碗煮熟,空心卧时食豆;次日,将附子两片作四片,再以绿豆二合半,如前煮食;第三日,别以绿豆附子如前煮食;第四日,如第二日法煮食,水从小便下,肿自消。未消,再服。忌生冷,毒物,盐,酒,六十日无不效者。"

六、论附子炮用生用(节选自《鲁楼残简》)

《伤寒论》新校正序:"晋·皇甫谧序《甲乙针经》云伊尹以元圣之才,撰用神农本草,以为汤液;汉·张仲景论广汤液,为十数卷,用之多验。近世太医令王叔和,撰次仲景遗论甚精,皆可施用。是仲景本伊尹之法,伊尹本神农之经。"据此,则《神农本草》《伊尹汤液》、仲景《伤寒》为一贯之薪传也。夫欲知《本草》所载附子之生用、炮用,必当求之于《汤液》,但《汤液经》既为仲景论广,故又不得不求之于《伤寒论》矣。按论中之附子炮用者计附子汤、甘草附子汤、芍药甘草附子汤、桂枝附子汤、桂枝附子去桂加白术汤、桂枝加附子汤、桂枝去芍药加附子汤、麻黄附子细辛汤、麻黄附子甘草汤、附子泻心汤、真武汤、乌梅丸,合为十二方是也。其附子生用者计干姜附子汤、四逆汤、四逆加人参汤、茯苓四逆汤、通脉四逆汤、通脉四逆加猪胆汤、白通汤、白通加猪胆汤，合为八方是也。

考生用附子，惟通脉四逆汤、通脉四逆加猪胆汤并于附子下注云"大者一枚"及四逆汤方后注云"强人可大附子一枚"，用生大附子者，仅此三方而已，其余五方亦皆用一枚，但非大者，则是生附子无用二枚之例也。至于炮用附子，则附子汤、甘草附子汤皆用二枚，桂枝附子汤、桂枝附子去桂加白术汤皆用三枚，其余八方均是一枚，则是炮附子固有用二枚、三枚之例也。若云生用性烈，炮用性和，何不于炮用二枚、三枚之附子改用生附子小者一枚之为愈乎？然则附子之不得以生烈、炮和为训也明矣。若云生用性攻，炮用性补，则麻黄细辛附子汤之攻表，附子泻心汤之攻里，固皆炮用者，而茯苓四逆汤及四逆加人参汤又皆为生用附子，然则附子之不得以生攻炮补为训也又明矣。若云生用性急，炮用性缓，则附子泻心汤之攻痞，攻痞为急，乃附子别煮取汁；亦尚炮用干姜附子汤之安眠，安眠为缓，而附子乃又生用不炮，若谓倒行岂非逆施？然则附子之不得以生急炮缓为训也亦可以明矣。夫如之何而能为之别其或生或炮之用哉？斯则不得不上溯于《神农本草》矣。按《神农》于附子主治，别为风寒、寒湿两类，其一云"风寒，咳逆，邪气，温中，金创，破癥坚、积聚、血瘕"，其二云"寒湿踒躄拘挛，膝痛不能行步"。曰风寒，曰寒湿，"寒"字虽同，风湿则别，风为天气，湿为地气。《素问·五运行大论》云"风以动之，湿以润之，寒以坚之"，性不同也。风性虽动，得寒坚而益刚；湿性本润，得寒坚而益结。所以风寒虽刚，不若寒湿凝结之重，以寒湿必夹水气故耳。寒湿用附子宜生，风寒用附子宜炮，此其大较也。谓余不信，请试述之。观诸附子生用之方，其必具之症有五。曰四肢拘急，曰下利清谷，曰汗出而厥，曰小便复利，曰脉微欲绝是也。四肢拘急，为水湿淫于筋；下利清谷，为水湿注于肠；汗出而厥，为水湿溢于表；小便复利，为水湿渗于下；脉微欲绝，为水湿内盛，阳微欲亡。凡此五者，皆为水湿内寒，磅礴淫溢之证。若真武汤治"腹痛，小便不利，四肢沉重疼痛，自下利者，此为有水气"，甘草附子汤治"骨节疼烦，掣痛不得屈伸，近之则痛剧，汗出短气，小便不利，恶风不欲去衣"，桂枝加附子汤治"遂漏不止，其人恶风，小便难，四肢微急，难以屈伸"。此三方者，与拘急、下利、汗出皆相符合，而附子之不生用者，以其小便不利或小便难故也。又桂枝附子汤治"身体疼烦，不能自转侧，不呕，不渴，脉浮虚而涩"，方内附子已用三枚之多，而必炮者，以其脉浮虚涩而未至沉微故也。据此则知，附子生用所必具之五症，以小便利、脉沉微最为重要，否则当皆炮用无疑。

先君国材公尝言："附子主寒湿踒躄，拘挛，膝痛不能行步，必遵生用，去皮破八片之法，始克有济。"至哉，大人之言也。

七、附子（七论）（节选自《素问痿论释难》）

附子味辛温，主风寒，咳逆邪气，温中，金创，破癥坚、积聚、血瘕，寒湿痿躄，拘挛，膝痛，不能行步。（生犍为山谷及广汉，冬月采为附子，春采为乌头。）

痿躄为神气不能游行出入于膝，所致之不能行步者也，与《灵枢·癫狂》篇所云"骨酸体重，懈惰不能动"及《动输》篇所云"其卒然遇邪气及逢大寒，手足懈惰"者不同。或以注夏当痿，解亦当躄者，尤为大错。何者？酸重乏力，仅得名为懈惰，必拘挛无力，乃得谓之为痿躄也。《本品》主治云："踒躄拘挛。"《疏五过论》云："痿躄为挛。"然则痿躄真相，从可识矣。夫痛而能动者为痹，其病多浅在肌肉；不痛而又不能动者为痿，其病多深在筋骨。此言拘挛膝痛，则神气尚能游行出入于其间，即运动神经之功用犹未全失，亦即由痹而痿，为痹痿相续之并病。如《素问·玉版论》"搏脉痹躄"，《逆调论》"骨痹挛节"，《气交变大论》"暴挛痿痹，足不任身"，皆是也。必膝不痛之不能行步，斯诚痿躄矣。若附子者，则统治寒湿痿躄，拘挛，膝痛，不能行步，固不必分其为始传病浅之痹，末传病深之痿，此附子功用之所以为大也。

细绎附子主治，知不能行步，为痿躄之主症，寒湿为痿躄之主因，辛温为痿躄之主治固矣。乃《神农本草》于白鲜之苦寒也，而主"头风，黄疸，咳逆，淋沥，女子阴中肿痛，湿痹死肌，不可屈伸，起止行步"；于莨菪子之苦寒也，而主"齿痛，出虫，肉痹拘急，使人健行"；于飞廉之苦平也，而主"骨节热，胫重酸疼，久服令人身轻"；于薏苡仁之甘微寒也，而主"筋急拘挛，不可屈伸，风湿痹，下气"；于女萎之甘平也，而主"中风暴热，不能动摇，跌筋结肉，诸不足"。据此五品，则知味不必辛，性不必温，似皆可治不能行步者。何也？此则当求《神农》于此五品主治下，何以不明书"痿躄"二字？苟能参透此旨，斯可知其为非正治痿躄之药矣。夫所谓不可屈伸、起止行步，固已近于痿躄也，第读白鲜"主湿痹死肌"，莨菪子"主肉痹拘急"，飞廉"主骨节热胫重酸疼"，薏苡仁"主筋急拘挛风湿痹"，女萎"主中风暴热"，则是诸药所主，犹是始传热中之疾。虽有传为痿躄之趋势，然究未至末传寒中，必至末传寒中。足部之神机化灭，神气不能游行出入于其间，乃得正其名为痿躄。所以《神农》不轻用痿躄二字，为此五品著录者，即此正名之不可苟也。又龟甲咸平，主"四肢重弱，小儿囟不合"，此则属诸内损，与麋脂辛温主"四肢拘缓不收"者，有异曲同工之妙；且足以辅附子之不及。然与白鲜、莨菪、飞廉、薏苡、女萎五品，又不可同日而语矣。

王氏次注："痿谓痿弱无力以运动。""躄谓挛躄，足不得伸以行。"诚是也。夫阳之用为神，神之征为力，嫲（蹠）跛难行，非膝之无力也，乃力之不足也。若病而至于痿弱无力，足不得伸以行，则是运动神经已废，神气出入已绝。心欲行步，而足不应之以运动者，岂力之不足乎？直是无力而已矣。考《神农本草》之于力也，有三治焉，曰益力也，曰益气力也，曰倍力也。益力与益气力，乃为力不足者而言，所谓益其不足也。倍，犹壮也。倍力者，壮其软弱无力，而复其轻身健行之谓也。按言倍力者有四品，甘草、葡萄之甘平也，远志之苦温也，蓬藤之酸平也。言益气力者十品，薯蓣之甘温也，赤箭之辛温也，续断之苦微温也，胡麻、蒲黄、藕实茎之甘平也，菟丝子之辛平也，泽泻、芡实之甘寒也，淫羊藿之辛寒也。言益力者仅一品，莨菪子之苦寒是也。考《神农》称莨菪子"多食令人狂走，久服轻身，走及奔马"，似非性寒之品，所能致之者，疑苦寒之寒字，当为温或热字之讹。据此则倍力无性寒之品。其益气力者，虽间有性寒品类，然不过十分之三而已。

凡病至末传，寒湿窃据，神机化灭，阳明之阳不能下达，神经之神不能贯注。膝者筋之府，筋膜得力，乃能束骨而利机关。若寒则僵而无力，湿则软亦无力，纵因暑热火燥，久病末传，神机化灭，亦必为寒湿所窃据。所以两足痿躄无力以运动者，必主性温之品，乃能驱除寒湿，壮益气力。尝考《千金方》马灌酒、《圣济总录》壮元酒，并用附子、天雄、乌头，生剉不炮，其主治俱云："年高者服之，五十日力倍气充，百日致神明，如三十时，力能引弩。"又硫黄丸，其主治云："久服轻身倍力，耐寒暑，壮筋骨。"据此则壮益气力，舍用温药，固莫属也。不然，寒中败胃，阳且伤矣，力何由增？至于性寒益力之品，乃始受热中，壮火食气者之所宜。所以然者，火热一清，气力自复故也，此属《灵枢·根结》篇"暴病者取之太阳"之暴病。然暴病非阳者亦多，用者切勿孟浪。

按《神农本草》附子条下注"冬月采为附子，春采为乌头"，缘乌头为母，附子为子，次年则又附子为母，而更环生附子也。又乌头条下注："正月二月采，长三寸以上，为天雄。"天雄条下亦注："二月采根。"然则天雄、乌头为同时采取者，乃后世本草谓为八月采，岂天雄较附子为早熟耶？盖附子、乌头以冬春采时为别，而乌头、天雄则又以有无附子为识。乌头体团，有子附生，性雌故也；天雄形长，独生无子，性雄故也。《神农本草》并载无遗，且鼎立而三，不分轩轾，固知附子、天雄、乌头三品为同种而异用者也。又附子以八角者良，谓其气全力足也。若位偏侧而体较小者，名为蔚子，通称侧子。至于再偏而更小者，则名鬲子，亦名白附子，俗称漏篮子。（受业周福煦谨按：漏篮，别名木鳖子、虎掌，与土木鳖、天南星同名异物。）三者皆环生于乌头，故附子象长子，侧子象次子，漏篮子象幼子也。（受业贾尚龄谨按，三子皆附乌头而生者，惟附子为贵，故虽漏篮子本名白附子，所亦难专附名也。考《别录》曰："白附子主心痛，血痹，面上百病，行药势，生蜀郡，三月采。"弘景曰："此物久绝，无复真者。"药人以砂碛下湿地所产之小草乌头当之，非也。后世本草，误歧漏篮子、白附子为二物，爰记师说，正之如上。）或以附子边角之大者为侧子，则甚误矣。古方间有用侧子，以治风湿偏痹之证。而漏篮子则用者甚少，以其赋性不厚故也。然用者当以附子为正，所以《千金方》称附子与乌头、天雄为三建，而不及侧子、漏篮子，盖深通《神农本草》之经义者矣。（受业孟金嵩谨按：《局方》有三建汤，《圣济》有三建散，考《局方》《圣济》，皆为宋人所辑，是宋时尚知有三建之名义，金元而后乃渐亡失。）考"乌头，味辛温，主中风，恶风，洗洗出汗，除寒湿痹，咳逆上气，破积聚寒热。其汁煎之，名射网，杀禽兽，一名乌喙"。比之附子，则附子为纯阳，乌头为老阳，老阳故毒也。又考"天雄，味辛温，主大风寒湿痹，历节痛，拘挛缓急，破积聚、邪气、金创，强筋骨，轻身健行，一名白幕"。揆诸附子、乌头，则天雄象父，乌头象母。附子象子，所以天雄主大风寒湿痹加一大字，可知天雄之象父者，必较乌头、附子之力为雄。《孝经》云："严父莫大于配天。"此天雄之所以名天雄欤！乌头、天雄在《本草》虽无主治痿躄之明文，然检其一主中风寒湿痹，一主大风寒湿痹及拘挛缓急，强筋骨，轻身健行，试与附子所主之"寒湿踒躄，拘挛膝痛，不能行步"互为比证，则其疗躄之功用又已跃然于心目间矣。

《神农本草》于乌头条下云："其汁煎之，名射网，杀禽兽。"按《说文》云："网，庖牺所结绳以渔，从门，下象网交文。"注"今经典，变隶作罔。"《说文》又云："网或从亡。"《易系辞》云："结绳而为罔为罟。"《释文》云："取兽曰罔，取鱼曰罟。"乌头煎汁名射网者，谓射杀禽兽，正如网之于鱼，每取必中。然必野生者，乃有此毒；若田种者，其力则又违逊矣。方书以田种者，名川乌头；野生者，名草乌头。宋《太平惠民和剂局方》载有养肾散，方用全蝎半两，天雄三钱（受业周福煦谨按：天雄，一本作天麻），苍术制一两，草乌头生去皮脐二钱，附子二钱，共五味，为细末（按：生草乌头仅占全方十一分之一），每服一字（一字者，二分半也）。主治肾气虚损，腰脚筋骨疼痛，膝胫不能屈伸，及久病膝脚缓弱。并云："服讫，麻痹少时，须臾，疾随药气顿愈。"盖惟此野生之品，乃有此效如桴鼓之验。有故无殒，虽极大毒，亦无危害，所谓有病则病受也。《素问·异法方宜论》云："病生于内，治宜毒药。"王氏次注："药谓金、玉、土、石、草、木、菜、果、虫、鱼、鸟、兽之类，皆可以祛邪养正者也，然辟邪安正，惟毒乃能，以其能然，故通谓之毒药也。"《新校正》云："按《本草》云，下药为佐使，主治病以应地，多毒，不可久服。欲除寒热邪气，破积聚，愈疾者，本《下经》故云毒药攻邪。"据此则知药而无毒，非良药也。大毒治大病，小毒治小病，若无毒之药而能治大病久病者，未之有也。夫天雄之与乌头，为同时成熟者，且无乌头之毒，况先期采取环生于乌头之附子乎? 验诸药肆所售之附子，皆为田种而非野生者。所以《千金方》金牙酒有附子四两，而其服法则云："日服一合，此酒无毒，及可小醉，常令酒气相接，不尽一剂，病无不愈。"然则附子固非大毒之药也明矣。又《神农本草》三百六十五品，其味辛温者，菖蒲、细辛、赤箭、卷柏、芎䓖、徐长卿、云实、牡桂、菌桂、干漆、五加皮、辛夷、麝香、橘柚、孔公孽、干姜、白芷、藁本、款冬花、女菀、吴茱萸、秦椒、蓼实、葱实、薤、假苏、石灰、附子、乌头、天雄、钩吻、羊踯躅、鬼臼、巴豆、蜀椒、皂荚、莽草、药实、芫花、麋脂、蜈蚣、马陆，都四十二品，而附子其一也。至于味辛大热者，仅矾石一品而已，然则附子固非大热之药也又明矣。无如医家著述，不求甚解，但以"附子大辛大热有大毒"数字抹杀一切，致令以耳为目者，莫不谈虎色变。父以之戒子，师以之戒徒，不知药贵对证，虽毒亦平，苟不对证，虽平亦害。嗟乎！医法陵夷，于今为极，揆其所以，非无故焉。昔者孟子因滕文公之疑，曾引《商书·说命篇》曰："若药不瞑眩，厥疾不瘳。"《素问·宝命全形论》论针有悬布天下者五，其三曰："知毒药为真。"岂非真医必知毒药瞑眩？若专以清淡之药，夸诩平稳者，非所谓伪医也乎？《金匮要略》桂枝附子去桂加白术汤云："初一服，其人身如痹，半日许，复服之，三服都尽，其人如冒状，勿怪。"所谓初一服，其人身如痹者，谓轻则身体不仁，如风痹状，盖即麻木之谓也。所谓三服都尽，其人如冒状者，谓重则不胜药力，如眩冒状，盖即瞑眩之谓也。药能使人瞑眩，厥疾未有不瘳者，故又特以"勿怪"二字为嘱，其反复叮咛示人之意，至深切矣。乃病家因瞑眩而畏不敢服，医家亦因瞑眩而畏不敢用，此附子之所以招大毒之诬而不能见重于世，何况乌头、天雄更有甚于附子者乎？《金匮》乌头桂枝汤云："乌头一味，以水一升，煎减半，去滓，以桂枝汤五合解之，令得一升后，初服五合，不知即服三合，又不知复加至五合，其知者如醉状，得吐者为中病。"所谓如醉状者，乃服汤后而麻醉无知也。所谓为中病者，乃中其毒而上吐下泻也。又大乌头煎云："强人服七合，弱人五合，不差，明日更服，不可一日更服。"所谓"强人服七合，弱人五合者"，乃心为五脏六腑之大主，强人心强，可胜乌头麻痹之任，弱人心弱，故须少服二合，亦犹四逆汤之强人可大附子一枚，干姜三两也。所谓"不差，明日更服"者，乃一之为甚，不可再也。所以然者，心脏麻痹，本可来苏，惟麻痹过久，则不易复其运行之常度，故又续申之曰"不可一日更服"。固知乌头虽毒，不至于死，其汁煎之，名射网，杀禽兽，亦无非麻痹之力，使之如醉状耳。因而缚之，迨其苏醒，则已就擒矣。据（复）经验所得，凡服乌头而瞑眩昏仆者，大抵为二时而极，四时而解，解后惟肢体懒惰无力而已，无他变也。后世医家，既不能领悟古书之遗义，又不能实验药物之效能，所以乌头之为乌头，多有终身不敢尝试者矣。考《肘后方》独活酒，附子生用，其方后云："服从一合始，以微痹为度。"《千金方》荣黄散，附子、天雄并用，云："先食服方寸匕，日三，药入肌肤中，淫淫然，三日知，一月瘥。"茵芋酒，附子、乌头、天雄并用，云："初服一合，不知加至二合，宁从少起，日再，以微痹为度。"《圣济总录》牛膝饮，附子、乌头、草乌头并用，云："每日早晚，旋温五分一盏服，渐加至一盏，如觉麻木，即减分数，以知为度。"巴戟天散，附子、天雄、乌喙并用，云："每服半钱匕，渐加至一钱匕，温酒调下，日二夜一，未觉身唇口痹热，即渐加至一钱匕，如觉大痹心烦，以少许豉汤解之。"类如斯例，不胜征引，可知附子家属性皆麻痹，而用之者，亦正利用其麻痹之性。惟此麻痹可以除寒湿，可以逐水气，可以救元阳之亡，可以续神机之绝，至可宝也。乃后世本草妄倡泡制之说，于附子之生者，用盐渍腌，名咸附子，致使麻痹之性失其过半。又于附子之咸者，用水浸漂，名淡附子，泡制至此，麻性全无（受业叶慧龄谨按：查现代药肆之所谓遵古泡制者，先将成附子浸足一月，再用豆腐同煮半日，俟其干湿得宜，乃切为透明之薄片）。此则形存性亡，与废滓何异？于此足征唐宋而上，说不离经；金元而后，半皆叛道；降及近代，每下愈况，则更不知所云矣。（复）蜀都人也，风俗习尚，凡觉身重，即用附子和牛肉或羊肉、鸡肉，清焦佐餐，殊无辛味，服之日久，轻身健行，固无大热大毒之象征，亦无中毒致病之流弊。但不久焦，则必发麻而已。由是可知《神农本草》之所谓附子味辛温者，即指此麻味而言也。辛不必麻，而麻则未有不辛者，如吴茱萸、蜀椒之属是也。凡服丸散酒醴，麻痹瞑眩，在所不免。若服汤方，则炮用附子，先煎一时；生用附子，先煎三时。医家可于方笺上端加注一则云："方内附子，必须依时煎足，否则发麻，令人不安。"夫五味者，酸苦甘辛咸也，而麻不当其数，缘麻与辛近，所以麻可属于辛，亦犹淡与甘近，而必属之于甘耳，故曰附子味辛温。

《伤寒论新校正》序："晋·皇甫谧序《甲乙针经》云，伊尹以元圣之才，撰用《神农本草》，以为汤液。汉·张仲景论广汤液，为十数卷，用之多验。近世太医令王叔和，撰次仲景遗论甚精，皆可施用，是仲景本伊尹之法，伊尹本神农之经。"据此，则《神农本草》《伊尹汤液》《仲景伤寒》为一贯之薪传也。夫欲知《本草》所用之分两，必当求之于《汤液》，但《汤液经》既为仲景论广，故又不得不求之于《伤寒》《金匮》矣。按四逆汤、四逆加人参汤、茯苓四逆汤、通脉四逆汤、通脉四逆加猪胆汁汤、白通汤、白通加猪胆汁汤、真武汤、干姜附子汤、芍药甘草附子汤、麻黄附子汤、麻黄附子甘草汤、麻黄附子细辛汤、桂甘姜枣麻辛附子汤、桂枝加附子汤、桂枝去芍药加附子汤、附子粳米汤、附子泻心汤、竹叶汤，此十九方者，皆用附子一枚也。桂枝附子汤、桂枝附子去桂加白术汤、大黄附子汤，此三方者，皆用附子三枚也。附子汤、桂枝甘草附子汤，此二方者，皆用附子二枚也。近效白术附子汤，则用附子一枚半也。综观以上诸方，所用附子重则三枚，轻亦一枚，固知凡一日尽剂之汤方，所用附子皆以枚数。其间有不以枚数而用分两者，如桂枝芍药知母汤之用附子二两，黄土汤之用附子一两，乃为不必用至一枚者言也。考刘向《说苑》云："十粟重一圭，十圭重一铢，二十四铢重一两。"（受业贾尚龄谨按，一说六铢为一分，四分为一两，故后人衡物，通称分两）刘氏汉人，所述衡法，即汉制也，今试以粟十粒衡之，得市称一厘，又以粟二千四百粒衡之，得市称二钱四分，是汉制一两，仅合今称二钱四分而已。又考仲景所用附子，不论其为生用炮用，皆注"去皮破八片"及"强人可大附子一枚"。所谓破八片之附子，必有八角者，乃可当之，衡之常为今称七钱以上；若再选用大附子，则为今称一两有余也。据此，则知仲景所用附子必以枚数者，正示人当用有八角之附子；若无八角者，乃侧子之流亚耳。于以并知乌头、附子，虽为瞑眩之药，苟少用之，厥疾尚有未必能瘳之憾。《素问·汤液醪醴论》云："自古圣人之作汤液醪醴者，以为备耳，故上古作汤液，为而弗服；中古之世，道德稍衰，邪气时至，服之万全；当今之世，必齐毒药，攻其中。"此仲景于乌头汤及大乌头煎，不以乌头之毒，直用五枚之多。所以然者，中病为良故也。晚近医家，久失师传，既胆识之不足，又责任之不负，虽以漂淡薄切之附片，而其用不过数分，至多亦不过钱余而已，安望其能挽垂危而起沉疴哉？如棣孙君文毅，荐治陈万运、计健南两先生之疾，陈服附子达百斤以上，计服附子亦过其半数，服药不可谓不多，历时不可谓不久，信任至笃，付托至专，不为浮议所撼动。求之今世，未易多觏，此之谓医家病家，相得益彰也。医缘凑合，遂结友交。

母氏康，为朝庆公之长女，公固安岳乐至之世医也。故母氏亦通医药之义，天性严谨，对子孙督学甚力，昼就外傅，晚归必令篝灯夜读。后见大胞兄干臣，四胞弟季伟，长侄文长辈，在外服官，居恒谆谆以勿堕先德沽已奉公为诫。民国九年，成都大疫，病者如林，目击市医以轻描淡写之方，敷衍塞责，误人性命，及见（复）倡用大剂石膏解疫，活人甚众，乃喜极而言曰："千般疾病，不外寒热虚实。寒者热之，热者寒之，虚者实之，实者虚之，辨证务求精审，用药切勿游移。尔外祖尝谓附子治寒，石膏治热，柴胡治风，此三药者，性强而有力。读仲景方，知其可重用，亦可久用，直至病愈乃止，非若余药之可暂而不可常，亦非平庸无力之药乃可重用久用者所可比拟也。尔作《时疫解惑论》，竟能推重石膏，惜尔外祖弃养，未及鉴定，然学有传人，当亦含笑于九泉。所不惬意者，厥为学力太稚，浸古不深，斯则望尔切实奋勉者也。"日月不居，侨沪七载，深知苏浙闽粤，地处卑湿，病痿躄者，举目皆是，爰撰《素问痿论释难》以发扬"附子疗躄"之功，与在蜀中表章"石膏解疫"之效者，正为绝妙对偶。抚今思昔，外祖既逝，母亦见背，当母氏于丙寅七月易箦时，命（复）肃立床前，正颜严词以训曰："尔业医，其知医之为仁术乎？吾将逝矣，尔其勿忘三戒，戒摆架子，戒敲竹杠，戒恶作剧，犯之便为大不孝！"呜呼，母何贤耶！母何仁耶！追想音容，不禁泫然泣下。

八、五加皮（二论）（节选自《素问痿论释难》）

五加皮，味辛温，主心腹、疝气、腹痛，益气，疗躄、小儿不能行、疽疮、阴蚀，久服轻身耐老。一名豺漆。（生汉中川谷及冤句，五月七月采茎，十月采根。）

五加皮辛温疗躄，与附子同功。然读其"小儿不能行"之句，则其功力当逊于附子，第其宜幼之用，与狗脊之宜老又同为专长矣。考《神农本草》："狗脊味苦平，主腰背强，关机缓急，周痹，寒湿膝痛，颇利老人。"此品主治，虽无痿躄明文，然关机缓急，则将痿也；寒湿膝痛，则近躄也。《金匮要略》云："邪气反缓，正气即急。"夫缓急筋病也。《痿论》云："宗筋主束骨而利机关。"固知凡筋膜之束诸腰膝肢节，以利屈伸者，皆机关之谓也。引长为缓，缩短为急；急则拘挛而不伸，缓则软弱而无力。病则缓急相兼，故急则必缓，缓亦必急也。征之《本草》，天雄主"拘挛缓急"，附子主"拘挛膝痛"，大豆黄卷主"筋挛膝痛"，芎䓖主"筋挛缓急"，莨菪子主"拘急"，牡蛎主"拘缓"，熊脂主"筋急"，蛞蝓主"挛缩"，干漆主"五缓六急", 细辛主"百节拘挛", 虎掌（现已不用）主"伤筋痿拘缓", 薁耳实主"四支拘挛痛", 茵芋主"诸关节风湿痹痛", 蔓荆实主"筋骨间寒热, 湿痹拘挛", 雁肪主"风挛拘急, 偏枯, 气不通利", 陆英主"骨间诸痹, 四支拘挛疼酸, 膝寒痛"。又主利关节者, 有曾青、紫芝、营实、牡桂、石龙芮及通百节之石钟乳、通利九窍血脉关节之通草。以上诸品, 用得其当, 则关机缓急、拘挛膝痛, 可以消弭于无形。否则, 久而失治, 未有不末传为痿躄者矣。

按《本草》上品: "鸡头实, 味甘平, 主湿痹, 腰脊膝痛, 补中, 除暴疾, 益精气强志, 令耳目聪明, 久服轻身不饥, 耐老神仙。"

九、紫菀（二论）（节选自《素问痿论释难》）

紫菀, 味苦温, 主咳逆上气, 胸中寒热结气, 去蛊毒, 痿蹶, 安五脏。（生房陵山谷, 及真定邯郸, 二月三月采根。）

躄, 又作蹶, 《说文》云: "僵也。"孟子曰: "今夫蹶者趋也。"是趋之与蹶, 为能步、不能步之相对字。《吕氏春秋》云: "处足则为痿为蹶。"是痿蹶连文, 义亦甚古, 殆蹶也、躄也, 为通用之字欤?

紫菀、附子, 同为性温之品。特紫菀味苦, 不若附子辛温之强有力耳。然其主"咳逆上气, 胸中寒热结气"也, 又与附子主"风寒咳逆邪气温中"同功。能如附子之能治痿躄, 唯附子为总治痿躄之主药，而紫菀亦主安五脏，固知性力虽逊，而用则相埒耳。然则五脏使人痿，于附子、紫菀而外，必有五痿之专药也，从可识矣。所以《痿论》既云"治痿独取阳明"矣，乃又云"各补其荥而通其俞，调其虚实，和其顺逆"者，盖"独取阳明"为总治，"各补其荥而通其俞"为辅治，"调其虚实，和其顺逆"则又运用之妙，存乎一心也。兹就《神农本草》求之。凡"身皮死肌""皮肤死肌恶""利筋骨皮毛""逐筋骨皮肤死肌""中风皮肤疼痛""皮肤寒热""大风在皮肤中""寒热洒洒在皮肤中""充肌肤""长肌肤""柔肌肤"皆肺主身之皮毛，发为皮痿之证治也；又"崩中脉绝""伤中脉绝""胃络脉绝""通利血脉""通血脉""保血脉"皆心主身之血脉，发为脉痿之证治也；又"筋急""拘急""拘缓""拘挛缓急""筋骨湿痹""风挛拘急""折跌绝筋""喎僻轶筋""筋骨间寒热""筋急拘挛，不可屈伸""柔筋强骨""坚筋骨""续筋骨""利筋骨"皆肝主身之筋膜，发为筋痿之证治也；又"偏枯不仁死肌""跌筋结肉诸不足""肉痹拘急""风痹不仁""坚肌耐痛""恶肉死肌""长肌肉""充肌肤"皆脾主身之肌肉，发为肉痿之证治也；又"骨间寒热""骨节中水""骨节热，胫重酸疼""留热在骨筋间""强骨髓""坚骨髓""填骨髓""补骨髓"皆肾主身之骨髓，发为骨痿之证治也。五痿证治，广征于上，苟能勤求细绎，或施于未成痿躄之前，或用于已成痿躄之际，或除其实邪，或补其正虚，或防其变，或善其后，是又在用者之得宜焉否也。

十、牛膝（节选自《素问痿论释难》）

牛膝，味苦酸，主寒湿痿痹，四肢拘挛，膝痛，不可屈伸，逐血气，伤热火烂，堕胎，久服轻身耐老，一名百倍。（生河内川谷及临朐，二月、八月、十月采根。）

按膝本作䣎，《说文》云："䣎，胫头阿也，从卩奈声。"考同为隶文，古作弓，篆作弋，后省作卩。卩即节也，谓䣎为四肢大节也。今通作膝，若膝则俗字也。两骨间为节，连骨节为筋，《素问·脉要精微论》云："膝者，筋之府，屈伸不能，行则偻附，筋将惫矣。骨者，髓之府，不能久立，行则振掉，骨将惫矣。"细绎其义，凡痿躄成于膝之不能屈伸者为筋痿，其成于骨之不能久立者为骨痿，义有别也。然则于此足知皮痿、脉痿、肉痿之有别于筋痿、骨痿，其必有始因经过之证可候，不亦信而有征乎？夫牛膝主四肢拘挛，而独以膝为名者，读"逐血气，堕胎"两句，则知其下行之力专；又于四肢拘挛，特著"膝痛，不可屈伸"两句，则知其疗膝之力大。命名牛膝，正壮其下行疗膝，壮力如牛也。

《神农本草》于牛膝，但云味苦酸，而未注明何性。然详其主寒湿、痿痹、拘挛、膝痛，与附子同功，则味虽不辛，而其性之为温，固可必其然矣。夫主治膝痛者，固不仅味辛性温之品也。考"鸡头实，味甘平，主湿痹，腰脊膝痛""大豆黄卷，味甘平，主湿痹筋挛，膝痛""狗脊，味苦平，主周痹，寒湿膝痛""王孙，味苦平，主寒湿痹，四肢疼酸，膝冷痛""陆英，味苦寒，主骨间诸痹，四肢拘挛、疼酸，膝寒痛"。据此，则鸡头实、大豆黄卷，俱味甘平，狗脊、王孙，俱味苦平，其主膝痛，姑无论矣。惟陆英则以味苦寒之性，而主膝寒痛之疾。以寒治寒，寒非真寒，亦犹《伤寒论》脉滑而厥，厥非真厥，故主用白虎汤也。固知陆英所主治者，仅属膝痛不可屈伸之痹，而非膝不痛不能行步之痿。若牛膝性温，斯能并痿痹而主之，否则主痹可也，未见其能主痿躄也。

《素问·通评虚实论》云："嬀跛，风寒湿之疾也。"所谓嬀跛者，不过行步艰难而已，非不能行步也。行步艰难者，谓不可屈伸也。不可屈伸为痹，不能行步为痿，征之古义，则通名躄也。《史记·正义》云："躄，跛也。"《说文》云："跛，行不正也。"《释文》云："躄，两足不能行也。"据此则嬀跛难行，为躄之初起；不能行步，为躄之已成也。《痿论》云："大经空虚，发为肌痹，传为脉痿。"又云："肌肉濡渍，痹而不仁，发为肉痿。"《说文》云："痿，痹也。"又云："痹，湿病也。"《金匮要略》云："湿伤于下，雾伤于上；雾伤皮腠，湿流关节。"又云："太阳病，关节疼痛而烦，脉沉而细者，此名湿痹。"于此足知痿躄虽为百病之末传，然其由于痹传而成者更多。所以巢氏《诸病源候论·风湿痹候》亦云："痹由血气虚，则受风湿而成，此病久不瘥。入于经络，搏于阳经，亦变令身体手足不随。"痹传为痿，巢氏固先我而言者。《素问·痹论》云："风寒湿三气，杂至合而为痹也，其风气胜者为行痹，寒气胜者为痛痹，湿气胜者为著痹。"经义以嬷跛属风寒湿之疾，正痹病也。故巢氏《病源》又云："风湿痹病之状，或皮肤顽厚，或肌肉酸痛。"《千金方·论杂风状》云："风痹，湿痹，周痹，筋痹，脉痹，肌痹，皮痹，骨痹，胞痹，各有证候，形如风状，得脉别也。脉微涩，其证身体不仁。"揆以邪盛为实，正夺为虚之例，则此嬷跛难行，正《素问·大奇论》"跛易偏枯"及《脉解篇》"偏虚为跛"之病能。《脉解篇》又云："所谓偏虚者，冬寒颇有不足也。"故嬷跛为阳虚寒湿之痹，痹之末传为痿。牛膝性温益阳，并主寒湿痿痹，颇与附子同功。但牛膝所主之拘挛膝痛，虽同于附子，而"不可屈伸"四字，以较附子所主之不能行步，则又有轻重浅深之别焉。

按牛膝与五加皮，同具"久服轻身耐老"之句，夫药非谷比，而可久服乎哉？若久服而果能轻身耐老，则废谷服药可也，有是理欤？史称神农尝味草木，盖所以教民稼穑者也，诸谷而外，皆列于药，药以治病，谷以养生。谷为中和之品，固可终身久服；药乃性味偏驳，偏则不中，驳则不和，绝无久服之理。不然，则《素问·至真要大论》所谓："久而增气，物化之常。气增而久，天之由也。"即如果菜之属，界于谷药之间，亦难久服，久服生厌，岂好恶使之然哉？伤寒恶油，伤食恶糖，饥者好食，渴者好饮，此无他，需则好，好则纳；不需则恶，恶则拒。《六节藏象论》云："嗜欲不同，各有所适。"此其义也。苟撤其人之所好，强其人之所恶，是谓拂人自然之性，病必逮夫身也。然则可以久服养生者，除谷性中和而外，果菜且难，况偏驳之药乎？偏驳为毒，《素问·脏气法时论》云"辛散，酸收，甘缓，苦坚，咸软，毒药攻邪"是也。毒有大小，用有多寡，《五常政大论》云："大毒治病，十去其六；常毒治病，十去其七；小毒治病，十去其八；无毒治病，十去其九；谷肉果菜，食养尽之。无使过之，伤其正也。不尽行复如法。"药非谷比，安有终身服食之理哉？然则久服释义，又当何如？考《伤寒论》桂枝汤，方后服法云："若一服，汗出病差，停后服，不必尽剂。若不汗，更服依前法。又不汗，后服小促其间，半日许，令三服尽。若病重者，一日一夜服，周时观之。服一剂尽，病证犹在者，更作服。若汗不出，乃服至二三剂。"固知此即久服之义也。不愈而连服者谓之久，非谓终身服食之也。是则牛膝、五加皮，并主久服轻身耐老者，正谓不愈而连服，病去而轻身耐老也。轻身云者，因病无力，身体若重之谓也。耐老云者，因病虚羸，容颜若老之谓也。明乎此义，则《本草》所载宜久服者，凡百余品之多，皆当以不愈而连服为训。不然，消石、朴硝，主通大便，若久服之，不将洞泄不止乎？滑石、车前，主利小便，若久服之，不将漩溺不禁乎？即如牛膝，主堕胎者也，谁愿久服，自绝子嗣？神农圣哲，岂亦妄云？乃世之好读书者，不求甚解耳。道家更依托《本草》，倡神仙服饵之说，不见其益，徒受其害，是则小子鸣鼓而攻之可也。余同学杨君回庵言："久，为疒之讹。疒，后作广，广，疾也。盖疒、久形似，故易讹也。所谓久服轻身耐老者，言有是疾者服之，可以除去其疾，而致轻身耐老也。"回庵此说，允为卓识，爰录于上，俾资启发。

十一、甘草干姜汤（一论）（节选自《素问痿论释难》）

甘草干姜汤

甘草四两（炙） 干姜二两

上二味，以水三升，煮取一升五合，去滓，分温再服。

按此方仲景用以治伤寒脚挛急，所以复阳明之阳而温润宗筋者也。《伤寒论》云："更饮甘草干姜汤，夜半阳气还，两足当热，胫尚微拘急。"读"胫尚微拘急"之"尚微"两字，则知服甘草干姜汤后，其脚挛急已愈过半，所未全愈者，仅胫之未伸耳。又此方仲景用以治肺痿多涎唾之证，亦取辛甘以益阳明也。其《金匮要略》云："寸口脉数，其人咳，口中反有浊唾涎沫者何？师曰，为肺痿之病。"又云："肺痿吐涎沫而不咳者，其人不渴，必遗尿，小便数，所以然者，以上虚不能制下故也。此为肺中冷，必眩，多涎唾，甘草干姜汤以温之。"或谓"此及治肺冷之方，非肺痿通用之方也，不得误用"，云云，则诚有昧于肺痿属寒、肺痈属热之义也。又有疑"津液既伤，则热为干热，何故反有浊唾涎沫吐出"者，是不知热则津液开发而为气，冷则津液凝结而为涎。且《金匮》五脏风寒积聚篇尚有"肺中寒，吐浊涕"之明文，可据也。缘《金匮》所谓"热在上焦者，因咳为肺痿"之"热"字，正与《素问·痿论》之"肺热叶焦，发为痿躄"以及"心气热，肝气热，脾气热，肾气热"诸"热"

字，同属《素问·热论》"人之伤于寒也，则为病热"之"热"字解。盖致肺痿及痿躄者，非心属诸火热也，故仲景于肺痿肺痈条重申之曰："脉数虚者为肺痿，脉数实者为肺痈。"所以然者，冷则阳不足，阳不足则枯萎；热则阳有余，阳有余则腐脓也。

十二、芍药甘草汤（一论）（节选自《素问痿论释难》）

芍药甘草汤

白芍药　甘草（炙）各四两

上二味，以水三升，煮取一升五合，去滓，分温再服。

按此方仲景用以治伤寒脚挛急，所以益冲脉之阴而渗灌溪谷者也。但此方主治，尚属《灵枢·根结》篇"暴病者取之太阳"之暴病，与末传寒中之痿躄不同。盖此脚挛急，为伤寒初起所致之证也。挛急为筋病，肝主身之筋膜，湿淫于筋，血亦为之痹，故治之以芍药。考《神农本草》："芍药，味苦平。主邪气腹痛，除血痹，破坚积、寒热、疝瘕，止痛，利小便，益气。"则此湿淫血痹之脚挛急，正合仲景所谓"湿痹之候，但当利其小便"之说。而其主除血痹，又与干地黄主逐血痹同义。故仲景自谓"若厥愈足温者，更作芍药甘草汤与之，其脚即伸"云云，如响斯应，非夸语也。乃后世本草，佥忽神农于芍药特著之"利小便"三字，以致桂枝汤、真武汤所以必用芍药之理亦无法说明，曷胜浩叹！《灵枢·五癃津液别论》云："天暑衣厚，则腠理开，故汗出；天寒，则腠理闭，气湿不行，水下留于膀胱，则为溺与气。"试绎其义，乃热则腠理开，气升外浮而汗出，寒则腠理闭，气降内沉而溲溺，所以天暑则汗多而溺少，天寒则无汗而溺多。果能识此汗溺互为升降之理，方足与知桂枝汤之治"太阳病，头痛，发热，汗出，恶风"，真武汤之治"太阳病，发汗，汗出不解，其人仍发热，心下悸，头眩，身瞤动，振振欲擗地"，皆用芍药以利小便。皆所以治发热汗出，盖不利小便，即不能化其气湿，不能化其气湿，即不能收热退汗止之效，固非芍药之真能退热止汗也。然则芍药甘草汤之治伤寒脚挛急，奚能例外？惟久病末传之痿躄，则属诸附子、天雄、乌头之证治，又非芍药苦平所能胜任者矣。固知仲景用芍药甘草汤滋益冲脉之阴，以治脚不能伸者，乃适服甘草干姜汤，阳明之阳已复之后，即《痿论》所谓"阴阳总宗筋之会，会于气街，而阳明为之长"也。不然，阳未复，厥未愈，足未温，而遽服芍药，亦徒见其拙耳。噫！用药次第，可不深思之乎？

十三、四逆汤（一论，以上为仲景三方）（节选自《素问痿论释难》）

四逆汤

甘草二两（炙）　干姜一两半　附子一枚（生用，去皮，破八片）

上三味，以水三升，煮取一升二合，去滓，分温再服，强人可大附子一枚，干姜三两。（受业孟金嵩谨按：世有以附子、干姜为温补者，吾师尝不谓然。今读此"强人可"三字，则知附子、干姜温以治寒，与石膏、知母寒以治热者，同为攻实而非补虚之药。必加人参，乃寓补意，故仲景有四逆加人参汤及白虎加人参汤之两大法门也。）

《伤寒论》太阳上篇云："伤寒，脉浮，自汗出，小便数，心烦，微恶寒，脚挛急，反与桂枝，欲攻其表，此误也。得之便厥，咽中干，烦躁，吐逆者，作甘草干姜汤与之，以复其阳。若厥愈足温者，更作芍药甘草汤与之。其脚即伸，若胃气不和谵语者，少与调胃承气汤，若重发汗，复加烧针者，四逆汤主之。"

又云："问曰：证象阳旦，按法治之而增剧（此云'证象阳旦'，即后病形象桂枝也；'按法治之'，即后因加附子参其间，增桂令汗出也；'增剧'，即后亡阳故也。据此则所谓阳旦者，正是前条反与桂枝欲攻其表之桂枝汤也。文义明白，从前解者多误）。厥逆，咽中干，两胫拘急而谵语（《集韵》云：'谵，病人自语也。'音詹，或作谵。谵，乱语也）。师曰：言夜半手足当温，两脚当伸，后如师言，何以知此？答曰：寸口脉浮而大（前条但言脉浮，未言大），浮为风（前条明以伤寒冠首，未言风），大为虚（凡伤寒、中风、温病，未经发汗、吐、下皆为实证，必汗、吐、下后乃可言虚），风则生微热（前条但言心烦微恶寒，无身热发热证），虚则两胫挛，病形象桂枝（脉浮、自汗出、心烦、微恶寒），因加附子参其间，增桂令汗出（前条但言反与桂枝欲攻其表，此误也，无加附子增桂说），附子温经，亡阳故也（附子亡阳其说甚怪）。厥逆，咽中干，烦躁，阳明内结，谵语烦乱，更饮甘草干姜汤。夜半阳气还，两足当热，胫尚微拘急（前条言挛急，此条言拘急，其义一也），重与芍药甘草汤，尔乃胫伸（按荀子云：'捶笞膑脚。'注：脚，古脚字。《说文》云：'脚，胫也。'《汉书注》云：'胫，膝以下骨也。'又按足与脚异。《说文》云：'足，人之足也，在下，从止口。'注：'口，象股胫之形。'《释名》云：'足，续也，言续胫也。'据此则胫亦名脚，是膝以下为脚也。《灵枢·五色》篇云：'膝以下者胫也。当胫以下者足也。'胫次于膝，足接于胫，所谓续胫为足，是脚胫与足，乃以次而下者也。然则足之与脚，乃音近而义异者。固知与手对称者曰足，与肱对称者曰胫，胫即脚也。所以'厥愈足温''两足当热'，则书足字，谓阳微不能达四末温分肉也；'其脚即伸''尔乃胫伸'，则书脚与胫，谓阳微不能束筋骨、利关节也。部位不同，故两用之，非混也，亦非误也），以承气汤微溏，则止其谵语（前条有四逆汤证治，此条无），故知病可愈。"

按前条为仲景自记之治案，后条为门人述师之语录，所以两条证治，多有出入。前条未与桂枝攻表前，有小便数症；既与桂枝攻表后，有吐逆症，无谵语症。而胃气不和之谵语，及四逆汤之附子，皆在两若字之后。是则攻表之方，未曾加附子；攻表之后，未必有谵语也。乃后条所述，既无小便数、吐逆两症，反于误攻其表之桂枝，竟记为增桂加附子而增剧。又于前条所未必有之谵语症，竟记为阳明内结，谵语烦乱。传闻失实，以臆为记，殆所谓述者之明，不如作者之圣欤！细绎前条证候，其机要全在"小便数"三字。小便数者，谓不能自禁制之遗溺失便也。读《金匮》水气病篇"小便数，今反不利"两句连文，则是小便数者，固不得以小便不利训之也。所以伤寒脚挛急之小便数，正与肺痿上虚不能制下之小便数同一枢机。观仲景于肺痿条，特重申之曰："此为肺中冷，必眩，多涎唾，甘草干姜汤以温之。"则此小便数之为寒证，固无疑矣。仲景既示人以不可攻表之戒，则诸症皆必属里，又述桂枝攻表，得之便厥之误，则诸症皆必属寒。脉浮心烦为烦躁之初机，恶寒自汗为亡阳之渐候，固与桂枝解肌之证，似同而实异者。撰诸伤寒先温里后攻表、中风先解表后攻里之大法，则此里寒之脚挛急，非四逆证乎？设于未用桂枝攻表之前，迳用四逆汤主治，则一剂知，二剂已，诚可必其然也，更何有"知犯何逆，随证治之"之诸繁法乎？设于误用桂枝攻表之后，亦即援"里寒外热，汗出而厥"之例，迳用四逆汤，再加茯苓，以治咽中干、烦躁、吐逆，则其效固不仅厥愈足温而已，其脚即伸亦可必其然也。所以然者，四逆汤之附子，本为寒湿痿躄、拘挛膝痛、不能行步之主药，其温中逐风湿痹之干姜，及坚筋骨倍力之甘草，不过位居辅弼而已。若舍主药之附子而不用，仅作甘草干姜汤以复其阳，宜其足能温，而脚不能伸也，两作汤剂，殆枉道之谓乎？夫桂枝下咽，阳盛即毙，今反得之便厥者，正如大青龙证所谓"若脉微弱汗出恶风者，不可服之，服之则厥逆"。盖里寒不可攻表，攻表则厥，厥则亡阳故也。其咽中干、烦躁、吐逆者，正为"太阳病发汗后，大汗出，胃中干，烦躁不得眠"及"病人有寒，复发汗，胃中冷，必吐逆"。（受业周福煦谨按：今本作吐蛔，宋本作吐逆。吐逆者，未必吐蛔，但吐蛔者，未有不因于胃中冷也。）盖咽为胃管，咽中干，即胃中干，亦即发汗亡阳之胃中冷，冷则不能蒸水化气，咽胃失所煦濡故也。据此则前条"反与桂枝，欲攻其表"，及后条"病形象桂枝，增桂令汗出"，皆未得转属阳明也。然则前条所谓"若胃气不和谵语者"，乃五苓证所具"欲得饮水者，少少与饮之，令胃气和则愈"之胃气不和也。果如后条所谓"阳明内结，谵语烦乱"，则尚敢更饮甘草干姜汤乎？此仲景自记伤寒脚挛急之所以无谵语症，即误用桂枝攻表后，虽咽中干、烦躁、吐逆，亦所以无谵语症也。然则所谓谵语者，其因烦躁之所发欤？而烦躁亦非阳盛所致，乃茯苓四逆证所具之"发汗，若下之，病仍不解，烦躁者"之烦躁症也。读前条"少与调胃承气汤"之"少与"二字，及后条"以承气汤微溏"之"微溏"二字，则知谵语亦必轻微。揣度病情，疑此轻微之谵语，或系烦躁时所发之烦言躁语耳，固未可必其为阳明内结之谵语也。夫实则谵语，实者有燥屎也。有燥屎者，虽下利亦当攻里，所以仲景有曰："下利谵语者，有燥屎也，属小承气汤。"设误以里寒脚挛急所发之烦言躁语，而为阳明内结，谵语烦乱，则承气入胃，阴盛以亡，即少与之，亦为再逆。桂枝一逆，尚能引日，承气再逆，则促命期也。观"若胃气不和谵语者，少与调胃承气汤"，用一

"若"字正示人以引证备考之意，详其语气，固未与服承气也。乃后条竟云："以承气汤微溏，则止其谵语。"抑何记录失实之甚耶?《金匮要略》云："风病下之则痉，复发汗，必拘急。"又云："痉为病，胸满，口噤，卧不著席，脚挛急，必齘齿，可与大承气汤。"夫发于阳者，谓之风病，必表解乃可攻里。若表未解而反下之，热入因作痉，既痉矣，即可与大承气汤。然则伤寒之脚挛急，为里寒证，法当温阳以救里，而风痉之脚挛急为里热证，又宜攻里以存阴，此大法也。诚若是矣，则伤寒脚挛急者，其可援用风痉脚挛急之承气法乎? 前条引为佐证，无非用备及门弟子之参考而已。仲景而后，此义寝失，其不知四逆汤主治伤寒脚挛急固无论矣，并风痉脚挛急之当行承气攻里者亦不知之。近世仅用犀角地黄汤之属，以冀幸中，非所谓每下愈况也欤? 至于前条"若重发汗，复加烧针者，四逆汤主之"一节，则又四逆证尚在者，仍与四逆汤治之之法也。第读其"若重发汗"四字，则仲景于桂枝攻表之后，已露四逆汤主之之意。惜其但用四逆汤之甘草、干姜，而未及于附子耳，乃后条竟谓："证象阳旦，按法治之而增剧。"是附子早已参其间矣，抑何不察之甚耶? 又按后条："更饮甘草干姜汤，夜半阳气还，两足当热，胫尚微拘急。"则知服甘草干姜汤后，两脚挛急，已愈过半，但尚微拘急而已。不然，夜半阳气未还，寒湿未除，厥逆未愈，两足未热，虽更作芍药甘草汤与之，殊未敢必其脚即伸也。何以言之? 甘草干姜汤出于四逆、芍药甘草汤，基于承气，缘承气汤有大黄，仲景于《伤寒论》太阴篇云："设当行大黄、芍药者，宜减之，以其人胃气弱易动故也。"然则"病人有寒，复发汗，胃中冷"者，大黄、芍药用之为逆矣。故当桂枝攻表之后，设与芍药甘草汤，则厥且必深，安有厥愈足温之望乎？设径用承气于甘草干姜汤之前，则阳虚阴盛，下之则死，固为势所必然者。读前条两"作"字及两"若"字，虽似举棋不定，措置不决，而仲景用心之细，顾虑之周，已自流露于字里行间。乃叔和撰次《伤寒》，竟取弟子记录失实之后条，以附于仲景自记治案之后，则有若之"似圣人，惟曾子以为不可也"。或以"太阳病，发汗，遂漏不止，其人恶风，小便难，四肢微急，难以屈伸者，桂枝加附子汤主之"与伤寒脚挛急互为比类，以为即是后条所谓"病形象桂枝，因加附子参其间"，然详其两条主治，则四肢微急与脚挛急固有轻重之分也。因发汗遂漏不止，以致四肢微急、难以屈伸者，与较自汗出但屈而不伸之脚挛急，则又有浅深之分也。夫轻而浅者，于桂枝方内加附子，即可以止其遂漏，除其微急，利其屈伸；若重而深者，必先温里，温里宜四逆汤。苟治表遗里，其误已甚，况增桂令汗出？虽加附子温经，以参其间，亦足以召汗多亡阳之变。核与桂枝加附子汤主治表寒者，则其差也，岂可以道里计耶？昔余撰《辨伤寒脚挛急》一文，因误以小便难为寒，小便数为热，而不知脚挛急之小便数，正与《金匮》肺痿上虚不能制下之小便数同属寒证，认证一误，辩论俱非。诚恐贻误来学，爰特正于此。

上征引《神农本草》主治下列有痿躄之明文者，附子、五加皮、紫菀、虎掌、牛膝五品，及《伤寒论》甘草干姜汤、芍药甘草汤、四逆汤三方。而三方又全出于脚挛急一法，良以伤寒而脚挛急，虽不可直指为痿躄，然其始传末传之机势至为显著，故引征之，借为痿躄方治之根据。至于魏晋以后之方，撮要分部，辑为三卷，甚望来学循此以求其无尽之藏。唯唐宋而上犹知宗经，明清以降，知者极鲜，学者须知所适从可也。迄至民国纪元以来，医风渐转，爰附医试考题暨四川教育厅呈文及批示各一则，借以占其与世推移之一斑。

十四、厥逆论略（节选自《素问痿论释难》）

考《素问·方盛衰论》云："气上不下，头痛颠疾。"《脉要精微论》云："厥成为颠疾。"《灵枢·五乱》篇云："乱于头，则为厥逆，头重眩仆。"夫厥字从屰，故下逆于上谓之厥；颠与巅通，故高至于顶谓之颠。《灵枢·五色》篇云："在地为厥。"地者，相家谓之地阁，犹言病起于下也。《脉要精微论》云："上实下虚，为厥颠疾。"犹言自下逆上之疾也。两足为下，胸腹为中，脑顶为上，征之经义，得三则焉。一则《解精微论》云："夫人厥则阳气并于上，阴气并于下。阳并于上，则火独光也；阴并于下，则足寒。"此言厥逆壅遏于下者，则两足清寒也。二则《腹中论》云："有病膺肿颈痛，胸满腹胀，此名厥逆。"此言厥逆壅遏于中者，则胸满腹胀也。三则《奇病论》云："所犯大寒，内至骨髓，髓者以脑为主，脑逆故令头痛，齿亦痛，病名曰厥逆。"此言厥逆壅遏于上者，则头痛颠疾也。

《灵枢·厥病》篇有"厥头痛可治，真头痛必死；厥心痛可治，真心痛必死"之说。缘真痛病在脏真，脏真绝灭，手足寒至节，旦发夕死，夕发旦死。若厥痛则病在经络，在经络则气血可以复返于下而痛已。所以厥逆之道皆在经络，经络为脉，脉为血府，《灵枢·口问》篇云"经络厥绝，脉道不通"是也。所以三阴三阳，十二经脉，三百六十五络，皆得发为厥逆之病，读《素问·厥论》可以知也："黄帝问曰：厥之寒热者，何也？岐伯对曰：阳气衰于下，则为寒厥，阴气衰于下，则为热厥。"热厥之起也，则为足下热；寒厥之发也，则至膝上寒。《灵枢·卫气》篇云："下虚则厥，下盛则热。"此以寒为虚，热勿盛，厥则一也。《素问·痿论》云："心气热，则下脉厥而上，上则下脉虚。"夫心气热，则其所主之血脉，未有不厥逆而上者。《解精微论》云："厥则阳气并于上。"并于上，则上实而下虚，此为势所必然者也。《经络论》云："夫络脉之见也，其五色各异，寒多则凝泣，凝泣则青黑；热多则淖泽，淖泽则黄赤。"经义于热厥，以酒气剽悍为训，则其诊候，从可识矣。但（复）临病诊候，寒厥多，热厥少，所以《灵枢·五色》篇云："厥逆者，寒湿之起也。"《胀论》云："厥气在下，营卫留止；寒气逆上，真邪相攻。两气相搏，乃合为胀也。"《素问·阴阳应象大论》云："阴胜则身寒汗出，身常清，数栗而寒，寒则厥，厥则腹满死，能夏不能冬。"《通评虚实论》云："气逆者，足寒也。"《五脏生成》篇云："卧出而风吹之，血凝于足者为厥。"《逆顺肥瘦》篇

刘民叔扶阳文摘

云："别络结，则跗上不动，不动则厥，厥则寒矣。"以上六例，皆可资为佐证者也。《素问·厥论》："帝曰，厥或令人腹满，或令人暴不知人，或至半日远至一日，乃知人者，何也？岐伯曰：阴气盛于上则下虚，下虚则腹胀满；阳气盛于上，则下气重上而邪气逆，逆则阳气乱，阳气乱则不知人也。"此言三阴走腹，故令人腹满；三阳走头，故令人暴不知人也。《素问·调经论》云："血之于气，并走于上，则为大厥。厥则暴死，气复反则生，不反则死。"此正《阴阳应象大论》所谓"厥气上行，满脉去形"者是也。揆诸厥有寒热之义，则《和剂局方》所载之黑锡丹，主神昏气乱、喉中痰响，正寒厥之治例也；《千金方》所载之铁精汤，主病不能言、喘悸烦乱，正热厥之治例也；《素问·病能论》以生铁洛（落）为饮，治怒狂阳厥，云"夫生铁洛（落）者，下气疾也"，《生气通天论》云"阳气者，烦劳则张，精绝，辟积于夏，使人煎厥，目盲不可以视，耳闭不可以听，溃溃乎若坏都，汩汩乎不可止。阳气者，大怒则形气绝，而血菀于上，使人薄厥"，此正《玉机真脏论》所谓"肝脉太过，则令人善怒，忽忽眩冒而颠疾"者是也。揆诸厥本气血之义，则《金匮》方救"卒死，客忤死"用麻黄、杏仁、甘草三味，名还魂汤，甚者以竹管吹其两耳，此治厥之属于气分者之治例也；《本事方》治忽如死人，身不动摇，用白薇、当归、人参、甘草四味，名白薇汤，甚者以仓公散吹入鼻中，此治厥之属于血分者之治例也。《素问·阳明脉解》篇云："厥逆连脏则死，连经则生。"按脉之大者为经，脉之小者为络，气血厥逆，一上不下，若络脉未破者，则或至半日，远至一日，仍可循经而复返于下，即所谓连经则生，亦即西说之脑充血也。若络脉已破者，则血必溢出而浸脑，脑亦脏也，即所谓连脏则死，亦即西说之脑出血也。《金匮要略》云："寸脉沉大而滑，沉则为实，滑则为气，实气相搏，血气入脏即死，入腑即愈，此为卒厥，何谓也? 师曰：唇口青、身冷，为入脏即死；如身和，汗自出，为入腑即愈。"沉则为实，谓血实也；滑则为气，谓气实也；实气相搏，谓血之与气，并走于上也。脏谓脑也，腑谓脉也，《脉要精微论》云"脉者血之府"是已。入脏即死，谓血出浸脑，连脏则死也；入腑即愈，谓循脉下返，连经则生也。若训为五脏六腑之腑，则"身和，汗自出，为入腑即愈"两句旨义，又将何以为释耶?《素问·大奇论》云："脉至如喘，名曰暴厥。暴厥者，不知与人言。"《释名》云："喘，湍也。"《诗召旻笺》云："湍，犹急也。"是可训为脉急曰厥。然则暴厥之萌渐，其脉至也，当为西说之血压高矣。夫暴厥之与中风，有极相似者焉，惟厥属血脉，风属神机，神机即西说之神经也。《灵枢·九针十二原》篇云："神者正气也。"所以神经主气，气出于脑，故中风者多偏于气分也；血脉主血，血出于心，故暴厥者多偏于血分也。《灵枢·营卫生会》篇云："血之与气，异名同类。"故风厥之不同者几希。所以今之译西说者，莫不误以暴厥混为中风。虽然，混厥为风，早已滥觞于《本事》《和剂局方》，固不自今日始，读三生饮、星附散、黑锡丹、真珠圆诸主治之语可知也。《灵枢·经脉》篇云："实则厥，虚则痿躄，坐不能起。"揆以有者为实，无者为虚之义，则神经主气，气若虚也；血脉主血，血为实也。脉为血府，厥属血脉，故厥逆为血实之病，与痿、躄属虚者不同。然厥亦有不尽属实者，《素问·缪刺论》云："五络俱竭，令人身脉皆动，而形无知也，其状若尸，或曰尸厥。"又《脉解》篇云："内夺而厥，则为喑痱，此肾虚也。"斯二者，为无血上逆之厥，西说名为脑贫血是也。但与《厥论》"此人者质壮，以秋冬夺于所用，下气上争不能复，精气溢下，邪气因从之而上"同而不同。然无血上逆，何以为厥耶？考《说文》云："囟顶门骨空，自囟至心，如丝相贯不绝。"所谓如丝相贯不绝者，乃血脉之细络，与脑主之神经，互相贯注之道路也。《素问·痿论》云："心主身之血脉。"《灵枢·营卫生会》篇云："血者，神气也。"今以五络俱竭，内夺而厥之故，则络脉无血，无以上荣于脑囟心之间，丝贯已绝。心之神明，脑之精明，不相顺接，突然停顿，所以暴不知人也。《圣济总录》用地黄饮，《本事方》用真珠圆，皆所以补其虚，通其窍，洵为对证用药。较之血气并走于上之大厥，其虚实之异判然两途，命曰虚厥，又曷若名以类厥之为愈也？中风有类中，厥逆有类厥，虽为徇俗，义却显明。或问厥于足下逆于头上，方治之例，于古可征，惟厥逆于中者，如《灵枢·癫狂》篇所谓"厥逆为病也，足暴清，胸若将裂，肠若将以刀切之"，其治例也，又当如何？曰《金匮要略》杂疗方载有三物备急丸云："主心腹诸暴卒百病，若中恶客忤，心腹胀满、卒痛如锥刺，气急口噤，停尸卒死者，以暖水苦酒服大豆许三四丸，或不下，捧头起，灌令下咽，须臾当差。如未差，更与三丸，当腹中鸣，即吐下便差。若口噤亦须折齿灌之。"即此是为厥逆于中者之治例也。厥病多端，未能一一曲尽，聊陈大略于此。

十五、类痿举例（节选自《素问痿论释难》）

中风有类中，厥逆有类厥，风寒湿痹亦有类痹。读《金匮要略》血痹虚劳篇，可知也："其云血痹，阴阳俱微，寸口关上微，尺中小紧，外证身体不仁，如风痹状。"据此则知血痹为类痹，并知痹之主症为"不仁"二字。故《灵枢·寿夭刚柔》篇云："寒痹之为病也，留而不去，时痛而皮不仁。"《素问·痿论》云："居处相湿，肌肉濡渍，痹而不仁。"所以风寒湿痹，皆以不仁为必有之证也。至于痿躄，岂无类痿？爰将（复）辑《痿方粹编》之涉及类痿者，摘录三方于后，略为举例云尔。

地黄饮（《圣济总录》）

治肾气虚厥，语声不出，足废不用方。

熟干地黄（焙）　山茱萸（炒）　石斛（去根）　巴戟天（去心）　肉苁蓉（酒浸，切，焙）　白茯苓（去黑皮）　桂（去粗皮）　五味子（炒）　附子（炮裂，去皮脐）各一两　麦门冬（去心，焙）　远志（去心）　菖蒲各半两

上一十二味，剉如麻豆，每服三钱七，水一盏，生姜三片，枣二枚（擘破），同煎七分，去滓，食前温服。

按《圣济》所述地黄饮之主治，乃类痿也。《素问·脉解》

篇云:"内夺而厥,则为喑痱,此肾虚也。"按语声不出为喑,足废不用为痱。《圣济》又以金匮肾气丸,更名补肾八味丸,用治肾气内夺舌喑足废之证。观其更名,已失方意,况无利九窍、强志倍力之远志,及通九窍出音声、不迷惑之菖蒲,此补肾八味丸所以远逊于地黄饮也。夫足废不用,明明痿也,然痿必成于久病之末传。若肾气虚厥,乃卒发之病也,因舌喑而似中风,是曰类中;因足废而拟痿躄,是曰类痿。既曰类矣,奚能混治? 所以地黄饮为治肾虚喑痱之专方,用得其宜,则为《素问·五脏生成》篇所谓"足受血而能步"矣。苟误投于中风之初起则殒绝可必,而误投于痿躄之既成则愈期无望矣。

考地黄,一名地髓,《本草》称其填骨髓,长肌肉。填,犹补也;长,犹益也。病不因虚,切禁补益。须知痿属阳明久虚,寒湿窃据之病,地黄饮子慎勿轻服,服之虽不似中风之立危,而其酿为沉疴痼疾,固可必其然也。

附子汤(《圣济总录》)

治柔风,筋骨缓弱,不能行立方。

附予(炮裂,去皮脐)一两

上一味,㕮咀如麻豆,以水五升,绿豆五合,同煮至三升,绞去滓。每服半盏,细细饮之,空心日午、临卧服。

按《夷坚志》云:"有人服附子酒者,头肿如斗,唇裂血流,急求绿豆、黑豆各数合,嚼食,并煎汤饮之,乃解。"此人者质壮,以有火热蕴伏,误服附子酒,如火益热,升腾莫制,其势然也。不然者,设用于对证之寒湿痼疾,尚有头肿如斗、唇裂血流之变乎？后世本草，不实事求是，但作危言，自骇骇人，使当用者，亦不敢用。医学不古，此其症结也。夫绿豆而为善解附子毒性之药，则《圣济》附子汤，用附子一两，绿豆五合，同煮去滓，细细饮之，岂不互为中和，而失其药效也耶？不偏之谓中，用中之谓和。人而中和，无病可言；药而中和，无效可言。故药者，未有不性味偏驳者也。偏驳为毒，故毒者所以补偏救弊者也。当其补偏救弊，不觉其毒，用适其反，其毒乃见。然则《圣济》此方并附子、绿豆而用者，乃为各取其补偏救弊之长，而非取其互为中和之用也明矣。观其主治"柔风，筋骨缓弱，不能行立"，考巢氏《病源》述"柔风之状，四肢不能收，里急不能仰也"，揆度病状，颇类痿躄。然柔风乃暴起之病，暴病为始受之邪实；痿躄为末传之正虚，正虚者，神机绝于下之谓也。《三因方》云："痿躄状与柔风脚弱相类，柔风脚气皆外所因，痿躄则为内脏气不足之所为。"夫风何云"柔"？兼湿故柔也。《伤寒论》云："湿痹之候，但当利其小便。"绿豆固主利小便者也，《千金方》中著有明文。所以本方之用绿豆，乃取其利小便，以辅助附子之不及，不是取其解热毒，以中和附子之偏性。若训以《至真要大论》"逆者正治，从者反治"，已觉隔膜，再以"寒热温凉，反从其病"为训，则更失之远矣。须知附子、绿豆各有专长，用其专长，乃有特效，固非如后世相反而相成之遁辞所可拟议者矣！（复）倡是说，非好辩也。谓予不信，可引《本草纲目》附载朱氏集验方之十种水气一则，作为（复）说之佐证。其方云："用绿豆二合半，大附子一双，去皮脐，切作两片，水三碗，煮熟，空心卧时食豆。次日将附子两片作四片，再以绿豆二合半，如前煮食。第三日别以绿豆、附子，如前煮食。第四日如第二日法煮食，水从小便下，肿自消，未消再服。忌生冷毒物盐酒六十日，无不效者。"

圣制汤（《元和纪用经》）

主下焦风冷，两脚无力，亦疗剑南卑湿脚弱。

黑附子（炮，去皮脐，剉细）七钱半　生姜五钱（细切）

上以水八合，煮减半，和滓密收瓷器内。经宿平明滤清汁，空腹温服。作一服，良久以两三匙饭压之，每日一剂，三四日效。

按本方证治，分为两类。其云"主下焦风冷，两脚无力"者，乃寒于下，沉疴之类也。又云"亦疗剑南卑湿脚弱"者，乃湿伤于下，暴病之类也。考其所以主治寒湿伤下之脚疾，实导源于《神农本草》附子主治"寒湿踒躄"四字。夫两脚无力，即痿躄乎；两脚苦弱，即痿躄乎。盖皆类痿之属耳，是不可以无辨者。《神农本草》云："踒躄拘挛。"《素问·疏五过论》云："痿躄为挛。"是知躄而不挛非痿也，挛而不躄亦非痿也。《灵枢·五色》篇云："痛甚为挛。"《素问·痹论》云："痛者寒气多也，有寒故痛也。"若挛因痛甚，痿固不痛也；痛甚而挛，挛固近躄也。故挛不必痿，而痿则未有不挛者。《释文》云："挛，连也。"《说文》云："挛，系也。"连，犹结也；系，犹络也。《皮部论》云"筋有结络"是也。《易》云："有孚挛如？"《疏》云："挛如者，相牵系不绝之名也。"设骨无筋膜，以为之结络，势必散而不束．尚能自为牵系不绝乎？故挛属于筋。读《素问·长刺节论》"病在筋，筋挛节痛，不可以行"、《皮部论》"寒多则筋挛骨痛"、《灵枢·本神》篇"当人阴缩而挛筋"可知也。《史记·集解》云："挛，两膝曲也。"曲谓不直也。《脉要精微论》云："膝者筋之府。"膝曲犹言筋不直也。据此则知脚弱无力，有痿之可能也；不能屈伸，具痿之渐象也。必至拘挛不能行步，乃为痿躄之的候。第详附子所主，固不以此分证，以此异治，但于寒湿二字求之即得，不过轻重缓急，进退出入，是又运用之妙，存乎一心而已。《至真要大论》云："主病之谓君，佐君之谓臣，应臣之谓使。"圣制汤用附子为君，以其治寒湿，为主病之药故也。其用生姜为臣者，以其有"逐风湿痹，去臭气"，恰符风冷卑湿之治，与前《圣济》附子汤之用绿豆为臣者异趣。绿豆味甘寒，利小便，所以辅附子之不及，亦即《五常政大论》"不胜毒者以薄药"也。生姜味辛温，逐湿痹，所以增附子之本力，亦即《五常政大论》"能毒者以厚药"也。臣药佐君，其不同如此。又方后服法云："平明空腹温服，良久以两三匙饭压之。"盖宗《本草》本说"病在四支血脉者，宜空腹而在旦"也。亦即《五常政大论》所谓"药以祛之，食以随之"。所以然者，平明空腹，不胜药气，虑发呕吐故也。《神农本草》称生姜去臭气，通神明，仲景因之，用以止呕，此则再用饭压者，非所谓"应臣之谓使"欤？本方黑附子之黑字，原指附子之皮黑而言，其肉固白色也，必用盐渍腌之后，肉乃变黑，然性力大减，不可为法。况药肆所售之附片，又为此咸附子漂淡薄切而成者，形同废滓，不堪施用。观其方后云："每日一剂，三四日效。"是岂用盐渍腌之黑附子所能胜任者哉？当据《伤寒论》四逆汤附子生用为是。疑炮字为无识浅人之所加，不足信也。按：《元和纪用经》，相传为王冰遗著。冰，字大瑛，别号启玄子。唐书《人物志》云："冰仕唐，为太仆令，年八十余，以寿终。"先哲称其次注《内经》，得古说独多。然则此方殆亦古圣之所制欤？方名圣制，义或由此。

（师为善治古医学者，凡古医疑难，一经师释，洞若观火，昔撰《痿论释难》一卷，极尽辨证之能事，别辑《魏晋唐宋痿方粹编》三卷，搜罗宏博，选择谨严，及门等何敢妄赞一词？观其以脚弱无力，仅称类痿，必兼拘挛，乃名痿躄，正名之不苟如此。今以类痿，次于正痿之后，盖示人以论病必识其真也。能别其类，乃识其真，能识其真，庶免误治之祸。吾侪学子，于我师之金针暗度处，切勿草草读过。上海真茹弟子孟金嵩友松校竟赘言）。

参考文献

［1］刘民叔.刘民叔医书合集［M］.天津：天津科学技术出版社，2011.

［2］任启松.鲁楼医案诠解［M］.深圳：海天出版社，2010.

［3］陶弘景著，尚志钧，尚元胜辑.本草经集注：辑校本［M］.北京：人民卫生出版社，1994.

［4］马继兴.神农本草经辑注［M］.北京：人民卫生出版社，1995.

［5］王家葵，张瑞贤.神农本草经研究［M］.北京科学技术出版社，2002.

［6］清·孙星衍，孙冯翼辑.《神农本草经》.北京：科学技术文献出版社，2003.

［7］张大昌，钱超尘.《辅行诀五脏用药法要》传承集

[M]. 北京：学苑出版社，2008.

　[8]尚志钧. 神农本草经校注[M]. 北京：学苑出版社，2008.

　[9]马继兴. 出土亡佚古医籍研究[M]. 北京：中医古籍出版社，2005.

　[10]杨鹏举. 神农本草经校注[M]. 顾观光，辑. 北京：学苑出版社，2007.

　[11]孙思邈. 备急千金要方[M]. 太原：山西科学技术出版社，2010.

　[12]马继兴. 中医文献学[M]. 上海：上海科学技术出版社，1990.

　[13]马继兴. 敦煌古医籍考释[M]. 南昌：江西科学技术出版社，1988.

　[14]王雪苔.《辅行诀脏腑用药法要》校注考证[M]. 北京：人民军医出版社，2008.

　[15]张觉人.中国炼丹术与丹药[M]. 北京：学苑出版社，2009.

　[16]孙洪生.本草古籍常用药物应用禁忌考——中国分类本草研究丛书[M]. 北京：人民卫生出版社，2007.